U0195734

外科疾病手术与麻醉管理

主编 吕春雨 孙晋玉 尹莹莹 陆继广
张子英 秦 娟 陈 宇

上海科学技术文献出版社
Shanghai Scientific and Technological Literature Press

图书在版编目（CIP）数据

外科疾病手术与麻醉管理／吕春雨等主编 .-- 上海：
上海科学技术文献出版社,2023
　　ISBN 978-7-5439-8974-0

　Ⅰ.①外…　Ⅱ.①吕…　Ⅲ.①外科手术②麻醉学
Ⅳ.①R61

中国国家版本馆CIP数据核字（2023）第206675号

组稿编辑：张　树
责任编辑：应丽春
封面设计：宗　宁

外科疾病手术与麻醉管理

WAIKE JIBING SHOUSHU YU MAZUI GUANLI

主　　编：吕春雨　孙晋玉　尹莹莹　陆继广　张子英　秦　娟　陈　宇
出版发行：上海科学技术文献出版社
地　　址：上海市长乐路746号
邮政编码：200040
经　　销：全国新华书店
印　　刷：山东麦德森文化传媒有限公司
开　　本：787mm×1092mm　1/16
印　　张：19
字　　数：517千字
版　　次：2023年9月第1版　2023年9月第1次印刷
书　　号：ISBN 978-7-5439-8974-0
定　　价：198.00元

F oreword 前 言

　　外科是研究外科疾病的发生、发展规律、临床表现、诊断、预防和治疗的科学，是以手术切除、修补为主要治病手段的专业科室。手术疼痛曾是妨碍外科发展的重要因素之一，为解决这一问题麻醉学应运而生，自1846年采用乙醚作为全身麻醉剂解决手术疼痛开始，至今已有将近200年的历史。随着现代外科学在广度和深度方面的迅速发展，人们对临床麻醉的要求也在不断提高，麻醉医师不仅要具有扎实的临床医学知识、麻醉学知识与技能，更要熟练掌握麻醉操作技术，胜任麻醉科各项工作。基于这一现状，众多专家在参考国内外最新研究成果的基础上，编写了《外科疾病手术与麻醉管理》一书，旨在帮助临床工作者更新外科学和麻醉学的最新理论，分享临床实践方面积累的经验。

　　本书主要介绍了现代外科疾病手术与麻醉管理相关的内容，涉及临床手术应用与临床麻醉技术，涵盖了外科手术基础、外科常见疾病手术操作、麻醉学基础、麻醉药理学、术前评估与麻醉学准备、麻醉方法、各科手术麻醉等内容，同时阐述了疼痛学相关理论及临床应用。本书内容全面，结构合理，兼顾临床实用性和前瞻性，体现了现代外科手术发展和麻醉学最新研究成果，适合临床外科医师、麻醉医师、疼痛科医师及医学院校在校学生阅读使用。

　　本书具有较强的实用性，但由于编者水平有限，尽管做了最大努力，书中仍可能存在缺点甚至错误之处，恳请读者给予批评、指正，以便将来进行勘正。

《外科疾病手术与麻醉管理》编委会

2023 年 5 月

Contents 目录

外科疾病手术篇

麻醉管理与疼痛控制篇

外科疾病手术篇

第一章　外科手术基础

第一节　外科手术基本技术

一、手术基本原则

手术是外科治疗的主要方式,它在去除病灶的同时不可避免地带来局部和全身的伤害,外科手术应遵循损害控制的基本法则。从手术操作层面应遵循以下基本原则。

(1)选择能充分显露手术野的最小切口和最短路径。

(2)使用精良器械和轻柔手法,按照解剖层次精细分离。

(3)有效及时止血,保持清晰无血的手术野,减少输血量。

(4)在根除病变的前提下尽可能保护周围健康组织,减少体内异物存留。

(5)采取合适的缝合材料和缝合方法,促进组织愈合,遗留最少的瘢痕。

(6)以简约规范的手术流程和娴熟快捷的操作技法,缩短手术时间,手术处理到位。

二、常用手术器械及用法

(一)手术刀

常规手术刀由刀片和刀柄两部分组成。刀片有圆、尖、弯等形状,并分为不同型号,大刀片适于大幅度切割,小刀片适于精细切割,尖刃刀片用于皮肤戳孔和细小管道的切开。刀片的安放应使用持针器。手术刀主要用于切割组织,刀柄可用于组织的钝性分离。

根据手术需要采用不同的执刀法(图 1-1)。

1.执笔式

如同握笔写字,主要靠手指的动作完成切割,动作轻巧精细,适用于精细及小的切口,如解剖血管、神经等。这是最常用的一种执刀方式。

2.执弓式

如同拉琴弓,主要靠腕部用力,力量及动作幅度均较大,适用于较大切口的皮肤切开。

3.反挑式

执刀方法同执笔式,只是刀刃朝上,从下向上切割,可避免损伤深部组织,用于管道器官或脓肿的切开等。

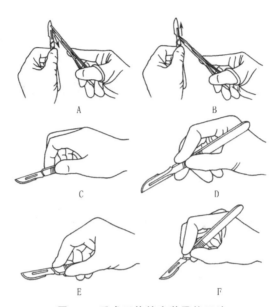

图 1-1　手术刀片的安装及执刀法
A.安刀片；B.取刀片；C.抓持式；D.反挑式；E.执弓式；F.执笔式

4.抓持式

全手握持刀柄，主要靠肩关节活动，控刀比较稳定，用于切割范围大、组织坚厚的切开，如截肢等手术。

高频电刀：目前高频电刀使用广泛，工作原理是通过电极尖端产生的高频高压电流与机体接触时产生热效应，导致组织脱水、崩解、凝结，起到切割及止血作用。常用的高频电刀有单极电刀、双极电刀、氩气刀等。双极电刀用于精细部位操作。氩气刀适用于开放手术、腔镜手术、内镜手术。电刀的潜在风险是局部烧伤、副损伤、局部坏死等，使用时应注意：①事先检查电气元件有无故障；②手术室不能有易燃物质及氧气泄漏；③安放好患者身体上的负极板，使之最靠近手术部位，且保持负极板干燥；④电凝器的功率不应超过 250 W，不能用电凝功能进行一般组织切割，不能在积血中进行电凝；⑤切割或电凝时电刀不应接触止血点以外的组织，尽量减少组织烧伤；⑥随时清除电刀上的焦痂，使之有良好的导电性；⑦重要组织或器官附近慎用或禁用电刀。

超声刀对组织的热损伤小，广泛用于肝切除手术。激光刀能量密度高、方向性强，用于皮肤、血管的手术。

其他手术刀还有骨刀、截肢刀、取皮刀等。

(二)手术剪

手术剪种类繁多，大致分为组织剪和线剪两大类（图 1-2）。组织剪尖端薄而钝，剪锋锐利，有弯直之分，用于剪开及分离组织。线剪尖端圆钝、刃厚而直，用于剪断缝线、剪开敷料及引流物等。

手术剪的执剪方式是将拇指和环指分别扣入剪刀柄的两环内，中指放在环指的剪刀柄的前方，示指压在轴节处起稳定和导向作用。剪割组织时一般用正剪法，为了增加稳定性还可用扶剪法（图 1-3）。使用时剪刀不能张开过大。

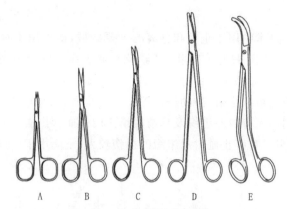

图 1-2 常用的手术剪

A.血管剪；B.外科剪；C.精细解剖剪；D.解剖剪；E.深部解剖剪

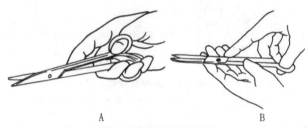

图 1-3 手术剪的把持法

A.正剪法；B.扶剪法

(三)手术镊

手术镊用于夹持和提起组织,协助另一器械的操作,如分离、剪开、缝合等。手术镊分为有齿、无齿两类,有齿镊用于夹持较坚韧的组织,对组织有一定的损伤作用。无齿镊用于夹持较脆弱的组织,对组织损伤较轻。正确的持镊方法是用拇指对示指、中指,拿住镊子中部(图1-4)。在分离及缝合皮肤时最好不用镊子直接夹持皮肤,用镊子的推挡作用有助于顺利缝合(图1-5)。

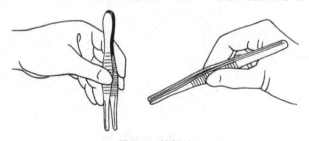

图 1-4 持镊法

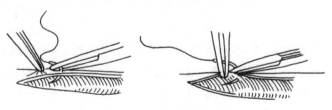

图 1-5 手术镊的使用方法

(四)血管钳

血管钳又称止血钳,是术中用于止血和分离的主要器械,也可用于牵引缝线、拔出缝针或代镊使用,但普通血管钳不能用来夹持皮肤、脏器及脆弱组织。临床常见的止血钳有以下几种(图1-6)。①蚊式止血钳:可做微细组织分离或钳夹小血管,不宜用于大块组织的夹持。②直止血钳:用以夹持皮下及浅层组织出血,协助拔针等。③弯止血钳:用以夹持深部组织或内脏血管出血。④有齿止血钳:用以夹持较厚组织及易滑脱组织内的血管出血,如肠系膜、大网膜等,也可用于切除组织的夹持牵引。有齿止血钳对组织的损伤较大,不能用于一般的止血夹持。

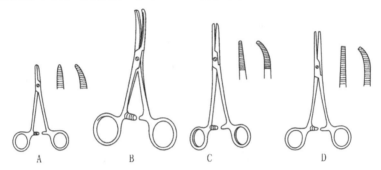

图1-6　各种血管钳
A.弯血管钳;B.直血管钳;C.有齿血管钳;D.蚊氏血管钳

正确的执钳方法同手术剪,也可用掌握法。右手松钳时拇指与环指相对捏紧挤压即可松开,左手松钳时拇指及示指捏住一环柄、中指及环指顶挤另一环柄即可松开(图1-7)。

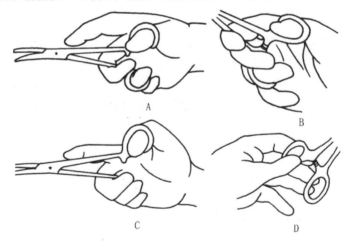

图1-7　血管钳执钳及松钳法
A.一般执法;B.一般执法松钳法;C.掌握法;D.掌握法松钳法

(五)持针器

持针器用于夹持缝合针,有时也用于器械打结。缝合时持针器应夹持缝合针的中后1/3(图1-8)。持针器的握持方法有3种。①掌握法:各指均不在环柄中,满手握住持针器灵活方便,缝合时快速有力,便于皮肤、筋膜、肌肉的缝合。②指套法:与血管钳握持方法一样,这种方法运针稳健准确,对缝合组织的牵扯小,用于较精细的缝合,是最常用方法。③掌拇法:拇指套入钳环内,示指压在钳的前半部作支撑,其余三指握钳环,靠拇指上下活动开闭持针器(图1-9)。

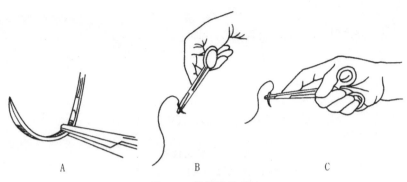

图 1-8 持针器使用法
A.夹持缝合针;B.掌拇法缝合;C.掌握法缝合

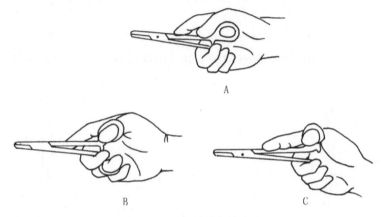

图 1-9 持针器的握持方法
A.掌握法;B.指套法;C.掌指法

(六)缝合针及缝线

缝合针的针尖形状分为圆针和三角针,圆针对组织损伤小,可用于软组织、血管、神经、内脏的各种缝合。三角针针尖侧锋锐利,容易穿透组织,对组织的损伤大,用于缝合皮肤及坚韧的瘢痕等。直针适用于宽敞或浅部操作时的缝合,如皮肤或胃肠道的缝合,但目前已较少使用。目前临床上几乎所有的组织或器官均使用弯针进行缝合。针线一体的无损伤缝合针,其针线粗细相同,连为一体,对组织造成的损伤小,缝合时不必担心线针脱落,可节省手术时间。

缝线应基本具备:抗张强度大,柔韧性强,打结牢靠。平滑穿越组织,对组织损伤小。组织反应轻微,或组织愈合后能被吸收。目前缝线大致分为两类。①非吸收线:由蚕丝编织而成的丝线,以及人工合成的聚丙烯线、尼龙线、聚酯线。②可吸收线:天然肠线及人工合成的聚糖乳酸线、聚糖乙内酰酯线等。选择缝线最重要的是遵循促进伤口愈合的原则。

(七)拉钩

拉钩又称牵开器,有手动拉钩和固定牵开器两种,在手术中用于牵开组织,显露术野,便于手术操作。拉钩分为有齿和无齿两类,有齿拉钩不易滑脱,适于牵开紧密坚韧的组织。无齿拉钩对组织损伤小,术中大多数情况下使用无齿拉钩。拉钩一般由助手把握,根据手术需要随时调整方向、深浅和力量,需要助手和术者的协调配合。在不太需要频繁变换显露状况的情况下,使用相应的固定牵开器,省时省力,保持显露的稳定(图 1-10)。

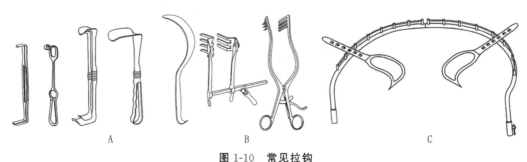

图 1-10 常见拉钩
A.各种手动拉钩；B.自动拉钩；C.框架拉钩

(八)巾钳

巾钳主要用于固定覆盖皮肤的敷布,也可用于牵引及临时固定组织。巾钳的握持方法同血管钳(图 1-11)。

(九)组织钳

组织钳又称爱立斯钳,用于夹持皮肤或较有韧性的脏器,对组织的损伤小(图 1-12)。

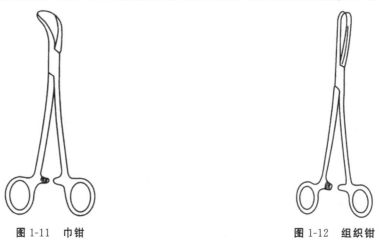

图 1-11 巾钳   图 1-12 组织钳

(十)卵圆钳

卵圆钳用于夹持纱布球进行皮肤消毒或提拉肠管等。

三、外科手术基本操作

外科手术从操作本身来说,都必须用刀、剪、钳、镊、针、线等这些必不可缺少的基本器械,来进行切开、止血、结扎、分离、暴露、缝合等这些基本操作,这些是外科医师必须掌握的基本技术。外科手术操作是技巧性很高的技术。良好的外科医师应具有鹰眼、狮心和女性的手。

(一)切口

理想的手术切口最基本的要求:①接近病变部位、显露充分、便于操作、根据术中需要延长及扩大切口方便。②不损伤重要的解剖结构,术后对功能恢复有利。③兼顾美观的要求。切口选择应根据病情需要决定,切口过大则组织损伤大,切口过小则可能影响显露。

(二)切开

切开是手术的第一步,根据手术的部位选择适当的手术刀及执刀方法。切开时最好是一刀完成,切口平齐,深浅合适,避免拉锯式。在手术操作过程中根据需灵活应用手术刀的各个部分,刀刃是最锋利最主要的部分,用于切开切断时。刀尖在挑刀、刺穿和锐性剥离时用,刀柄用作钝性剥离。

皮肤切开时应将皮肤绷紧,有单手法、双手指压法、双手掌压法(图1-13),这样使皮肤切开容易,有利于控制切口的平直,控制切口的长度和深度,也便于止血。切开时刀片与皮肤垂直不偏斜,先垂直下刀,然后刀柄与皮肤呈45°走行,再垂直出刀(图1-14)。尽可能将皮肤和皮下组织在同一深度全层切开,使切缘整齐。皮肤切口的大小应以方便手术操作为原则。

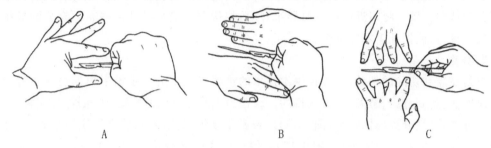

图1-13　皮肤切开时绷紧皮肤的方法

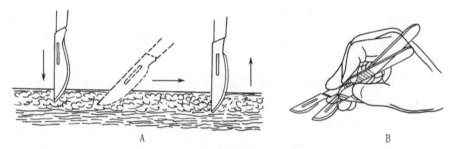

图1-14　皮肤切开时的运刀

筋膜和腱膜组织可直接用刀切开,也可先用刀切一个小口,然后用组织剪深入筋膜下进行分离后剪开,切开操作时应防止损伤深部组织器官(图1-15)。作胃、肠、胆管和输尿管等空腔切开时,需用纱布保护准备切开脏器或组织的四周,在拟做切口的两侧各缝一牵引线并保持张力,逐层切开。

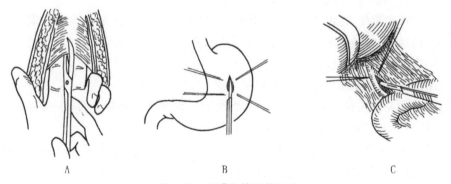

图1-15　腹膜及管腔的切开
A.腹膜的切开;B.胃的切开;C.胆管的切开

高频电刀具有良好的止血功能,可用于皮肤、神经、胆管等以外组织的切割和游离。要先用手术刀切开皮肤,擦去血液后用电刀切割,较大的小血管可先在预定要切割的两边组织电凝后再切断。

(三)显露

良好的显露是手术质量的前提,涉及患者体位、麻醉效果、照明、牵开器及手术切口的选择。合适的体位有助于深部手术野的良好显露,根据手术路径、病变部位、手术的性质选择合适体位。麻醉要求镇痛完善和良好的肌松。手术野的照明有利于显露,空间狭小的手术应选用头灯或冷光源照明。拉钩和自动牵开器要有效显露术野,拉钩的动作要轻柔,手心向上把持拉钩,根据手术进展及时调整位置。将附近组织或脏器牵开时,拉钩下方应垫湿盐水纱布。充分的显露使手术在直视下进行,能保证手术的安全。

(四)分离

分离是显露和切除的基础,是外科手术技术的重要组成部分。手术中根据病灶及解剖特点选择分离方法,达到显露、游离、切除的目的。疏松组织间隙可用血管钳、纱布球、剥离器、手指等进行钝性分离,钝性分离损伤较大(图1-16)。致密坚韧组织使用刀、剪进行锐性分离,锐性分离对组织损伤较小,需在直视下进行(图1-17)。锐性分离时必须认清解剖关系,确定刀或剪所达到的组织层次,防止意外损伤。分离时辨别解剖结构极其重要,在组织间隙或疏松结缔组织层内进行钝性分离比较容易且损伤较小。分离范围以需要为度,避免不必要的分离。在手术中往往两种分离方法组合使用。使用电刀进行锐性分离同时有凝血作用,适用于易出血的软组织切割。

(五)结扎

结扎是手术最主要的基本功,熟练可靠的结扎可提高手术速度及保证手术安全。打结应在直视下进行,保证结扎的可靠。剪线残端要尽可能短,以不松脱为原则。皮下组织尽量少结扎,或钳夹后不结扎以减少异物反应。手术中常用和可靠的结扎方法有3种:方结、外科结、三重结。①方结:由两个相反方向的单结重叠而成,方结结扎可靠,是最常用的一种结扎方法,适用于较少的组织、较小的血管及各种缝合的结扎。②外科结:在做第一个结时结扎线绕两次以增加线间的摩擦力,再做第二个结时不易松脱,适用于结扎较大血管或有张力的缝合。③三重结:在方结的基础上再重复第一个单结,使扣更加牢固,三重结用于较大血管结扎或尼龙线等易松脱线的结扎。④滑结:类似方结,但在打结时拉线用力不均,一紧一松,此结操作快,但易松脱(图1-18)。

打结法有3种:单手打结法、双手打结法、器械打结法。

单手打结法操作简便,速度快,是最常用的一种方法。左手捏住缝合线的一端,右手捏住另一端,双手配合打结。打结时两端线成180°,手指在靠线结较近处用力拉紧,使结扎紧而牢固,不容易把组织撕脱,也不易断线(图1-19)。

双手打结法牢靠,主要用于深部或组织张力较大的结扎(图1-20)。

深部打结时的关键在右手示指的压线,要将线的一头缠绕在环指上,以中指固定,这样使夹线牢固,当示指向下压线时不易滑脱(图1-21)。

器械打结法用于浅部组织或精细结扎。用持针器或止血钳打结主要优点是节省线,节省护士递线操作,可以省人省时间。缺点是缝合组织张力大时不易扎紧(图1-22)。

无论用何种方法打结,相邻两个单结的方向不能相同,否则成假结而松脱。打结时两手用力点和结扎点应成一条直线,如果三点形成夹角,则用力拉紧时易断线。打结时两手用力要均匀,否则易形成滑结。

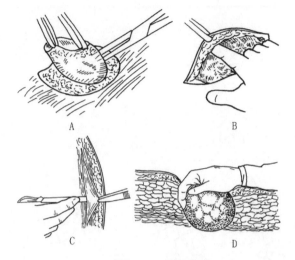

图 1-16　钝性分离

A.血管钳分离;B.手指分离;C.刀柄分离;D.手指钝性分离

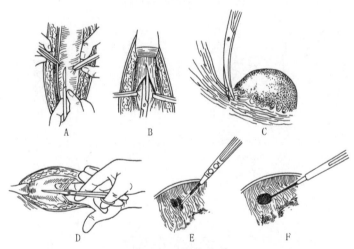

图 1-17　锐性分离

A.手术刀分离;B.剪刀分离;C.辨认解剖结构;D.分离时保护组织结构;E.F.使用电刀分离

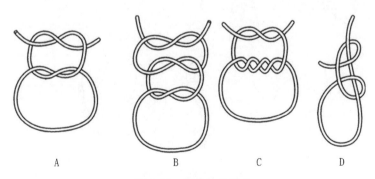

图 1-18　常见的几种结

A.方结;B.三重结;C.外科结;D.滑结

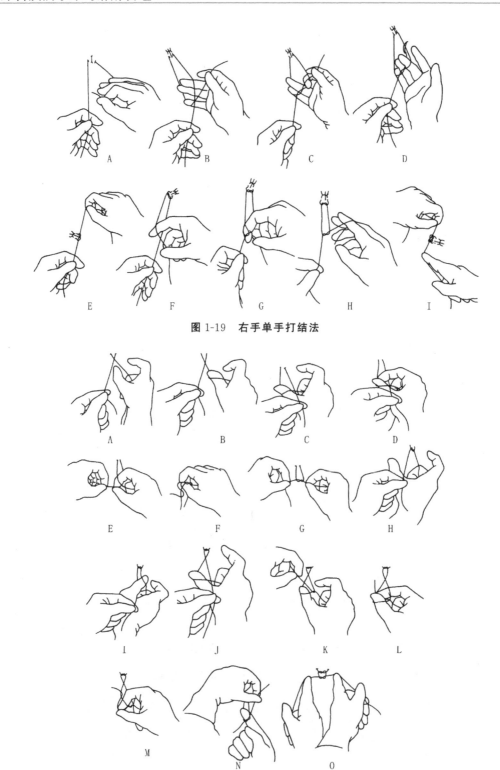

图 1-19　右手单手打结法

图 1-20　双手打结法

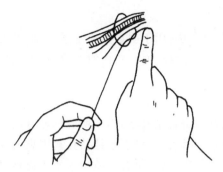

图 1-21 深部打结法

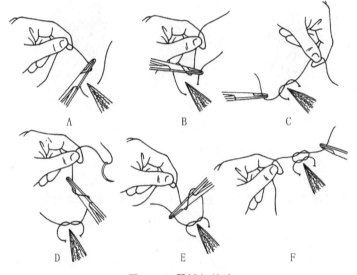

图 1-22 器械打结法

（六）止血

在外科手术中止血是重要的基本操作,完善的止血可防止血液丢失,使术野清晰,保证手术安全及有利切口愈合。

1.压迫止血法

压迫止血法是手术中最常用的止血方法,常用于皮肤、皮下组织及组织分离中创面的小血管出血或渗血的止血,可单纯用手指压迫或用纱布压迫。压迫止血时须有适当压力,压力不足则纱布形成引流不起止血作用。

创面渗血的可用干纱布压迫止血,也可用过氧化氢喷洒创面止血,温盐水纱布可较快控制创面渗血。

手术中发生的意外大出血最快捷有效的方法是紧急压迫止血,在可视范围内用手指捏住出血部位,起到临时止血作用,为进一步彻底止血创造有利条件。在出血部位看不清又无法手捏止血的情况下,可临时填塞纱布压迫止血,数小时或数天后酌情取出。在指压及纱布压迫无效的情况下,可用拳头压迫止血。紧急压迫止血是为临时措施,出血得到初步控制情况下制订方案,充分显露寻找出血部位进行彻底止血。

2.钳夹止血法

钳夹止血法是最主要的止血方法,用于明显的小血管出血,止血准确、可靠。一般钳夹数分钟后可奏效,若无效可加做结扎或电凝止血。止血钳要看清、夹准,钳夹组织不宜过多,钳夹位置方便打结。

3.结扎止血法

结扎止血法包括单纯结扎法和缝合结扎法,用于明确的血管出血止血。结扎时用血管钳夹住出血点,将血管及周围少许组织一并结扎。对于单纯结扎有困难或粗大血管还应同时或单独进行缝合结扎。结扎重要手术脏器的供应动脉,可有效减少手术出血量,便于手术操作(图1-23)。

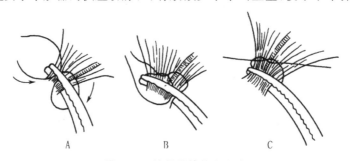

图1-23　结扎及缝扎止血法

A.结扎止血;B.单纯缝扎止血;C."8"字缝扎止血

4.电凝止血法

用于切开及游离过程中细小血管的止血,具有止血可靠、术野清晰的特点。可先用血管钳将出血点夹住,电刀通过血管钳通电止血。也可直接用电刀接触出血点止血。在空腔脏器、大血管、神经和皮肤附近应慎用电凝止血,以免损伤重要组织结构。较大血管出血、创面深部的出血及凝血功能障碍者,电凝止血效果差。电凝止血包括普通电刀及双极电凝器。对于较大范围的创面渗血可使用氩气刀止血(图1-24)。

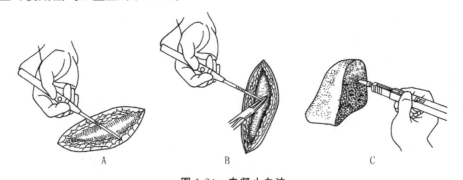

图1-24　电凝止血法

A.直接电凝止血;B.间接电凝止血;C.氩气喷凝止血

5.药物止血法

主要用于广泛渗血的创面,有生物蛋白胶、吸收性明胶海绵等。

6.止血带止血法

用于四肢的手术,止血范围大,包括整个术野处于无血状态。无血术野无疑使手术更方便,但术野内组织处于缺血状态也带来风险,止血时间应严格掌握。首次止血时间不应超过

90分钟,若手术需要继续,则需松开止血带5~10分钟使组织供血,然后再重新上止血带,但再次止血不应超过60分钟。使用充气式止血带时,先驱血后充气,但肢体感染、肿瘤等不驱血。根据肢体粗细选择合适压力。使用橡皮止血带时,应注意压力适中。

7.其他止血法

银夹止血法用于脑组织止血,骨蜡压迫止血法用于骨创面出血。

(七)缝合

缝合是促进组织修复的主要方法,缝合的根本目的是良好的愈合与吻合。缝合时既要保证组织足够的拉力,又要减少异物反应,故应该尽量少缝、少用粗线、少用连续缝合。缝合过紧将影响血运。良好的缝合应达到:①使组织对合,并保持足够的张力强度。②组织能顺利修复直至愈合。③缝合处愈合后不影响功能。

缝合的基本方法有间断缝合与连续缝合两类,每类又有单纯缝合、外翻缝合、内翻缝合3种。

1.间断缝合法

利用多根缝线闭合切口,每根缝线分别结扎。此种缝合牢固可靠,即使有的缝线断裂,其他缝线仍能维持组织的对合。单纯间断缝合法最常用,可用于各种组织的缝合,皮肤、皮下组织、筋膜、肌肉等一般用单纯缝合法。间断内翻缝合法常用于胃肠道的吻合。间断外翻缝合法常用于血管吻合、松弛皮肤的缝合、腹壁的减张缝合(图1-25)。

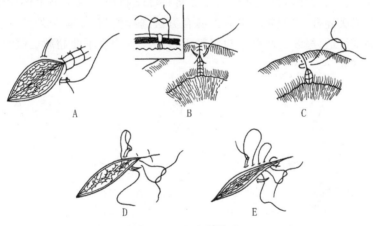

图1-25 间断缝合法

2.连续缝合法

连续缝合法是用一根线做同一层次的全部缝合,缝线在其两端打结。连续缝合法具有组织对合严密、止血好、缝合快的特点,常用于腹膜、筋膜的关闭及消化道、血管的吻合及闭合。单纯连续缝合法用于血管、胃肠、胆管的吻合和闭合及筋膜的缝合。褥式缝合法适用于皮下组织少的松弛皮肤及腹膜的缝合。"8"形缝合法常用于止血、关闭腹膜及某些组织容易撕开的缝合。减张缝合法用于张力较大的组织缝合。荷包缝合法是围绕管腔所作缝合,主要用于包埋阑尾残端、固定消化道或膀胱的造瘘管。皮内缝合法从切口的一端进针,然后交替地经过两侧切口边缘的皮内穿过,一直缝到切口的另一端穿出,然后抽紧,皮肤则能对合,此方法主要优点是切口瘢痕小(图1-26)。

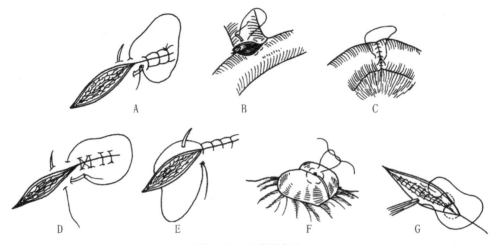

图 1-26　连续缝合法

　　一般伤口缝合的层次是深筋膜、肌膜、腱膜、皮下组织和皮肤。缝合进针时应注意针体前部与组织垂直,靠腕部及前臂旋转力量进针,旋力是进针的技巧。出针时可用手术镊夹针的前部外拔,持针器从针后部前推,顺针弧度迅速拔出,当针要完全拔出时,可松开持针器,单用镊子夹持针前部将针继续外拔,用持针器再夹针的后 1/3 将针完全拔出。或由助手协助拔针。缝合时要注意认清组织,按层次缝合,组织对合良好。缝合方法选择恰当,不留无效腔。针距、边距适当。缝线选择合理,松紧合适,缝线与皮肤切口纵轴垂直。浅层缝合不能超越已缝合的深层,以免损伤深部组织(图 1-27)。

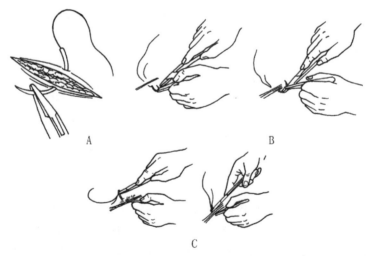

图 1-27　缝合时的进针与出针

　　目前有各种类型的皮肤和内部组织缝合器用于外科缝合,其所用缝合材料主要是钛合金。缝合器具有组织对合整齐、组织反应轻微、节省手术时间等特点,用于消化管、皮肤及其他组织器官的缝合。

　　皮肤黏合剂使用最广泛的是纤维蛋白黏合剂,主要用于强化消化道吻合口,预防吻合口漏。用于封闭组织创面,控制创面渗血渗液,促进伤口愈合。氰基丙烯酸聚合物具有较好的强度,用于低张力创缘可替代缝线。使用黏合剂时伤口必须彻底清创和止血,创缘及附近皮肤必须干燥。

（八）剪线及拆线

手术中剪线必须在直视下进行，剪刀开口不要太大，剪刀钝头在下，以免损伤周围组织。线头长度应适当，剪线时将剪刀沿缝线下滑至线结，再侧翻转 15°～30°剪断，线头长度随翻转角度而异，皮下结扎止血应尽量剪短，以不剪断线结为准（图 1-28）。血管结扎要留 0.2～0.3 cm，皮肤缝线应以 0.5 cm 为宜。

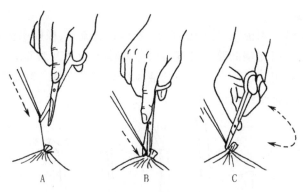

图 1-28　剪线法

皮肤切口拆线时间根据切口位置、切口性质、组织愈合情况等决定，一般头颈部术后 4～5 天拆线，躯干部 7 天左右拆线，四肢 10～14 天拆线。年老体弱者可适当延长拆线时间，切口感染时应随时拆除缝线。拆线时应遵守无菌原则，不能将暴露在皮外的线段拉进皮内。拆线时用镊子提起线结，使埋入皮内的线段部分露出，用剪刀贴皮肤将露出的皮下线段剪断，然后向切口中线方向抽出（图 1-29）。

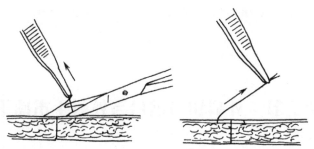

图 1-29　拆线法

（九）引流

外科引流是指将组织间或体腔内积聚的液体引流至体外的方法，引流的目的是有效地排除积聚物。因此，引流的基本原则是通畅、彻底、损伤小。影响通畅的因素包括引流切口的大小、引流口的位置、体位等，在做引流时必须考虑。较大或较深在的病灶有时存在分隔，使引流不彻底，引流时需注意切开分隔，并采用对口引流、多管引流、负压引流等方法，对不断出现的继发性坏死灶可多次引流。切开引流口时要避免损伤重要血管、神经、关节腔及脏器。应该认识到并不是所有手术都需要引流，引流可以预防感染，引流也可引起继发感染。

流气体则应放在高位。引流管不经过手术切口而另戳口引出，以保切口一期愈合。引流管应用丝线固定在皮肤上以防脱落。引流孔径应与引流管径粗细相当，防止漏液或引流管受压变形。引流管应剪侧孔以利引流。引流物不应直接放在吻合口或修补缝合处，以防使缝合或吻合处破裂。较硬的管状引流物不可放在大血管、神经或肠管旁,以防损伤组织。

引流物放置的时间应视引流的特征、引流液性质和量、有无异物存留和患者的全身情况而定。对于治疗性引流,当出血停止、感染控制、漏口愈合、积液清除即应拔除。对于预防性引流,术后出血或渗漏的主要危险已经解除后即应拔除引流物。若引流量很少或已无引流液,引流管可在放置后 24～48 小时拔出。若仍有一定的引流量根据需要可放置更长时间。引流管放置时间越长,引流口越不易愈合。

常用的引流材料有纱布引流条、橡胶引流条、卷烟式引流条、橡胶引流管及特制引流管等,用于不同需要的引流病灶。引流期间要注意观察引流液体的性质及数量,判断引流效果及出现的问题并及时处理。要防止引流瓶或引流袋内的液体倒流入切口内。引流管内口的侧孔应置于创腔内而非引流管行经的正常组织内(图 1-30)。

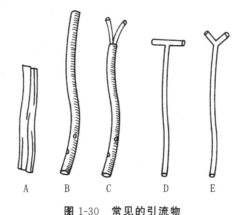

图 1-30　常见的引流物
A.乳胶片;B.橡胶引流管;C.双套管;D.T 形管;E.Y 形管

(吕春雨)

第二节　外科切口愈合与外科手术感染

一、外科切口愈合

外科手术切口或创伤愈合是指手术切口或外伤过程造成组织缺损后,局部组织通过增生或再生方式来进行修补的一系列病理生理过程。本质上它是生物在长期进化过程中所获得的一种保护与更新方式的具体表现。从内容上来讲,愈合强调组织修复(愈合)发生时自身的病理生理过程,而修复的含义则更广些,还包括许多在处理创面过程中的人工技巧等,如对缺损创面采用手术方式修补的方式方法等。尽管不同组织接受手术或遭受分作后都有各自的修复特征与规律,但皮肤组织切开或创伤后的修复过程与规律则最具代表性,是目前人们研究最多的一类组织修复形式。

(一)对切口创伤修复现代认识

手术切口或创伤后组织修复过程从凝血开始,由许多细胞相互协作共同参与完成。最初,血小板、中性粒细胞和巨噬细胞大量进入切口和创伤区,以清除受损组织和污染的微生物,其中血小板和巨噬细胞还分泌一些与成成纤维细胞和内皮细胞有关的生长因子,接着成成纤维细胞和内皮细胞逐渐取代受损基质。同时,上皮细胞也从创缘向内生长,直至覆着伤口。因此,切口和创伤修复的快慢取决于上述细胞进入伤口并在此增生的速度,而细胞的进入和增生又依赖于趋化因子和生长因子的参与。

趋化因子通常是肽类、蛋白质和蛋白质片段。它可引起细胞向一定方向移动,如从低浓度向高浓度方向移动。细胞对趋化因子的反应取决于其拥有的相应生长因子的受体数目。不同细胞对不同的趋化因子有不同的反应。

生长因子也是蛋白质和肽类,它们单独或几种生长因子协同作用,诱导细胞 DNA 的合成和分裂。目前已有许多生长因子被人们所认识。如血小板源性生长因子、酸性或碱性成纤维细胞生长因子、表皮细胞生长因子、转化生长因子、TGF-α、TGF-β、胰岛素样生长因子等。在低尝试条件下,细胞对生长因子的反应也取决于细胞上是否存在相应受体,如 PDGF 只对成纤维细胞起作用,而 FGFs 对成纤维细胞和内皮细胞均有作用。需要指出的是,某些生长因子也有趋化作用,这种双重作用对创伤愈合具有特别的意义。因此,有时也将它们称为分裂趋化因子。在切口和愈合早期的细胞间作用就需要这种双重作用的因子,而在后期,如 DNA 合成时,就不再需要趋化作用的存在了。

趋化因子产生于凝血过程,聚集的血小板是其主要来源。因此,有些能减少循环血小板数量的细胞毒性药物,同时也会影响到切口和创伤愈合,如抗巨噬细胞抗体。另外,巨噬细胞、成纤维细胞和内皮细胞本身也会产生一些趋化因子和分裂因子。

在手术切口或创伤部位加入某些组织内提取的物质来促进其愈合已有相当长的历史。特别是近几年来,随着人们对生长因子研究的深入,已有许多利用生长因子促进创面愈合的报道。由于局部加入生长因子后其有效浓度难以维持,往往需要给予大剂量的生长因子。为了解决这一难题,目前可以采用转基因方法解决这一问题。至今未见大剂量应用生长因子后产生全身毒副反应和某些局部不良反应的报道。虽然生长因子水平的升高是增生性瘢痕形成的原因之一,但未见有注射了生长因子后形成增生性瘢痕的报告。

手术切口或创伤后,瘢痕张力大小取决于胶原的合成和沉积。而后者与成成纤维细胞数量有关,还与切口氧张力、维生素水平和营养状况有关。而生长因子通过增强细胞分裂来促进胶原的合成。大多数生长因子同时还促进胶原酶的产生,从而使胶原降解加强。相反,TGF-β 虽然也促进胶原合成,但它同时又抵制胶原降解。因此,人们认为 TGF-β 虽然也促进胶原合成,但它同时又抑制胶原降解。因此,人们认为 TGF-β 可能与某些纤维化疾病的发生有关。

(二)切口或创伤愈合病理生理过程

现代高新生物技术的发展已从细胞、分子甚至基因水平揭示了创伤修复的许多奥秘,但传统上人们在描述组织修复的病理生理过程时仍局限在病理学领域。尽管在切口和创面愈合的分期上不同学者有不同的区分方法,但一般来讲比较公认的分期法仍习惯将切口和创伤愈合的基本病理生理过程大致分成创伤后早期炎症反应、肉芽组织增生和瘢痕形成 3 个阶段,当然它们之间并无截然的分界线,既相互联系,又各具特征。

1.炎症反应期

手术切口或创伤后的炎症反应期从时间上来讲主要发生于伤后即刻至 48 小时。在此期间,组织变化的特征是炎症反应,受创组织出现水肿、变性、坏死、溶解及清除等。最新的研究表明,炎症反应期的本质与核心是生长因子的调控及其结果。组织受伤后,出血与凝血等过程可释放出包括 PDGF、FGF 及 TGF 等在内的多种生长因子,这些生长因子在炎症反应期可以发挥如下作用:①聚集的白细胞能吞噬和清除异物与细胞碎片;②局部渗出物能稀释存于局部的毒素与刺激物;③血浆中的抗体能特异性中和毒素;④渗出的纤维蛋白凝固后形成局部屏障;⑤激活的巨噬细胞等不仅释放多种生长因子,能进一步调控炎症反应,同时也影响后期肉芽组织中胶原的形成。这一阶段的变化是为后期的修复打下基础。

2.肉芽组织增生期

约在手术切开或伤后第 3 天,随着炎症反应的消退和组织修复细胞的逐渐增生,创面出现以肉芽组织增生和表皮细胞增生移行为主的病理生理过程。此时组织形态学的特征为毛细血管胚芽形成和成纤维细胞增生,并产生大量的细胞外基质。通常,增生的成纤维细胞可以来自受创部位,即"就地"增生,也可以通过炎症反应的趋化,来自创面邻近组织。而新生的毛细血管则主要以"发芽"方式形成。首先,多种生长因子作用于创面底部或邻近处于"休眠"状态的血管内皮细胞(特别是静脉的血管内皮细胞),使其"活化"并生成毛细血管胚芽,在形成毛细血管胚芽后呈袢状长入创区,最后相互连接形成毛细血管网。细胞外基质主要由透明质酸、硫酸软骨素、胶原及酸性黏多糖等组成,其主要成分来自成纤维细胞。肉芽组织形成的意义在于填充切口创面缺损,保护创面防止细菌感染,减少出血,机化血块坏死组织和其他异物,为新生上皮提供养料,为再上皮化创造进一步的条件。

3.瘢痕形成期

切口和瘢痕的形成是软组织创伤修复的最终结局之一。对创面缺损少、对合整齐、无感染的创面(清洁的手术切口),伤后 2～3 周即可完成修复(愈合),此时的瘢痕如划线样,不明显,对功能无影响。而对缺损大、对合不整齐或伴有感染的创面,常需要 4～5 周时间才能形成瘢痕,且瘢痕形成较广,有碍观瞻,甚至对功能产生影响。瘢痕的形态学特征为大量的成成纤维细胞与胶原纤维的沉积,其生化与分子生物学特征为成成纤维细胞产生胶原代谢异常所致。有研究表明,异常瘢痕成成纤维细胞中的 Ⅰ、Ⅲ 型胶原前体 mRNA 之比高达 22∶1,而正常皮肤仅为 5∶1,表明 Ⅰ 型胶原前体 mRNA 转录选择性增强,而这种基因学的改变又与局部创面生长因子(TGF、TNF)、局部免疫(IgG、IgA、IgM)改变有关。瘢痕的形成与消退常取决于胶原纤维合成与分解代谢之间的平衡。在切口和创面愈合初期或纤维增生期,由于合成作用占优势,局部的胶原纤维会不断增加。当合成与分解代谢平衡时,则瘢痕大小无变化。当胶原酶对胶原的分解与吸收占优势时,瘢痕会逐渐变软、缩小,其时间视瘢痕的大小而异,通常需数月之久。

(三)切口和创伤愈合基本类型

切口和创伤愈合的基本类型取决于创伤本身及治疗方法等多种因素。过去 Galen。主要将其分成一期愈合与二期愈合两类。但现代医学的发展,又出现了一些更细的分类法。以皮肤切开和创伤愈合为例,其修复的基本类型有一期愈合、二期愈合及痂下愈合 3 类。

1.一期愈合

一期愈合是最简单的伤口愈合类型,也是组织的直接结合所致。这类愈合主要发生于组织缺损少、创缘整齐、无感染,经过缝合或黏合的手术切口。基本过程:在组织损伤后,血液在创面形成血凝块,使断端两侧连接,并有保护创面作用。伤后早期(24 小时以内),创面的变化主要是炎症反应,渗出及血凝块的溶解等。之后,创面浸润的巨噬细胞能清除创面残留的纤维蛋白、红细胞和细胞碎片。从伤后第 3 天开始,可见毛细血管每天以 2 mm 的速度从伤口边缘和底部长入,形成新的血液循环。同时,邻近的成成纤维细胞增生并移行进入伤口,产生基质和胶原。伤后1周,胶原纤维可跨过伤口,将伤口连接。之后伤口内的胶原继续增加并进行改造,使伤口张力增加。过去曾长期认为此类愈合是两侧新生的表皮细胞、毛细血管内皮细胞和结缔组织在短时间内越过(长过)伤口所致,无肉芽组织形成。近来的研究表明,这一过程同样也有肉芽组织参与,其过程与其他软组织损伤修复类似,只是由于创缘损伤轻,炎症反应弱,所产生的肉芽组织量少,在修复后仅留一条线状瘢痕而已。

2.二期愈合

二期愈合又称间接愈合,它指切口边缘分离、创面未能严密对合的开放性伤口所经历的愈合过程。人们一般认为,由于创面缺损较大,且常伴有感染,因而愈合过程通常先由肉芽组织填充创面,继而再由新生的表皮将创面覆盖,从而完成修复过程。这种理论把创面肉芽填充与再上皮化过程看成是同步进行的。但也有学者的观点认为此类创面的修复首先为表皮细胞的再生,继之再刺激肉芽组织的形成,最终使创面得以修复,这种理论即所谓的"两步"法。尽管目前人们对二期愈合中创面再上皮化与肉芽组织生成的先后顺序存在争议,但对肉芽组织中新生血管的形成却有相对一致的看法。这一过程首先来自多种生长因子(TGF/FGF)刺激创面底部或创缘"休眠"的血管内皮细胞,使之激活,再通过"发芽"方式产生的新毛细血管胚芽,经相互沟通而形成新生肉芽组织中的毛细血管网。与一期愈合相比,二期愈合的特点:由于创面缺损较大,且坏死组织较多,通常伴有感染,因而上皮开始再生的时间推迟;由于创面大,肉芽组织多,因而形成的瘢痕较大,常给外观带来一定影响;由于伤口大、感染等因素的影响,常导致愈合时间较长,通常需要4～5周。

3.痂下愈合

痂下愈合是一种在特殊条件下的伤口修复愈合方式。主要指伤口表面由渗出液、血液及坏死脱落的物质干燥后形成一层黑褐色硬痂下所进行的二期愈合方式。如小面积深二度烧伤创面的愈合过程便属此类。其愈合过程首先也是创缘的表皮基底细胞增生,在痂下生长的同时向创面中心移行,同时创面肉芽组织也发生增生。痂下愈合的速度较无痂皮创面愈合慢,时间长。硬痂的形成一方面有保护创面的作用,同时也阻碍创面渗出液的流出,易诱发感染,延迟愈合。因而临床上常需采用"切痂"或"削痂"手术,以暴露创面,利于修复。

(四)影响切口或创伤愈合因素

影响切口或创伤愈合的因素众多,主要有全身与局部因素两方面。

1.全身因素

患者营养缺乏,严重贫血,年老或患有全身性疾病,如糖尿病、动脉粥样硬化等,不仅延缓愈合过程,而且某些疾病还会成为局部慢性难愈合创面形成的真正谢罪,如糖尿病诱发的溃疡。过去有关药物对修复抑制效应的研究以类固醇类为主,这类药物主要通过抑制炎症反应和促进蛋白质分解来抑制修复过程。近来,随肿瘤治疗的进展,高剂量射线照射和一些抗肿瘤药物如阿霉素类应用后对修复的影响也已引起人们高度的重视。据研究,阿霉素类药物抑制修复是通过影响组织修复细胞周期来实现的。从预防角度来讲,人们推荐以手术后2周放射治疗(以下简称放疗)为佳。而对于由放疗或化学治疗(以下简称化疗)造成的溃疡,有报告外源性应用生长因子类制剂有很好的促修复作用。此外,创伤后神经内分泌失调和免疫功能紊乱对修复的不利影响也是人们关注的重点。

(1)年龄因素:衰老是影响创伤愈合的主要全身因素。老年人由于各种组织细胞本身的再生能力减弱,加之血管老化导致血供减少,因而创伤后修复显著延迟。儿童和青年人代谢旺盛,组织再生力强,伤口愈合上皮再生时间均比老年人短。

(2)低血容量休克或严重贫血:严重创伤后低血容量休克或容量复苏不完全的患者,为保证心脑等生命器官功能,机体首先代偿性减少皮肤和软组织的血液供应。严重贫血的患者,氧供不能满足组织代谢旺盛的要求,这些因素都影响创伤愈合。容量复苏充分与否,可通过皮温、皮肤颜色、血压、脉率和尿量加以判定。贫血患者可以补充新鲜血液和吸氧。低血容量和贫血患者全身抵抗力较低,术后易于发生局部或全身感染,应予警惕。水、钠补充要适量,过量则容易造成血液稀释,影响创伤愈合。

(3)全身疾病。

糖尿病:糖尿病患者易发生创伤感染。当血糖>200 mg/dL 时,白细胞吞噬细菌的功能受到抑制,在创伤愈合过程中必须控制糖尿病患者的血糖水平。

动脉粥样硬化:动脉粥样硬化影响创面的供血不全和对局部感染的抵抗能力。

细胞毒性药物和放疗:多数细胞毒性药物能抑制成纤维细胞生长、分化和胶原合成,从理论上讲有延迟伤口愈合的作用,但在临床实践上未能得到充分证实。放疗也干扰成纤维细胞的生长和分化。任何种类的照射(包括 γ 射线、X 线、α 及 β 线、电子束等)一方面能直接造成难愈合的皮肤溃疡,另一方面也能妨碍其他原因引起创面的愈合过程。其机制在于射线损伤小血管,抑制成成纤维细胞增生和胶原蛋白的合成与分泌等。由于高剂量照射能显著延迟愈合伤口抗张力强度的增加,因此人们推荐以术后 2 周放疗比较安全。

非甾体抗炎药物:炎症是创伤愈合的先导,没有炎症就不会有纤维组织增生和血管生成。抗炎药物是临床应用得最普遍的一种抗炎药物,有明显的抑制创伤愈合的作用。其主要机制是抑制炎症过程和促进蛋白质分解。临床证明,术前或术中使用类固醇的病例,其并发症明显增高,全身使用维生素 A 可拮抗非甾体抗炎药对炎症的抑制效应。近来也有研究表明,掌握好创伤后非甾体抗炎药的应用时间与用量,对创伤修复有时也有促进作用。其他抗炎药物对创伤愈合影响较小,但超过药理剂量的阿司匹林有延缓创伤愈合的作用。

神经内分泌和免疫反应:任何致伤因子作用于机体只要达到足够的时间和强度均可激起全身非特异性反应,产生一系列神经内分泌和免疫功能的改变,如糖皮质激素的增加,导致那些依赖胰岛素的组织(骨骼肌)糖利用障碍,蛋白质分解增强;交感神经兴奋能明显抑制全身免疫反应。非致伤因子如社会因素,职业的不稳定和精神情绪焦虑,通过对神经内分泌免疫功能的影响而间接影响正常的创伤愈合过程。

2.局部因素

(1)切口内异物:在影响创伤愈合的局部因素中,首当其冲的是切口创面或伤道内异物存留对修复的影响。通常较大的异物肉眼可以看见或通过 X 线透视可以发现,但毫米级以下的异物肉眼很难发现。异物对创面愈合的影响主要来自以下方面:①异物本身带有大量细菌,容易引起局部创面感染;②有些异物,如火药微粒、磷粒、铅粒等,本身具有一定的组织毒性,可对周围组织造成直接损伤;③异物刺激周围组织,加重急性炎症期的反应过程。因此,对外伤造成的创面,清创时应将异物尽量摘除。深部组织内的异物,如果不影响生理功能,也不必勉强摘取,以免造成较大的组织损伤。紧邻神经、血管外侧的锐性异物一般均应及时摘除。游离的较大骨碎片亦应摘除。手术时,结扎线和缝合线也都是异物,保留得越短、越少则越好,以减轻局部炎症反应。

(2)切口内坏死、失活组织和凝血块:高速投射物伤或大面积组织挫伤的切口内都积存有大量凝血块、坏死组织碎片，切口周围也有较大范围的组织挫伤区。特别在高速投射物致伤时，大量能量传递给组织，故伤道周围的组织在反复脉动和震荡后更易造成小血管堵塞，微循环障碍。在人体的防御功能达不到的地方，坏死组织也无法被清除掉。外科处理时可通过组织的颜色、紧张度、收缩性和毛细血管出血来判定是否为失活组织，凡是失活组织在清创时均应尽可能切除。同时，清除切口内的失活组织、凝血块也是预防伤口感染等的必要措施。

（3）局部感染：对切口修复过程不会产生重大的影响。当切口发生感染时，切口内微生物在生命活动过程中和在破坏时分泌出来的外毒素，如金黄色葡萄球菌α毒素不仅引起红细胞及血小板的破坏，而且还促使小血管平滑肌收缩、痉挛，导致毛细血管阻滞和局部组织缺血坏死。葡萄球菌的杀白细胞素通过作用于靶细胞膜上的溶细胞效应，使之溶解死亡并丧失吞噬细菌的能力。同时巨噬细胞破坏后，处理抗原及传递抗原信息的能力受到极大限制，故在葡萄球菌感染中，常不能建立有效的特异性免疫。同时能产生杀白细胞素的菌株具有抗吞噬能力，并在吞噬细胞中增殖，以致造成易感部位的反复感染。

近年来发现从人体内分离出来的大肠埃希菌的部分纯化制品，能溶解红细胞，导致细胞内铁离子的释放。铁离子一方面能助长大肠埃希菌的生长而加重感染程度，另一方面在体外对人类白细胞及成纤维细胞也具有细胞毒作用，进一步使组织修复延缓。

铜绿假单胞菌对组织修复的影响与菌体外分泌的代谢产物有关。铜绿假单胞菌外毒素 A 不仅对巨噬细胞吞噬功能有明显的抑制作用（细胞毒作用），也使易感细胞蛋白质合成受阻。铜绿假单胞菌分泌的溶解弹性蛋白层发生溶解而导致坏死性血管炎。临床分离的菌株，约 85% 出现弹性蛋白酶和蛋白酶阳性，动物肌内注射后可引起皮肤溶解和出血性坏死，滴入角膜可引起角膜溃疡和穿孔。

切口感染后大量细菌外毒素、内毒素和蛋白水解酶的综合作用，并通过它们的细胞毒作用引起细胞因子的生物学效应及自由基损伤，造成组织消肿、出血、脓性分泌物数量增多，蛋白质由创面大量丧失和电解质急剧增加，化脓性伤口的肉芽组织中蛋白质大量水解，细菌大量侵入周围组织，使肉芽组织生长缓慢或因肉芽的过度增生严重影响上皮形成，影响了切口修复的速度。

（4）血肿和无效腔：血肿和无效腔都有增加感染的趋势，将直接或间接影响切伤愈合。无污染的手术切口，在关闭切口时应彻底止血，分层缝合不留无效腔。对有污染的伤口，清创时应尽可能少用结扎的方法止血，电灼或压迫止血应列为首选。关闭切口时应放置引流条，视情况在伤后 48~72 小时取出。

（5）局部血液供应障碍：切口周围局部缺血既有全身性原因也有局部因素。局部因素中既有血管本身因素的影响，也有血管外组织出血消肿压迫血管壁造成的缺血。在致伤因子作用上，局部出现不同程度的细胞和组织损伤，启动了炎症过程，微动脉出现一过性的挛缩，时间约数秒至数分钟不等，紧接着出现血流动力学和流变学改变的 3 个时相：高流动相→低流动相→血流淤滞相。如果损伤因子过于强烈或持久，则低流动相延长，血浆外渗增多，血液黏度增加，血流淤滞。另外，白细胞自血管游出，在损伤区大量聚集，吞噬坏死组织和异物，氧耗量显著增加，代谢活动增强，这样，在损伤区可导致血液供应的相对不足。切口周围组织内出血、水肿、张力增加，压迫血管，也是伤口周围组织缺血的另一主要原因。创伤修复必须要有充分的血流，一方面是向创伤区提供充足的氧和必要的营养物质，另一方面要将局部产生的毒性产物、代谢废物、细菌和异物运出损伤区。

另外，切口缝合（特别是连续缝合）时张力要适度，缝合时张力过大，加之术后切口出血、水肿势必压迫血管,造成供血不全,影响切口愈合。

(6)局部固定不良:邻近关节的切口,伤后早期应该制动。过早活动容易加重炎症过程中的渗出反应,加重局部肿胀,影响供血。新生的肉芽组织非常脆弱,牵扯易于损伤出血,影响成纤维细胞的分化和瘢痕组织的形成。骨折部分过早活动也容易出现骨不连接和假关节形成。

(7)局部用药:在清创过程中,有些医师为了减少创面出血,在局麻药中加进了缩血管类药物和肾上腺素,这一举措的弊端在于加重了局部组织缺血和继发性伤口内出血。

(8)创面局部外环境:相对于保持创面干燥而言,采用保温敷料使局部创面保持潮湿将有利于形成一个局部低氧环境,从而刺激成成纤维细胞生长与毛细血管胚芽形成。在这种潮湿、低氧与微酸环境中,坏死组织的溶解增强,与组织修复密切相关的多种生长因子释放增多,且不增加感染率并能明显减轻创面疼痛。大量临床研究表明,采用保湿敷料对许多慢性难愈合的切口创面,如糖尿病溃疡、下肢动静脉疾病所致溃疡及压疮等已取得明显效果。

二、外科手术感染

外科感染是指单独使用抗菌药物解决不了而需外科治疗的及与外科手术和操作相关的感染。其主要特点是皮肤或黏膜屏障破损,多种致病微生物从破损部位入侵致病。

目前,手术患者获得性感染率将近 2%～3%,其中择期手术患者 1.09% 发展为术后脓毒症,0.52% 出现严重脓毒症,而非择期手术患者分别为 4.24% 和 2.28%。院内发生的外科感染最常见的是外科切口部位感染(SSI),以及发生在外科患者中的导管相关血流感染(CRBSI),肺炎和泌尿系统感染。这也反映了近年来外科感染中,院内感染已多于社区感染,内源性感染已超出外源性感染。

(一)外科感染发病机制

1.引起外科感染的危险因素

造成外科感染的高危因素中,不合理使用抗生素是重要原因,滥用抗生素使许多病原菌对抗生素的耐药性增加,耐药菌株感染日益增多。免疫抑制剂的使用,也增加患者对细菌的易感性。麻醉药物会作用于患者机体的免疫系统,影响围术期的免疫机制。手术操作所致的应激反应能增加外科感染的危险。此外手术室和病房的环境、空气污染情况;创口有无血肿、异物、无效腔和坏死无生机组织;患者原有疾病和营养免疫状态;手术的时间等,也都是重要的危险因素。

2.全身炎症反应综合征(SIRS)

在宿主抗感染防御机制方面,手术创伤引起的炎症反应,宿主免疫防御会进一步放大天然和获得性免疫系统的作用,产生炎症反应。而这种炎症刺激造成的"第二次打击"是重要的机体损伤模式,它所致的全身炎症反应综合征(SIRS),可造成机体免疫监控丧失,引起免疫应答障碍,使炎症加剧,细菌更易入侵致外科感染。从临床角度看,当以下各指标有两项时即为 SIRS:①体温 $>38\ ℃$ 或 $<36\ ℃$;②wbc$>12\ 000/nm^3$;或 $<4\ 000/nm^3$,杆状核$>10\%$;③脉搏$>90/m$;④呼吸增快$>20/m$,或 $PaCO_2<4.3\ kPa(32\ mmHg)$。如 SIRS 合并致病细菌入侵,即发展为脓毒症,加剧者进一步发展为严重脓毒症、脓毒性休克甚至 MODS,约有 26% 的 SIRS 发展为 sepsis,7% 死亡。

3.脓毒症

外科手术后由于细菌感染、出血、输血或麻醉可使机体产生全身性炎症反应,发生严重免疫抑制,促进脓毒症的发生与发展。外科脓毒症占所有脓毒症近 30%。脓毒症会伴有显著的天然和获得性免疫功能紊乱,脓毒症所致的死亡常发生在长期的免疫抑制状态,而不是在亢进的炎症反应阶段。在脓毒症后期,宿主的免疫功能严重受抑,手术表现为 T 细胞的无反应性和进行性免疫细胞的丢失。创伤或烧伤患者血中 T 细胞数量下降,而存活的 T 细胞也呈现无反应状态,即在特异性抗原刺激下,不能有效增殖或分泌细胞因子。同时,T 细胞和 B 细胞数量由于凋亡而明显减少,单核细胞和滤泡样树突状细胞(DC)功能发生免疫麻痹,淋巴细胞和 DC 的减少对免疫抑制尤为重要,因为这两种细胞的减少常发生在机体遭受致命性感染时。DC 是体内抗原提呈能力最强的免疫调节细胞,在介导宿主对微生物的天然和获得性免疫反应中起重要作用。脓毒症早期血中 DC 减少,脾脏 DC 凋亡增加,并与疾病的严重程度和死亡率升高有关;此外,血中 DC 和单核细胞(MDSC)出现持续性、功能性障碍,也造成脓毒症时宿主防御能力的降低。此外,小鼠髓系抑制细胞作为髓样前体细胞的代表,可被内源性或外源性因子激活,导致免疫反应的抑制。MDSC 在脓毒症中的作用逐渐引起关注。脓毒症能引起骨髓、脾脏和淋巴结中 MDSC 大量扩增,表达IL-10、TNF-α 和其他细胞因子。在这种情况下 MDSC 通过对 IFN-γ 的抑制作用,使 CD8、T 细胞耐受,诱发脓毒症逐渐加重。

4.宿主抗感染防御机制

(1)神经内分泌应激反应:外科手术能激活机体神经内分泌应激反应,涉及下丘脑-垂体-肾上腺皮质(HPA)轴和交感神经系统。大手术是激活 HPA 轴,促进皮质醇分泌的最强的诱发因素之一,手术开始后几分钟血浆皮质醇水平即显著升高。皮质醇具有显著的抗炎作用,能抑制巨噬细胞和中性粒细胞聚集到炎症部位,干扰炎性介质的合成。而交感神经系统的激活,还能促进肾上腺髓质和突触前神经末梢分泌去甲肾上腺素,从而产生促炎效应。

(2)细胞介导免疫反应:免疫防御在宿主抗感染中发挥重要作用。组织损伤能引起天然的和获得性免疫反应,天然免疫系统产生最初的免疫应答,涉及巨噬细胞、自然杀伤细胞和中性粒细胞;而获得性免疫系统可由于外源性抗原提呈给 CD4+ T 和 CD8+ T 细胞而被激活。激活的 CD4+ T 细胞能分泌两种截然不同的、相互拮抗的细胞因子,一类为促炎细胞因子,包括肿瘤坏死因子和白介素;另一类是抗炎性细胞因子,如 IL-4 和 IL-10。激活的 CD4+ T 细胞可产生大量细胞因子,进一步放大天然和获得性免疫反应,产生炎症反应。免疫系统对任何损伤,包括手术创伤,都能迅速产生促炎细胞因子和其他炎性递质。在最初的炎症反应之后,接着发生代偿性的抗炎反应,这些抗炎细胞因子也具有强烈的免疫抑制作用。因此,外科感染会出现不同程度的细胞免疫反应下调,引起术后感染并发症。

5.外科手术感染的炎症和免疫病理机制

(1)二次打击学说:炎症刺激的"二次打击学说"是目前普遍接受的应激损伤模式。原发性损伤,如疼痛、外科手术、组织损伤或病原菌侵入,能使宿主免疫系统致敏,继而对随后即使相对较轻的打击也能产生非常强烈的宿主炎症及免疫反应,进一步发展为多器官衰竭甚至死亡。

对第一次打击的反应:SIRS 是应激引起的全身炎症反应,是外科大手术感染患者共同的临床表现。如果持续时间过长,会出现促炎症反应状态,包括凝血系统和补体级联反应的激活,以及中性粒细胞和内皮细胞的激活。

对第二次打击的反应:长期应激和感染的共同作用,会导致患者出现各种不同的临床表型和转归。持续性促炎反应表现为凝血系统的广泛激活,以及天然和获得性免疫防御能力的改变。SIRS 能引起获得性免疫监控的丧失,从而提高机体对病原微生物感染的敏感性;而继发性感染可能激发免疫细胞特征性基因表达,从而引起宿主的免疫应答发生障碍。

(2)免疫平衡失调:外科感染后机体获得性免疫反应发生改变,主要影响 T 辅助细胞。Ⅰ型 T 辅助细胞(Th1)型细胞因子介导的通路暂时受抑,而 Th2 型细胞因子反应不受影响,导致外科大手术后 Th1/Th2 比值失衡。不同的病情可造成不同的 T 细胞反应,从而影响手术后感染的发病率。如肿瘤患者在手术前免疫系统即已受损,如食管癌患者 Th2 产生 IL-4 减少。此外,长期饮酒患者,术前 Th1/Th2 比值即已变化,与手术后感染增加有关。严重外科感染时抗炎细胞因子水平显著升高,T 细胞从 Th1 向 Th2 漂移,从而导致脓毒症的免疫失调。Th1 反应受抑,表现为 IL-1、IFN-γ 和 IL-12 水平下降,Th1 反应增强则以 IL-10 和 IL-4 水平升高为特征。

(3)影响机体免疫反应的因素。①年龄:一半以上的重症监护病房患者年龄超过 65 岁,年龄的增长显然与感染发病率及病死率增加有关。②性别:对感染性别差异的认识一直存在不同看法。研究证实,性别能影响早期免疫应答及对损伤的风险预测,但是临床观察中还没有一致的报道。③所患疾病和治疗措施:如近期手术、抗生素治疗、既往是否有心源性休克或复苏等。全身炎症反应状态可能使机体对感染的敏感性增强,是大手术患者术后感染并发症风险增加的主要原因。④遗传因素:人类因感染性疾病死亡存在明显的遗传倾向,在单卵双胞胎,细胞因子的产生和遗传因素有着密切的关系。通过基因操纵使动物免疫反应过程中的主要基因发生缺失,则能够显著影响全身免疫反应。

(二)外科切口部位感染

外科切口部位感染(SSI)是最常见的一种外科手术感染,是近年美国疾病控制中心(CDC)提出和发展的一种概念,它包括了任何一种发生在手术部位的感染。主要分为 3 类:①浅表 SSI,发生在切口皮肤和皮下组织,最常见,占 47%;②深层 SSI,感染扩展到肌肉和筋膜,占 23%;③器官/间隙 SSI,如腹腔脓肿、脓胸、关节间隙感染,占 32%。对 SSI 的诊断并非易事,仅有 46% 的在住院期诊断出;16% 在出院时诊出;还有 38% 在再入院或随诊时做出诊断。SSI 的发生与外科切口种类密切相关,按照手术过程中创口可能被致病细菌污染的机会和情况,手术切口可分为Ⅰ(清洁)、Ⅱ(清洁-污染)、Ⅲ(污染)和Ⅳ(污秽)4 类,这种分类可粗略估计出不同切口发生感染危险性的概率,4 类切口的感染率分别约为 2.1%、3.3%、6.4% 和 7.1%(表 1-1)。

表 1-1　外科切口的种类

分类	定义
清洁	一个未感染的手术创口,它没有炎症记录,呼吸系统、消化系统、生殖系统和感染的泌尿系统均未记录。此外,清洁创口是原发闭合的,如需要也是闭式引流的
清洁-污染	一个手术创口,它的呼吸、消化、生殖或泌尿系统是在控制的情况下
污染	开放的、新鲜的、偶发的创口,手术时有较大的破损,在无菌技术下的大的胃肠道裂开,切口是急性、非化脓性炎症
污秽	陈旧的创伤创口,有失去生机的组织,已有临床感染或脏器穿孔

不同种类的外科切口有着不同的感染危险指数,如表 1-2 所示。

表 1-2　切口分类与 NNIS 系统对 SSIN 危险估计比较

创口分类	NNIS 危险指数				
	0	1	2	3	全部
清洁	1.0	2.3	5.4	—	2.1

续表

创口分类	NNIS危险指数				
	0	1	2	3	全部
清洁-污染	2.1	4.0	9.5	—	3.3
污染	—	3.4	6.8	13.2	6.4
污秽	—	3.1	8.1	12.8	7.1
全部	1.5	2.9	6.8	13.0	2.8
最大比值	2.1	1.7	1.8	1.0	

注:NNIS(National Nosocomial Infection Surveillance System)。

对于SSI的预防可从3个方面着手:一是患者本身,在术前将宿主的抵抗力提高到最佳境地;二是手术操作要轻柔细致,减少操作,降低病原菌入侵机会;三是加强围术期处理,包括预防性抗生素、防止异物和无生机组织残留、缩短手术时间、减少输血、合理准备消毒切口、术中维持患者巨噬细胞的功能、禁烟及做好手术室环境管理等。

(三)导管相关血液循环感染

在围术期,中心静脉(CVC)导管的功用十分重要,它可进行血流动力学监测、补液、输注药物、输血、给予肠外营养(TPN)等,这些都是周围静脉导管不能替代的。但CVC也会带来15%的各种并发症,包括置入和取出时的机械性损害(穿破动静脉、血肿、血胸、气胸等)、栓塞、感染等。其中最常见的感染并发症是导管相关血流感染(CRBSI),这种院内感染与外科切口感染、肺炎及泌尿系统感染一并成为外科危重患者的4种最常见感染。在过去的20年中,CRBSI的发生率增加3～5倍,死亡率也高达10%左右,且延长患者住院和ICU停留时间,增加医疗开支,是一个值得重视的临床问题。

1.定义

发生CRBSI前,先有导管的菌株定植,其定义是导管的尖端、皮下段或中间段内,产生了多于15个菌落形成单位;而CRBSI的定义是指在48小时内,同时发生了导管菌株定植和至少1次的周围静脉血内同一菌株培养阳性。CDC对CRBSI定义,除菌株培养阳性外,还包括临床特点,如发热、畏寒和/或低血压,但无其他原因的菌血症;而对凝固酶阳性金黄色葡萄球菌的培养需2次阳性。更为严格的定义是美国传染病协会(IDSA)所制定的,认为有以下几种情况的一项者即为CRBSI:①导管半定量或定量培养导管菌落阳性;②从中心静脉和周围静脉按5∶1比例取血样半定量培养菌株阳性或培养菌株计数呈大幅度增加;③在不同时间内中心静脉和周围静脉血样两者同时培养均阳性。

2.流行病学

许多类型的导管装置均可导致菌株定植和CRBSI,其中周围血管导管感染率为0.5/1 000导管日,动脉导管为1.7/1 000导管日,周围血管透析导管为2.4/1 000导管日,长期外科插入血管装置为0.1～1.6/1 000导管日,但其中以CVC最为常见,占到全部CRBSI的90%以上。据统计,美国各医院的ICU中,每年有1 500人行CVC插管,其中有25万人发生CRBSI。一般在CVC插管患者中有25%会发生菌株定植,平均在8天后会发生CRBSI;ICU的外科危重患者几乎有一半都行CVC插管,所以发生CRBSI的概率达2.9%～12.8%。最近的研究还显示,CRBSI的死亡率增加了3倍以上;Maki等对一组在ICU停留14天的患者的观察结果显示,行

CVC 插管 121 例,发生 CRBSI 的比率为 6/1 000 导管日,而周围静脉插管为 2.2/1 000 导管日,结论是周围静脉插管更为可行。

3.危险因素和发病机制

引发 CRBSI 的各种危险因素中,医师、护士的操作经验不足是最主要的,其他还包括 ICU 中护士接触患者次数多、在插管过程中使用全消毒屏障失败、插管部位选择不合宜、插入导管后有严重污染发生、导管放置时间超过 7 天等。另外的危险因素还包括插管时患者所处位置(门诊、住院部或 ICU)、插管类型、插管数量、患者每天接受操作的次数、使用 TPN 插管等。在外科病房常见的 CRBSI 危险因素:插管数量多,超过 3 个;插管时间过长等。Johns Hopkins 大学外科的一组临床试验研究结果显示,若组织专业团组执行严格的导管插管规则,使用单一通道和仔细护理,结果比一般输液和输注药物的插管导管发生 CRBSI 的概率减少 5 倍。最近还发现,若患者导管留置时间超过 14 天,发生 CRBSI 的概率会增加 5 倍。此外,肥胖也是一项危险因素,最近一组 2 037 例 ICU 患者的研究,在 1 538 例次发生 CRBSI 的分析中,发现肥胖也是一项独立危险因素。

4.防范措施

近年许多学者致力于探讨各种防范 CRBSI 的策略和措施,其中 CDC 发表的 CRBSI 预防指南比较详尽地阐述了预防 CRBSI 的具体措施,其主要内容包括一般干预和 CVC 插管维护两个主要方面。一般干预包括加强医护人员培训、学习指南、ICU 加强专护力量、严格把握 CVC 插管指征等;在 CVC 插管维护中有严格遵守肥皂和酒精洗手的规定,在插管时保持无菌操作原则,选好穿刺部位(最好是锁骨下静脉),操作时戴无菌手套,用双氯苯双胍乙烷(洗必泰)液处理患者皮肤,一般不使用全身预防性和局部用抗生素,培训精通专业团组,及时取除不需要的导管,插管时间最好勿超过 72 小时,尽量不使用导丝等。现将最为重要的几项措施分别叙述如下。

(1)手的卫生:保持医护人员手部清洁是非常重要的预防措施。最近的研究指出,保持洗手和手部卫生,与降低 CRBSI 的危险直接相关。除继续教育外,应严格执行操作前洗手的常规。

(2)插管时保持完整的无菌屏障:执行无菌插管操作十分重要,如操作前戴帽子、口罩、手术衣等。研究显示,使用完整无菌屏障可使肺动脉导管插管感染率下降 2 倍以上;如果严格执行完整的无菌屏障,可使每 270 例次插管患者中减少 7 例 CRBSI 发生和 1 例死亡。

(3)使用洗必泰:插管部位的皮肤消毒可有效避免菌株定植和 CRBSI 的发生。全球各地最常使用的消毒剂是聚维酮碘,但更多的研究显示 2% 的洗必泰消毒皮肤会更好些。一组荟萃分析显示,相比于碘,使用洗必泰消毒皮肤可降低 50% 的 CRBSI 发生率。

(4)使用抗感染封闭导管:使用抗感染封闭导管抗感染封闭导管是一种预防 CRBSI 的有效措施,抗感染导管用洗必泰醋酸盐与磺胺嘧啶进行导管涂层,并采用肝素+头孢唑啉(或其他抗生素)联合封闭导管,这样可有效预防革兰阳性细菌所致的 CRBSI。

(5)导管的插管部位 CRBSI 发生的危险因素还包括插管部位处皮肤的菌落数量。研究发现,颈内静脉和股静脉插管的 DRBSI 发生率要比锁骨下静脉插管高 2～3 倍;特别更易于发生在 IUC 内行呼吸机换气的患者中。

(四)腹腔内感染

腹腔感染是常见、多发的疾病和手术并发症,临床上尽快地明确诊断和采取有效的治疗措施是外科医师必须重视的问题。

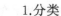

1.分类

腹腔感染包括原发性腹腔感染和继发性腹腔感染。原发性腹腔感染是指腹腔内无原发病灶,病原体来自腹腔以外的部位,通过血行播散、腹腔外脏器和组织感染的直接扩散或透壁性扩散等引起的腹腔感染。继发性腹腔感染是指感染的病原菌来自腹腔内,多为急性腹腔内脏器的坏死、破裂、穿孔或炎性病变的直接扩散而引起腹膜腔和邻近脏器的感染。腹腔感染还可分为外科性和内科性腹腔感染。

2.特点

外科性腹腔感染主要有以下特点:①大部分感染是由几种细菌的混合感染;②大多有明显的局部症状和体征;③常引起化脓、坏死等器质性病变,致使组织结构破坏;④常需手术引流或穿刺引流等治疗。

复杂性腹腔感染:①弥漫性或局限性化脓性腹膜炎;②急性胰腺炎伴坏死感染;③阑尾穿孔或阑尾周围脓肿;④胃、十二指肠穿孔;⑤外伤性和非外伤性小肠结肠穿孔;⑥腹腔脓肿;⑦腹部手术后腹腔内感染等。

3.发病机制

腹腔感染的致病菌种均为人体肠道的正常菌种。致病菌可以是外源性的,也可以是内源性的。腹腔感染常常是需氧菌和厌氧菌的混合感染。需氧菌从所处的环境中摄取了氧,为厌氧菌的生长繁殖创造了缺氧环境;而厌氧菌释放出一些酶、生长因子、宿主反应抑制因子等,则有利于需氧菌的繁殖。所以两者具有协同作用,增强了其毒力和致病性。病原菌中前5位分别为大肠埃希菌、肺炎克雷伯菌、铜绿假单胞菌、屎肠球菌和金黄色葡萄球菌。

真菌感染也是当前常见腹腔感染之一,其中念珠菌属感染是所有真菌感染的首位病原菌。深部真菌感染的诊断及治疗问题日益严峻。

4.诊断

症状明显及全身性中毒症状的腹腔感染一般不难诊断,某些部位深在的局限性感染,则诊断有时较为困难。因此,临床上早期诊断、正确定位对预后至关重要。临床上腹部症状持续者应警惕腹腔感染的可能。诊断的要点:①结合手术情况,如有腹膜炎者及术中肠管间有脓苔粘连或有炎性大网膜存在者,则术后残余感染机会较多。②需排除切口部位感染。③注意腹部有无固定压痛部位或包块,盆腔脓肿时肛门指检常会提示腹膜炎。④膈下脓肿病例的 X 线检查常会提示胸膜炎性改变。⑤超声检查对腹腔脓肿诊断和定位灵敏度较高,是一种较好的诊断手段。对可疑的感染还可在超声或 CT 指引下进行诊断性穿刺。穿刺如抽得脓液不仅可明确诊断,还可进行细菌培养,有助于明确病原菌的种类和选择合适的抗菌药物。用评分方法评估腹腔感染的严重程度,不仅有助于准确、客观地判断病情和预测预后,还有助于治疗方式的选择和不同单位的资料交流和对比。腹腔感染的评分系统和分级系统多种多样,临床上应用最多的是APACHEⅡ评分。APACHE 评分不仅能较为准确地预测腹腔感染患者的术后死亡率,还可指导腹腔感染的手术治疗。HEⅢ评分在预测死亡率的精确性方面优于 APACHEⅡ评分,对创伤患者的预测价值优于 APACHEⅡ评分。另外,还有 Goris 评分、腹膜炎严重度评分、腹部再手术预测指数、简化的腹膜炎评分等,各有其优缺点。

5.治疗

(1)抗生素治疗:抗菌药物治疗是治疗外科性腹腔感染不可缺少的重要措施。复杂性腹腔感染时,选择恰当的抗菌药物作为起始治疗具有重要意义。一项针对继发性腹腔感染患者的回顾性队列研究显示,不恰当的起始治疗可导致严重腹腔感染患者更高的临床治疗失败率,对患者的预后产生不利影响。另一项针对社区获得性腹腔感染患者的前瞻性研究显示,恰当的起始治疗可显著提高临床治疗成功率。同时,腹腔感染药物治疗的标准是抗菌谱能够覆盖腹腔感染最常见的病原菌,同时掌握恰当的用药时机和用药剂量,贯彻"全面覆盖、重拳出击、一步到位"的方针,不宜常规逐步升级。在药物选择上,要考虑药物的药效学和药代动力学特点,以及我国当前细菌的耐药情况,从而经验性选择抗菌药物。细菌培养及药物敏感性报告后,便应重新评估原有用药方案。但是在进行抗生素针对性治疗时,决不能简单地按照细菌培养和药物敏感性报告结果对号入座,而要根据病情和患者的特点,对照实验室报告,进行综合分析,抓住重点,选定用药方案。

(2)手术治疗:外科处理腹腔感染的常用方法是剖腹手术。剖腹手术治疗腹腔感染的目的是控制感染源、清创与充分引流。在清创时,希望清除所有坏死组织。但外科处理腹腔感染往往会导致腹腔污染的面积进一步扩大,腹腔受细菌毒素污染的时间更长。这将引起细菌与毒素大量入血,损害呼吸与循环系统,严重者可致脓毒症和脓毒症休克。故临床清创时,要密切监测全身生命体征,适当而止。在治疗严重腹腔感染的过程中,一条珍贵的经验教训:不能满足于一个感染源的发现,还应积极防止与处理残余感染的发生。对于常规外科处理不能控制的腹腔感染,腹腔开放是治疗腹腔感染的撒手锏,多能最终控制住腹腔与全身的感染症状。外科处理急性腹膜炎多于术中用大量生理盐水冲洗腹腔,而对于腹腔感染较重、全身情况差的患者,满意地去除感染源,清理腹腔内的污染物并非易事。故开腹探查手术时应放置腹腔灌洗管,术后不断行腹腔灌洗。

(3)微创治疗包括以下几项。

腹腔镜治疗:常见的腹腔感染大多数通过临床常规手段可以得到正确诊断和及时治疗,但仍有部分病例因多种因素而未能确立诊断。当患者的症状、体征及辅助检查不能提供有价值的诊断依据时,腹腔镜技术则可解决这一难题。对于术前无法明确诊断的病例,直接进行腹腔镜检查,一方面可以达到诊断病因的目的,同时进行有效的治疗;另一方面,还可以避免一些可能造成过度治疗的开腹探查。目前,腹腔镜技术已取代了过去的常规开腹,如消化性溃疡穿孔、急性胆囊炎、急性阑尾炎、肠憩室炎、肠坏死、妇科急腹症等,都已经可以采用腹腔镜方式治疗。另外,当发生感染性积液或脓肿时,也可通过腹腔镜进行脓肿引流或坏死组织清创术,腹腔镜技术在腹部外伤和腹腔感染治疗中已广泛应用。

穿刺置管引流:随着医学的发展,外科感染引流的概念在不断地发生改变。传统的观点是"哪里有脓液,就应该引流哪里",现在认为对腹腔感染需常规引流的概念须加以改变。穿刺引流是微创和能达到良好引流效果的治疗手段,腹腔穿刺引流的理论依据为外科引流将被感染的腹水放出,可以减少对腹膜的炎性刺激和毒素吸收。但实践证明,全腹膜炎甚或是局限性腹膜炎常规引流是无效,甚至是有害的。

为达充分引流目的,外科感染的引流应遵循以下原则:①建立有效的引流通道,引流管的放置应尽可能顺应解剖生理的要求,引流距离要短而直接,避免引流管扭曲、受压。②避免引流管周围组织的损伤,引流管勿直接压迫肠管等。③尽可能避免逆行性感染,多选用封闭式引流。④与腹腔隔绝又有便捷入路的脓肿或感染性积液,尽量选择腹膜外径路。

(4)血液净化治疗:持续血液净化逐渐用于治疗严重腹腔感染,可有助于控制感染。血液净

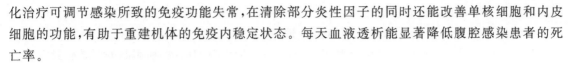

化治疗可调节感染所致的免疫功能失常,在清除部分炎性因子的同时还能改善单核细胞和内皮细胞的功能,有助于重建机体的免疫内稳定状态。每天血液透析能显著降低腹腔感染患者的死亡率。

(五)外科感染抗生素防治

使用各种抗生素防治外科感染是一种重要手段,对它的评价可从临床介绍青霉素应用的效果加以认识,那就是抗生素防治是降低外科感染最有希望的措施之一。但对它的使用经历了一个逐渐加深认识的过程,早在20世纪60年代,多在手术后才开始使用抗生素,显然是无效的;接着,又将一些抗生素用于有特殊感染危险概率的患者,结果发生感染的机会反而增多;后来通过大量动物试验和患者试验发现只有在创口发生污染前(手术切口前)给予抗生素才会降低外科感染,特别是SSI;进一步深入发现预防性抗生素的理想给药时间是手术开始前不久,这样才会使手术时血内和组织内抗生素浓度达到最高值,起到预防性作用。所以目前推荐的给药时间是手术开始前半小时内,至完成手术后24小时停药。给药的办法是一次静脉滴入。如手术时间过长、患者体重超重还要重复给药。

预防抗生素的适应证为Ⅱ类和Ⅲ类切口,对于Ⅰ类切口的使用仍有争议。有人认为清洁创口使用抗生素也可能降低感染率,但这类患者的感染率底线也是低的,再加上经济上的负担和出现耐药菌株及药物不良反应,相比之下并不合算。但也有一些Ⅰ类手术如发生感染后果严重,如心脏开放手术、关节置换、血管置换和开颅手术等,宜应用预防性抗生素。对于Ⅱ类手术可考虑使用,Ⅲ类切口则必须使用。

所选择的抗生素必须对熟知的病源菌有作用,如下消化道手术就需要对抗革兰阴性菌和厌氧细菌的抗生素。此外,应注意预防性抗生素与第一线治疗性抗生素有所不同,如亚胺培南对革兰阴性菌和厌氧菌有治疗效用,但不能推荐作为预防用药。一般来说,选择一代头孢菌素用于非厌氧菌污染手术的预防,而二代头孢菌素用于可能被厌氧菌污染的手术。

如何正确把握围术期抗生素的合理应用也是一重要问题,必须从学术和管理两个方面认真把握好抗生素的合理应用,加强围术期抗生素应用的管理,及时纠正其中存在的问题。对于病例的选择:围术期抗生素的使用需要考虑很多的因素,依据患者的疾病是感染性、非感染性或者存在潜在感染的危险,可分为治疗性与预防性;依据疾病与手术的种类,如胆道结石比单纯的肝胆肿瘤更有感染的危险,肠道手术比胆道手术更容易发生感染;患者的机体状况、手术的大小、创伤的严重程度和手术的时机(急诊、择期)都是围术期抗生素使用必须考虑的因素。但是精细的手术操作、严格的无菌观念常常可以降低感染的危险,从而减少抗生素的应用。

围术期抗生素的选择还受到多方面的影响,不同地区、医院、科室和主管医师都有其用药习惯。对于治疗感染性疾病的抗生素应用,更要关注抗生素的有效性,在选用国产与进口抗生素时,重要的是质量把关。在未获得病原菌检验依据前,不得不靠医师的以往经验进行选择。抗生素的使用时间,在严格把握基本原则的前提下,还必须注意个体差异。同时应注意患者术后的综合处理。

重视外科病灶的妥善处理,外科引流是外科感染的最佳治疗方式,有效的外科引流比单独使用抗生素疗效更好;术后发热的处理并不应立即使用抗生素,及时的换药可发现有无切口感染,必要的腹部超声等影像学检查可了解有无和积液或感染病灶,有效的感染切口引流和处理残余病灶是正确的术后处理方式。成功的外科手术不能忽略围术期的相关处理,合理的抗生素应用预防感染对手术起到了保驾护航作用,术前、术中和术后的使用必须严格掌握指征。

(六)耐甲氧西林金黄色葡萄球菌感染处理

外科感染的另一重要问题是耐甲氧西林金黄色葡萄球菌(MRSA)所引起的严重感染。多年来,由于抗生素尤其是广谱抗生素的滥用,MRSA 造成的院内与院外感染均呈上升趋势。中国国内主要地区 12 所教学医院 MRSA 平均检出率为 55.9%,最高为 77.5%,是 MRSA 感染的严重国家之一。目前 MRSA 感染已与 HBV/AIDS 并列世界范围内三大最难解决的感染性疾病。MRSA 具有多重耐药性,病死率较高,治疗极为棘手,MRSA 严重的耐药性是导致它广泛传播的主要因素。它几乎对所有正在使用的 β-内酰胺类抗生素耐药,通过从某些肠球菌处获得质粒来扩大其耐药谱或增强其耐药性。

所幸截至 2008 年,国内 CHINET 细菌耐药监测尚未发现对万古霉素、替考拉宁的耐药株。决定 MRSA 的高度耐药是其染色体上存在一段 DNA 序列(*mecA* 基因),除了能产生正常的青霉素结合蛋白(PBPs)外,还编码一种特殊的替代性青霉素结合蛋白(PBP2α)。它与 β-内酰胺类抗生素的亲和力低,而正常 PBPs 与 β-内酰胺类抗生素的亲和力高。但当细菌表面 PBPs 分子皆被抗生素抑制时,PBP2α 可替代 4 种 PBPs 的功能,作为替代酶完成细胞壁的合成,从而导致耐药。

此外,MRSA 的广泛传播是由其接触传播的途径和耐药基因的转移传播途径决定的。如果住院患者大量使用抗生素,以及放化疗法、机体毒性药物、原发疾病、有创诊断和治疗措施使得机体抵抗力极其低下,MRSA 可经患者→医护人员→患者的途径传播,临床特点:有手术、深部动静脉导管装置、气管切开机械辅助通气、ICU 入住或继往 ICU 入住史,且患者病情危重、病程长、免疫力低下,多伴有长期的基础疾病史,具备这些因素的患者极易 MRSA 感染。

对 MRSA 感染的治疗:应根据感染程度制订个体化治疗方案,及早、足程、足量选用抗 MRSA 感染药物,并积极增强患者的免疫功能,以提高患者的生存率。对 MRSA 的治疗应当采取防治结合的综合策略,包括合理使用抗生素、监测 MRSA 环境污染和医院内人员携带情况、加强对物体表面和手的消毒;对明确为 MRSA 感染的患者,应当隔离并在药敏试验的基础上治疗 MRSA 感染等。

无论 MRSA 菌株对 β-内酰胺类抗菌药物体外药敏试验结果是否敏感,均视为耐药。因此,在临床治疗 MRSA 时,应注意:①不应选用 β-内酰胺类抗生素,包括青霉素类、头孢菌素、单环菌素类、碳青霉烯类等药物。②抗生素轮流使用:这使细菌在一定时间内与一部分抗生素脱离接触,使耐药菌恢复为敏感菌。③联合用药:万古霉素与利福平或小剂量庆大霉素(2 mg/kg)联用治疗深部组织 MRSA 感染效果良好;MRSA 感染用夫西地酸和利福平与阿米卡星或奈替米星联合用药,发生耐药的可能性明显减少。

对于疑似 MRSA 感染患者,若一味等药敏结果报告后再选药,而没有及时经验用药,可使患者病情加重,错过最佳抢救时机。因此,对于 MRSA 感染高发区域患者或易感人群,早期可经验性试用利福平、复方新诺明、利奈唑胺等药。对于疑似 MRSA 重度感染患者,则建议试用万古霉素、替考拉宁、阿贝卡星等药。若后续的药敏试验证实不是 MRSSA 感染,再果断停用上述药物。早期经验性应用万古霉素、利奈唑胺治疗 MRSA 感染,可避免重度感染所致的长期住院或死亡的严重后果。

对确认为严重 MRSA 感染的患者,肾功能正常的患者,首选万古霉素治疗,发挥时间依赖性杀菌作用。对需要联合用药的 MRSA 感染患者,应尽量合理搭配使用抗生素,如万古霉素和利福平或庆大霉素联合使用可以提高疗效。对肾功不全者,则选用利奈唑胺或者在严密监测肾功能、血药浓度的情况下应用万古霉素等。

外科手术患者一般不考虑 MRSA 感染的预防用药。对于以往有 MRSA 定植或感染史但未知是否清除,却需要接受手术的患者,则需接受糖苷肽类抗生素的预防用药,或联合应用对其他病原菌有效的抗生素。如果患者有重新出现 MRSA 带菌的危险或患者来自 MRSA 高度流行的机构,也建议使用糖苷肽类抗生素。

（吕春雨）

第二章

甲乳外科手术操作

第一节　甲状腺大部分切除术

一、适应证

(1)单纯性甲状腺肿压迫气管、食管、喉返神经或颈部大静脉而引起临床症状者,X线检查发现气管已变形或移位,喉镜检查有声带麻痹现象者。

(2)巨大的单纯性甲状腺肿影响患者参加生产劳动者。

(3)青春期后单纯性甲状腺肿明显增大。

(4)结节性甲状腺肿伴有甲状腺功能亢进症或有恶性变的可能(4%~7%)者。

(5)甲状腺囊肿,继续长大,压迫气管引起呼吸困难,有囊内出血,体积明显增大,引起急性气管压迫,难与腺瘤鉴别,不能排除癌性变者。

(6)较严重的甲状腺功能亢进症其基础代谢率在+30%以上,经抗甲状腺药物治疗一年左右无明显疗效者。

(7)结节性甲状腺肿继发甲状腺功能亢进症,或有恶性变的可能,手术治疗的效果优于抗甲状腺药物和放射性[131]I治疗。

并发心功能紊乱的甲状腺功能亢进症者,宜施行手术治疗。

二、禁忌证

(1)青少年甲状腺功能亢进症的患者手术治疗的复发率高。青春期后,抗甲状腺药物治疗不能控制症状者,才考虑施行手术治疗。

(2)伴有其他严重疾病的病例。

(3)手术后复发的病例慎用手术治疗。

(4)青年人患弥漫性单纯性甲状腺肿,常与青春期甲状腺素需要量激增有关,应服用药物或观察机体自身内分泌调节平衡,一般不适宜手术治疗。

(5)甲状腺功能亢进能导致流产、胎儿宫内死亡和妊娠中毒症,而妊娠又可能使甲状腺功能亢进病情加重。手术治疗宜在妊娠早期(前4~5个月)施行,在妊娠后期,需待分娩后再行手术。

三、术前准备

(1)有单纯性甲状腺肿或甲状腺功能亢进症的患者,在术前应测定基础代谢率。有中度和重度代谢率增高者需先用药物控制,使术前代谢率趋于正常。

(2)行颈部前后位和侧位的 X 线检查,了解气管和食管的位置,有胸骨后甲状腺肿时,需确定胸骨后甲状腺肿累及的范围,有气管壁软化的患者,可用 X 线检查,观察当气管内有明显的压力差改变时气管腔的变化,能预测甲状腺切除后气管塌陷的可能性。手术中和术后应有气管切开的准备,有助于预防发生窒息。

(3)喉镜检查如发现一侧的声带有麻痹现象,手术时应注意保护另一侧的喉返神经。

(4)测定电解质,尤其是血中钙和磷的含量。

(5)做心功能检查。

(6)单纯性甲状腺肿的病例,术前服用卢戈碘溶液,每天 3 次,每次 10 滴以减轻甲状腺充血。甲状腺功能亢进症的患者有精神紧张、不安和失眠者,需用镇静剂(溴化物、苯巴比妥等)。有心力衰竭、心房颤动,应先做内科治疗,服洋地黄、普萘洛尔等药物。

对确定实施手术的患者,应口服碘剂 10～14 天,待心率降至 100 次/分以下,甲状腺肿有缩小趋势,血管杂音减弱,循环系统及全身情况好转时,再抓紧时机完成手术治疗。否则,反复应用碘剂将增加手术的难度和风险。

(7)甲状腺功能亢进病情严重,可先服用丙硫氧嘧啶等硫脲类药物,待基础代谢率接近正常,再继续服用碘剂 2～3 周后施行手术。

四、麻醉与体位

对肿瘤或腺体体积较小,无气管受压者,可选用颈丛神经阻滞麻醉。甲状腺功能亢进伴有气管严重受压的患者,为保持术中呼吸道通畅和充分给氧,采用气管内插管乙醚麻醉比较安全。

甲状腺腺瘤发展至胸骨后的患者,应采用气管内插管全麻。病史较长,甲状腺腺瘤较大,可能有气管软化症,应有术中或术后气管切开的准备。

做颈部浅表层皮神经麻醉时,可在两侧胸锁乳突肌的前缘中央注入 0.5%～1% 普鲁卡因10～20 mL,最后在切口线处行皮下浸润麻醉稍加按摩,使药液弥散麻醉同侧颈部、枕部皮肤、肌肉、血管及甲状腺。

行颈丛神经阻滞麻醉时,将麻醉药液注射于颈浅丛和颈深丛的神经即产生暂时性的局部麻醉作用。

由于颈前软组织的神经末梢分支经胸锁乳突肌的后缘穿出至皮下,应在胸锁乳突肌筋膜后的颈浅神经丛分布区做扇形浸润。用药剂量,在皮下和筋膜下注射量约 15 mL。深部注射的量不超过 30 mL,两侧阻滞的麻醉溶液总量为 100 mL。常用的麻醉药为 1%～2% 普鲁卡因,0.5%～1% 利多卡因,有时可加用 0.1%～0.15% 丁卡因。

颈深神经麻醉的注射点选在下列 3 处:①乳突下 1 横指,下颌角水平,第 2 颈椎横突处;②第6 颈椎横突水平;③甲状软骨上缘水平,第 3～4 颈椎横突处,介于第 1 和第 2 穿刺点之间的位置。

上述每一穿刺点先使用 7 号针垂直刺入 1～3 cm 直至横突,不能将针刺入两横突之间或在横突之前,以免刺破颈动脉、硬脑膜。用 1% 普鲁卡因,不致发生膈神经或迷走神经麻痹。穿刺时,应防止针尖误入血管或蛛网膜下腔,或刺入食管或气管,回吸无血或脑脊液时方可注入麻醉药液。由于大血管壁均有丰富的交感神经纤维分布,尤其是甲状腺上动脉处手术、刺激会引起明显的疼痛。因此在甲状腺上极邻近及动脉周围进行操作时需加用局麻药液 5～10 mL 做浸润以达到满意的止痛效果。

　　患者取仰卧位,肩下垫枕,头部后仰,两侧放置沙袋固定。手术后做 15°～30° 倾斜,使头部及胸部抬高。下肢亦轻度抬高 5°～10° 以避免下肢充血和人体下滑(图 2-1)。

五、手术步骤

　　(1)在胸骨切迹上 2 个横指,顺皮纹方向做领式横切口,两端达胸锁乳突肌外侧缘(图 2-2)。

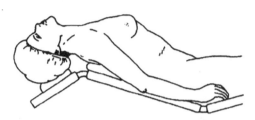

图 2-1　甲状腺大部切除术体位

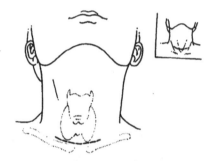

图 2-2　胸骨切迹上 2 横指处做领式横切口

　　(2)切开皮肤、皮下组织、颈阔肌、颈深筋膜浅层,牵起切口上、下缘,在颈阔肌和颈深筋膜的疏松组织平面间分离皮瓣,上至甲状软骨上缘,下至胸骨切迹,充分显露颈深筋膜外层(图 2-3)。

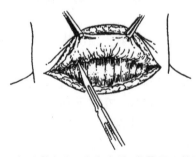

图 2-3　切开软组织,分离皮瓣,显露颈深筋膜外层

　　(3)沿胸锁乳突肌前缘切开筋膜,分离两侧胸锁乳突肌与深面的舌骨下肌的疏松间隙(图 2-4)。

　　(4)经胸锁乳突肌和胸骨甲状肌外界之间的分离层向上、下扩大分离范围至侧叶上下极平面(图 2-5)。

　　(5)缝扎颈前静脉上下端各 1 针(图 2-6)。

　　(6)提起正中线两侧的筋膜,切开颈白线,直达甲状腺包膜,沿正中线剪开,上至甲状软骨,下达胸骨切迹(图 2-7)。

　　(7)可用手指或血管钳分离舌骨下肌群与甲状腺包膜浅面的间隙至胸锁乳突肌前缘,勿损伤甲状腺包膜下静脉丛(图2-8)。

(8)在胸骨舌骨肌、胸骨甲状肌中上1/3处置2把有齿血管钳后再切断该肌(图2-9)。

(9)将肌肉向上、下牵开,显露出甲状腺侧叶(图2-10)。

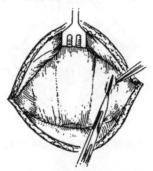

图2-4 切开筋膜,分离胸锁乳突肌与舌骨下肌的疏松间隙

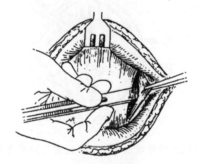

图2-5 扩大分离范围至侧叶上下极平面

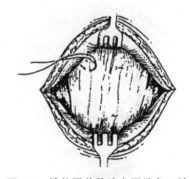

图2-6 缝扎颈前静脉上下端各1针

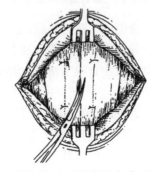

图2-7 切开颈白线,直达甲状腺包膜,沿正中线剪开

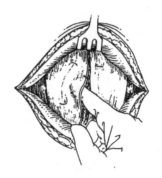

图 2-8　分离舌骨下肌群与甲状腺包膜浅面的间隙

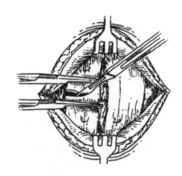

图 2-9　在胸骨舌骨肌、胸骨甲状肌中上 1/3 处置 2 把有齿血管钳后再切断该肌

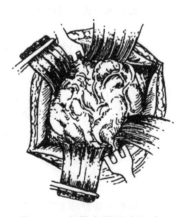

图 2-10　显露出甲状腺侧叶

　　(10)甲状腺中静脉经腺体之外侧缘汇流入颈内静脉,它和所有引流甲状腺的静脉相同,其壁甚薄,容易撕破,在侧叶外缘用剥离子分离甲状腺中静脉比较安全,而用手指盲目地分离甲状腺侧叶容易使中静脉壁撕裂。甲状腺中静脉在直视下结扎、切断。将腺叶向内侧提起,整个腺叶即可游离(图 2-11)。

　　(11)沿外侧缘向上游离甲状腺上极,清楚地分离出上极的动、静脉。术者以左手示指抵住甲状软骨的后角,用弯血管钳紧贴甲状腺实质经内侧绕过血管,以避免累及喉上神经外支。血管钳的尖端顶住左手示指渐渐分离后,向外穿出,经血管钳穿通处引出 2 根较粗的游离不吸收线。在甲状腺上动、静脉上下各结扎 1 道(图 2-12)。

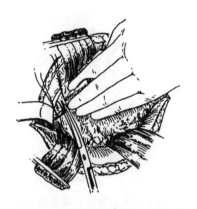

图 2-11　结扎、切断甲状腺中静脉,游离整个腺叶

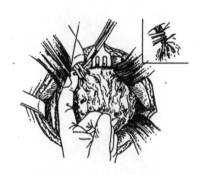

图 2-12　分离甲状腺上极的动、静脉,并在其上、下方各结扎 1 道

(12)在血管近端再置 1 把止血钳,在血管钳与远端结扎线之间切断上极血管。必须在结扎牢固后再撤去血管钳。上极血管离断处应尽量靠近甲状腺,可避免损伤喉上神经外支。遇上极血管难以分离,切断包膜层间的上极血管分支,小心游离上极,也可避免损伤神经(图 2-13)。

(13)将甲状腺上极向内上牵开,显露甲状腺下极和甲状腺下静脉。甲状腺下静脉常分 3 支或 4 支汇入无名静脉,这些静脉均应分别结扎。大块结扎有滑脱的危险。当下极位置较深,在分离甲状腺时应避免损伤无名静脉,将甲状腺进一步牵向内上方,在甲状腺中部偏下处做钝性分离即可显露甲状腺下动脉。该动脉在颈动脉鞘下横过于甲状腺后面中点,并在喉返神经前方进入甲状腺。喉返神经的位置常有变异。左侧喉返神经的位置较右侧为恒定,且较靠近气管。显露喉返神经,这种操作本身就可引起暂时性的麻痹,所以要借扪摸或辨认其相应的解剖关系察明其行程。如腺体巨大,粘连较多,可在甲状腺的背面结扎甲状腺下动脉主干,显露喉返神经避免误伤,也可在近包膜处切断进入腺体的下动脉小分支,而不解剖甲状腺下动脉和显露喉返神经(图 2-14)。

(14)将甲状腺侧叶向外后方牵开,显露峡部。用血管钳做钝性解剖分离峡部和气管前间隙,在峡部上缘穿出(图 2-15)。

(15)在甲状腺峡部后方,气管前方置 2 把血管钳,在其间将峡部切断。有锥体叶时,应于分离后切除。切除峡部时,应注意气管软化,勿损伤气管(图 2-16)。

(16)将甲状腺侧叶牵向内侧,显露甲状腺后面。在近环甲关节处保留腺体侧叶后面下 2/3 的甲状腺后包膜和腺体,仅留一小片遮盖喉返神经及甲状旁腺的组织(图 2-17)。

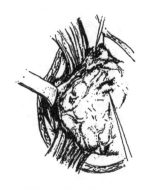

图 2-13　在血管钳与远端结扎线之间切断上极血管

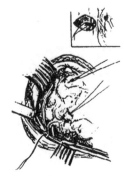

图 2-14　将甲状腺上极向内上牵开,显露甲状腺下极和甲状腺下静脉

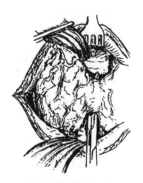

图 2-15　钝性解剖分离峡部和气管前间隙,在峡部上缘穿出

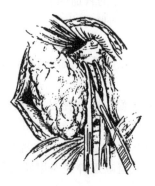

图 2-16　在甲状腺峡部后方,气管前方置 2 把血管钳,在其间将峡部切断

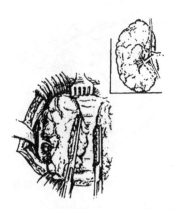

图 2-17 将甲状腺侧叶牵向内侧,显露甲状腺后面

(17)在预定切线上钳夹一排蚊式血管钳,在血管钳远端切断腺组织,切除一侧腺叶时最好向气管方面倾斜,留下楔形创面,便于缝合。必要时可将其外侧缘缝于遮盖气管的筋膜上(图 2-18)。

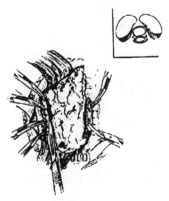

图 2-18 钳夹一排蚊式血管钳,在血管钳远端切断腺组织

(18)残留的甲状腺切面上的出血点均应结扎,将腺体的边缘彼此缝合更可减少渗血(图 2-19)。

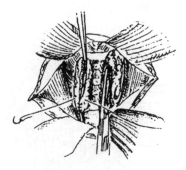

图 2-19 结扎甲状腺切面上的出血点,腺体的边缘彼此缝合

(19)施行两侧甲状腺次全切除术时,切除一侧叶后,按相似的方法做另一侧叶切除术(图 2-20)。

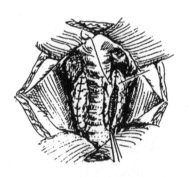

图 2-20　两侧甲状腺次全切除

（20）甲状腺切除后，以等渗盐水冲洗切口。反复检查甲状腺主要血管断端的结扎线是否牢固，有无明显渗血，气管前有无受压情况。然后常规放置负压吸引管引流残腔。由颈前肌的外侧引出，将颈下的枕垫去除使颈部肌肉减张（图 2-21）。

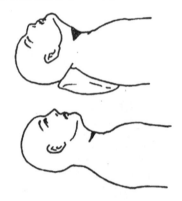

图 2-21　甲状腺切除后检查

（21）以 1 号线间断缝合舌骨下肌（图 2-22）。

（22）以"0"号线缝合颈前肌间的浅处（图 2-23）。

（23）"0"号不吸收线缝合颈白线（图 2-24A），2-0 号不吸收线缝合颈阔肌层和皮下及皮肤切口，针距不宜过密，一般为 0.5～1 cm（图 2-24B）。

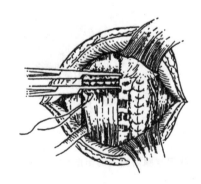

图 2-22　间断缝合舌骨下肌

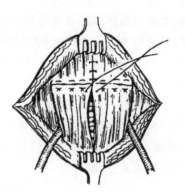

图 2-23　缝合颈前肌间的浅处

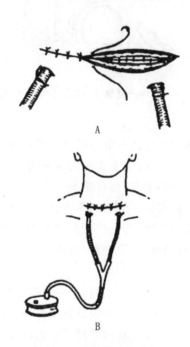

A

B

图 2-24　缝合并放置引流

A."0"号不吸收线缝合颈白线；B.2-0 号不吸收线缝合颈阔肌层和皮下及皮肤切口

六、术中注意要点

(一)术中出血

常因术中解剖层次不清,血管结扎不准确,分离甲状腺上极时,撕裂上、下动脉,引起严重出血;动脉的近端常即退缩,不易用血管钳夹住止血。在甲状腺上动脉出血时,应先垫小块纱布,用手指压迫出血处,再分离上极进行有效的止血。甲状腺下动脉的撕裂,因大量出血使局部解剖结构难以辨认,盲目钳夹易损伤喉返神经。术中应谨慎操作,细心止血,防止伤及此动脉。发生下极血管出血时需延长切口,用吸引器吸除积血,显露主要结构,结扎甲状颈干。

甲状腺下静脉干损伤引起术中严重的出血,且可发生空气栓塞。应细心地解剖,发现较粗静脉时,应在其近端双重结扎,以避免这种危险。

功能亢进的甲状腺体的血管丰富,组织比较脆弱,外、内层被膜间常有粘连,在游离和切除过程中,渗血往往较多。充分的术前准备口服碘剂能显著地减少创面渗血。手术中应该做到:①分清层次,操作轻巧,甲状腺上动脉、静脉应分别双重结扎或结扎加缝扎以防滑脱。②残余甲状腺断面的活动性出血应缝合结扎,创面和被膜要缝合严密。不留积血的残腔(图 2-25)。③手术结束时,要再一次检查线结及手术野。局麻患者可做咳嗽动作,全麻患者可通过气管插管导管刺激气管黏膜,诱发咳嗽反射或在清洗手术野时,以纱布轻拭创面,均可发现手术区有无出血,以便及时止血。④引流管易扭曲,缝合切口时,注意保持引流道通畅,以防创腔积血。⑤凡是甲状腺切除的患者,均应警惕有并发出血、呼吸道梗阻和窒息。术后应常规准备无菌器械和气管切开包,置于床边,以备急需时拆除缝线清除积血和止血。

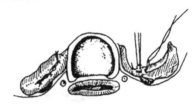

图 2-25 术中严密结扎、缝合不留积血和残腔

(二)喉返神经损伤

多发在甲状腺左右两叶腺体背面。这一喉返神经自甲状腺下动脉分支交叉处到环状软骨下缘平面入喉处。喉返神经分前支和后支,前支支配声带的内收肌,后支支配声带的外展肌。分支处的高低常有变异。损伤喉返神经的全支,使声带处于内收与外展之间。前支的损伤引起内收肌的瘫痪,使声带外展,后支的损伤引起外展肌的瘫痪,使声带内收。一侧喉返神经的损伤,可在呼吸或发音时无明显的临床症状(后支损伤),但大都引起声音嘶哑(全支或前支损伤)。两侧喉返神经的损伤,可造成严重的呼吸困难,甚至窒息(两侧后支损伤),两侧全支或前支损伤大都使患者失音。

喉返神经麻痹往往是手术中被切断、挤压、挫伤、强力牵拉所致,前两种情况引起永久性神经麻痹。手术过程中应特别注意:分离腺体上、下极时均不要深及腺体背面的内侧。处理甲状腺下动脉时避免强力向内侧牵拉甲状腺。在甲状腺残面处止血时避免止血钳深入腺质内或缝扎过深(图 2-26)。

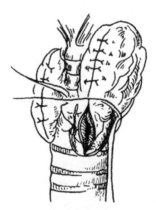

图 2-26 术中避免伤及喉返神经

一侧喉返神经所引起的声音嘶哑(声带外展)渐可由健侧声带的代偿功能(过度向患侧内收)

而有所补救。两侧后支损伤所引起的严重呼吸困难(两侧声带内收),多须施行气管切开术。

清醒的患者在手术中解剖腺叶背面的内侧时可反复检听患者的发音,有助于避免钳夹或结扎切断喉返神经。

(三)空气栓塞

分离甲状腺时,不慎损伤颈前静脉、甲状腺中静脉干和下静脉干,均可引起空气栓塞。如果听到有吸吮声,或患者出现恐惧、胸痛、呼吸急促等症状,应即用手指或湿纱布压住静脉,同时用等渗盐水充满切口,并速将患者的躯干上部降低,再酌情封闭损伤的静脉。有大量空气吸入时,可试行右心穿刺,吸出空气,尽可能抢救患者的生命。

(四)呼吸道阻塞

病程长的甲状腺肿压迫,引起的气管移位或狭窄和软化的气管壁内陷可导致呼吸道阻塞。甲状腺切除后,软化的气管壁裸露发生内陷,术前已感困难的患者,或经 X 线检查证明气管严重受压,有软化现象者,最好在气管内麻醉下进行手术。腺体切除后将软化的气管壁用线固定在两侧胸锁乳突肌上。在缝合切口前,拔除气管导管后,如果发现呼吸道不通畅,则需行气管切开术。

(五)喉上神经损伤

喉上神经的外支(运动支)靠近甲状腺上动脉,在上极较远处分离甲状腺上动脉和其伴行的静脉时,将血管与周围组织和喉上神经的外支一并结扎,致环甲肌瘫痪而致声带松弛、声调降低。在甲状软骨上缘向上分离甲状腺上极血管并做大块结扎时,可损及喉上神经的内支(感觉支),致喉黏膜丧失感觉而失去喉部的反射性咳嗽功能引起咳呛。

七、术后处理

(1)全麻患者清醒后即可改为半卧位。

(2)术后 24 小时内严密观察有无创口出血和呼吸困难等症状。床边常规放置气管切开包、吸引器、给氧装置。

术后创口内出血,敷料或引流管中的血量较多,呈鲜红色,疑为创口内小动脉出血,应及时去除敷料并拆除部分皮肤缝线,在无菌条件下排出积血并结扎明显的出血点。

(3)因气管软化塌陷或喉返神经损伤导致声带麻痹发生窒息者应行紧急气管切开术。术前应用普萘洛尔准备,易产生气管痉挛。

(4)甲状腺功能亢进者,术后应继续服用复方碘溶液,每天 3 次,每次 10 滴,可服 5～7 天,以防发生甲状腺危象。在术后 12～36 小时内患者出现高热,心动过速,大汗,谵妄甚至昏迷等甲状腺危象时,可应用镇静剂(如哌替啶、巴比妥及冬眠药物),及时给氧并采取降温措施(如冰帽、冰袋、乙醇擦身)及增加复方碘溶液口服量,每天 4～6 次,每次 15 滴,或加入葡萄糖液 500 mL,静脉滴注。应用激素,氢化可的松 200～400 mg 或地塞米松 10～20 mg 加入葡萄糖溶液中静脉滴注,1～2 次/天。亦可应用利血平、普萘洛尔等抗交感神经药物。

(5)手术后有甲状旁腺功能减退手足搐搦症,可口服葡萄糖酸钙、维生素 D、双氢速变固醇或静脉给予氯化钙,剂量以血清钙水平趋于正常为准。

(6)术后 24～48 小时拔除引流条。术后 4～5 天拆除缝线。

八、主要并发症

(1)术后再出血:术后因血管结扎线滑脱或甲状腺血运丰富,组织脆弱,术后剧烈咳嗽、咽下动作诱发腺体切断面渗血,或结扎线与血凝块脱落可致术后出血。一般在术后 24～48 小时发生,主要表现为局部迅速肿大,紧张,呼吸困难,甚至发生窒息。

甲状腺切除术后如在颈深筋膜深面空间留有很小的残腔,少量(<100 mL)出血,即可压迫气管造成严重呼吸困难,甚至窒息死亡。因此在抢救时首先应解除气管压迫,恢复呼吸道通畅,其次是止血措施。

甲状腺切除术后出血,起初为单纯出血,尚无明显的气管受压或呼吸困难表现,此时应根据引流的变化采取急救措施。一般甲状腺大部切除术后引流的血液来自毛细血管渗血,术后 2 小时的引流血量不应超过 30 mL,以后每经过 2 小时引流血量依次减半,术后 12～24 小时仅有少量血清渗出时,即可拔除引流条,若术后 4～6 小时,引流血量多于 100 mL 或术后短期内,突然急剧增多,并有颈部肿胀,则应立即在床边拆除各层缝线,查明出血原因,并酌情敞开包腺,清创止血,更换引流条,重新缝合切口,继续严密观察。

出血量大,颈部肿胀加重,气管逐渐受压,出现典型的"三凹征",因窒息而危及生命时的急救处理,为解除压迫,给氧,以缓解缺氧状态,呼吸稳定后清创止血。必要时行气管插管或气管切开术。

(2)气管内痰液阻塞,喉头水肿,气管软化或萎陷,喉、气管痉挛,病情危重者,吸痰效果不佳时,应施行紧急床边气管切开术。因甲状腺已大部切除,气管即在视野中,手术操作不困难。切开 1～2 个气管软骨环,用止血钳撑开切口,痰液自然喷出,可很快解除呼吸困难。

彻底清除呼吸道分泌物,气管套管要定时滴入抗生素或雾化吸入,以防感染,若合并脑缺氧,应按常规治疗,留置的气管切开导管在病情稳定后 1～2 周拔除。

(3)甲状腺危象:在甲状腺功能亢进症患者,大多于术后 12～36 小时发生甲状腺危象。临床症状为高热、脉搏快速而弱、不安、谵妄以至昏迷,常伴有呕吐、水泻。如不积极治疗,可导致迅速死亡。

首先给予镇静剂。静脉连续滴注大量 10% 葡萄糖液,氧气吸入。以减轻组织的缺氧情况。可用冰帽、冰袋、乙醇擦浴退热。口服大量复方碘溶液,首次量 60 滴,以后每 4～6 小时 30～40 滴。紧急时,可将碘溶液(静脉滴注用)2 mL,加入 10% 葡萄糖溶液 500 mL 中静脉滴注,在没有静脉滴注用的碘溶液时,亦可用碘化钠 1 g 做静脉滴注。给予大剂量肾上腺皮质激素(氢化可的松或地塞米松),疗效良好,肌内注射利血平每天 2～4 mg(分次)亦有疗效。

(4)术后手足搐搦:多因甲状腺大部切除术时甲状旁腺误被切除或受挫伤,或甲状旁腺的血液供给受累所致术后手足搐搦。严重持久的手足搐搦症的发生率在 1% 以下。

临床症状多在术后 2～3 天出现。轻者有面部或手足的强直感或麻木感,常伴有心前区重压感。重者发生面肌及手足搐搦。严重病例还伴有喉和膈肌痉挛,甚至窒息致死。在搐搦间歇期间,周围神经和肌肉的刺激感应性增高,血中钙含量多降低至 1.996 mmol/L 以下,在严重病例至 1.497 mmol/L,血中磷含量则升高至 1.937 mmol/L 或更多。同时,尿中钙和磷的排出量都减少。

搐搦发作时,可静脉注射 10% 葡萄糖酸钙溶液。甲状旁腺组织移植和甲状旁腺素无明确的疗效。双氢速变固醇对手足搐搦有治疗作用。

轻度的甲状旁腺损伤,手术后发生轻微的手足搐搦易于恢复,残留的正常甲状旁腺可逐渐肥大,起代偿作用。

手术中为防止甲状旁腺被切除,应注意:①切除甲状腺腺体时,应保留腺体背面部分的完整性。②结扎甲状腺下动脉的主干,使其供给甲状旁腺的血液的分支与喉部、气管、咽部、食管的动脉分支保持良好的侧支循环。③切除的甲状腺体应随即做详细检查。如发现有甲状旁腺在内,应即将腺体取出移植至肌层中。

(5)切口感染:手术后3～4天,患者体温升高,切口周围红肿、压痛,是切口感染的征象。广泛、深的感染蔓延至咽喉可引起呼吸困难,甚至延伸到纵隔。按感染的范围和深浅,早期拆开切口的各层,并置入橡皮片做引流,同时应用大量抗生素,控制感染。

切口处有窦道形成,大多由于深处存留的线结,合并有轻度感染所致,或残留腺体的部分组织发生坏死。如窦道较深,需切开以彻底清除线结和不健康的肉芽组织。

严格地执行无菌操作,尽量应用较细的不吸收线,是防止切口感染和窦道形成的有效措施。

(6)甲状腺功能减退:因甲状腺组织切除过多或残留腺体的血液供应不足可导致甲状腺功能减退。临床症状为黏液水肿,毛发疏落。患者常感疲乏,性情淡漠,智力较迟钝,性欲减退。基础代谢率降低,需给予甲状腺素做替代治疗。

预防甲状腺功能减退的主要措施:①切除甲状腺腺体时,须保留腺体背面5 mm厚的腺体组织,使残留部分约大如拇指末节。②结扎甲状腺动脉时应保证残留腺体术后有相应的血液供给。单纯性甲状腺肿因其腺组织的功能低下,在施行手术切除时,更应重视上述原因。

(7)术后复发:甲状腺大部切除后,甲状腺肿的复发率在4%～6%。复发多见于手术后6～10年,且常为40岁以下的患者。造成复发的常见原因是腺叶切除不足、腺体残留过多,未切除甲状腺峡和锥体叶,甲状腺下动脉未结扎等。因此,应正确掌握甲状腺切除的范围。对甲亢症状明显的患者,结扎两侧的甲状腺上、下动脉是预防术后复发的有效措施。对40岁以下的患者、妊娠或闭经期的妇女,术后服用碘剂能起一定的预防作用。

复发甲状腺肿的再次手术易损伤喉返神经和甲状旁腺,除有严重的压迫症状如呼吸困难和头颈部静脉回流障碍者才考虑手术治疗外,一般以服用抗甲状腺药物、放射性碘治疗为宜。

(8)术后恶性眼球突出:原发性甲状腺功能亢进症的患者,手术切除大部腺体后,甲状腺素的分泌减少,促使垂体前叶促甲状腺激素的分泌逐渐增多,因而引起眼球后脂肪和纤维组织的充血、水肿、增生,以致眼球突出加剧。由于视神经受到牵拉,逐渐发生视神经萎缩,又由于眼睑不能正常地闭合,使角膜受损,发生溃疡,进而造成失明。

可先试予碘剂或甲状腺制剂治疗,应用促肾上腺皮质激素,口服泼尼松,在眼球后注射透明质酸酶等。戴眼罩以避免角膜的过度暴露,应用醋酸可的松滴眼、抗生素眼膏。对严重突眼的患者可施行双侧眼眶减压术。

(陆继广)

第二节　甲状腺癌根治性切除术

甲状腺癌(常为乳头状癌)在何种情况下需要做根治性切除术仍没有明确的结论。主要的原因是这类癌肿的组织学改变和转移特点,以及临床表现和致死性与其他癌肿有其特殊性。甲状腺乳头状癌生长速度慢,有内分泌依赖性。大多数甲状腺癌,颈外侧淋巴结不是主要的转移区域。按传统的癌肿手术原则,盲目地扩大切除重要的组织并不能提高治愈率。

较早期的甲状腺癌手术不应以患者残毁作为代价。事实证明,给予甲状腺素抑制垂体分泌刺激甲状腺的激素可使乳头状癌的病灶缩小或消失。因此,扩大切除组织范围以求根治应慎重。

一、适应证

(1)甲状腺癌腺体内多发性病灶的发病率高。大多数患者临床上虽未发现淋巴结转移而切除的组织中,却常有隐匿的淋巴结转移。因此,证实为甲状腺乳头状癌时,可做包膜外甲状腺全切除,再切除两侧颈内静脉间内侧至甲状腺包膜间的蜂窝组织及淋巴脂肪组织。目的是清除在癌肿近处可见或隐匿的淋巴结。

(2)有颈淋巴结肿大的患者,手术中淋巴结活检证实有转移者,多采取积极的清除术。

(3)已有远处转移,但局部还可以全部切除的腺癌,应将患叶的腺体全部切除,清除患侧的颈部淋巴结并同时切除对侧叶的全部腺体,以防止因原发癌的发展而引起气管压迫症状。腺癌有远处转移者需同时切除整个甲状腺后,采用放射性碘治疗,远处的转移才能摄取放射性[131]I,控制病变的发展。

二、禁忌证

(1)甲状腺滤泡状腺癌,发生颈部淋巴结转移,预示已有远处转移,颈淋巴结清除往往不能提高手术治疗效果。

(2)晚期甲状腺癌侵及甲状腺内层包膜,向外侵入邻近的气管、血管、神经者不宜施行手术治疗。应做放射性碘治疗,给予甲状腺制剂,有严重呼吸困难的患者,做气管切开术。

三、术前准备

全面体格检查,应包括心、肺、肝、肾等主要器官功能检查。术前声带检查对于一切甲状腺手术均有意义。甲状腺癌术后声带麻痹的发生率较高。胸部 X 线检查注意有无远处转移。酌情备血。术前未确诊者应做好术中冷冻病理检查的准备。

四、麻醉与体位

多采用高位硬脊膜外麻醉。甲状腺肿瘤大,在气管受压移位者,宜做气管内插管静脉复合全身麻醉。

患者的体位采用仰卧位,肩部垫高,头偏向健侧,头颈部用布枕固定稳妥。

五、手术步骤

(1)甲状腺癌手术切口要求广泛显露颈部重要组织和器官,并能整块地切除病变组织。纵向切口可沿胸锁乳突肌,横向切口应能显露颔下区乳突、锁骨上区和气管前区(图 2-27)。

(2)经切口后下方开始,切断胸锁乳突肌肩胛舌骨肌及气管前、颈前肌群,在锁骨上水平切断颈内静脉。沿甲状腺外缘向上分离,在直视下钳夹、切断甲状腺中静脉和甲状腺下极血管。喉返神经受肿瘤浸润难以解剖时,做钝性分离尽量保留神经表面的薄层组织(图 2-28)。

(3)游离甲状腺下极显露并保护喉返神经。完全游离下极后,将组织块翻向对侧,在气管壁表面做锐性解剖,将腺体游离至对侧叶包括峡部甲状腺的整块切除(图 2-29)。

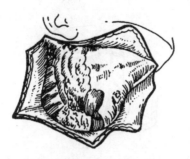

图 2-27　显露颌下区乳突、锁骨上区和气管前区

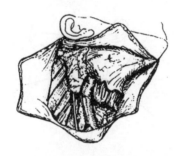

图 2-28　钝性分离受侵神经表面的薄层组织

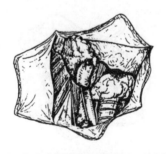

图 2-29　将病变侧甲状腺及甲状腺峡部切除

（4）在甲状软骨和舌骨水平切断胸骨舌骨肌和胸骨甲状肌（图 2-30）。

（5）检查切口内有无出血，冲洗后置负压引流管，逐层缝合（图 2-31）。

（6）分化较好的甲状腺癌侵犯气管外膜时可试将粘连处剥离后切除，在气管鞘内分离保留膜部的血运，电灼气管浅层创面。如癌肿侵犯气管全层，往往不超过气管周围的侧壁，可酌情做全气管壁或部分气管壁切除术（图 2-32）。

（7）切除甲状腺误伤气管后应防止血液流入呼吸道引起阻塞，如损伤的部位在第 3 软骨或第 4 软骨环处，则可在此处置入气管切开套管。在其他位置，气管损伤的范围在 1 cm 左右，可缝合气管环上的软组织。为保证安全，经修补后仍需做正规气管切开术（图 2-33）。

（8）上端气管受损时可用甲状软骨直接与气管缝合，再复以周围的软组织。对较大的气管缺损在锁骨上切取一片骨膜与胸锁乳突肌腱的附着处，做成胸锁乳突肌骨膜板，然后转移到缺损处修复缺损。也有应用甲状软骨板移植补入气管缺损者。软骨板有一定坚韧性，切取方便，可根据缺损大小，将气管修复后可无凹陷，同时因保留了甲状软骨板基底的软组织，使少量的血液循环仍能进入被游离的甲状软骨板，然后将其转移向下填补气管缺损，用间断缝合法固定。

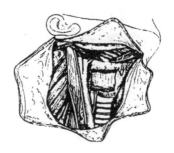

图 2-30　切断胸骨舌骨肌和胸骨甲状肌

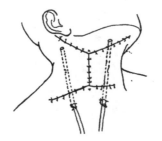

图 2-31　缝合刀口并放置引流

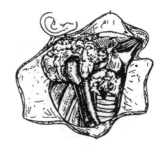

图 2-32　全气管壁或部分气管壁切除

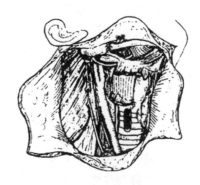

图 2-33　气管切开

　　自体颈部皮瓣做气管修复即做颈部 I 形切口,然后将两端皮瓣转移植入气管缺损部位。根据气管缺损情况,在适当位置处戳孔,做局部气管造口,待日后自行愈合或再做修复手术将其封闭(图 2-34)。

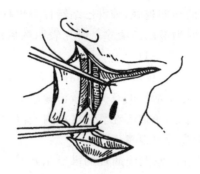

图 2-34　局部气管造口

六、术中注意要点

(1)癌肿与食管粘连,手术中可能将部分食管误与癌肿一并切除。若在术前留置胃管,有利于预防这种损伤。为达到清除癌组织的目的,有的医师在发现癌肿侵犯纵行肌时,将受累及的软组织切除,如侵犯黏膜则酌情施行食管局部切除吻合术。

(2)癌肿侵犯一侧颈内静脉,可行颈内静脉结扎切除。若侵犯两侧颈内静脉,又同时做双侧结扎,少数患者可引起颅内高压乃至急性死亡。确实需做两侧同时结扎时,应做一侧静脉移植。如侵犯动脉,应尽量将肿瘤从血管壁剥离做动脉切除,阻断时间应在 15 分钟左右。需要延长阻断时间时,应先行血管内外转流,再做血管移植术。

(3)应尽量保留喉返神经。神经完全被肿瘤包裹,需切断神经时,切断神经后争取施行喉返神经端端缝合。

(4)应逐个确认甲状腺癌侵犯甲状旁腺。肉眼鉴别甲状旁腺与淋巴结比较困难。故在术中应取 1/3 的腺组织快速检查,证实为甲状旁腺者,可将剩余部分切成碎片,埋在胸锁乳突肌或股四头肌肌肉的筋膜下。

七、主要并发症

主要有术后出血、喉上神经、喉返神经损伤、喉头水肿等。处理原则和预防见甲状腺大部切除术及根治性颈淋巴结切除术。

(陆继广)

第三节　乳腺癌根治术

一、概述

乳腺癌根治术的主要目的是切除原发性肿瘤,广泛切除受累皮肤及该区域内的淋巴结,要尽可能减轻手术在外形及功能方面的影响。

乳腺癌的特点是多中心性。临床发现的肿瘤只是癌肿最突出的部分。乳腺癌的病灶越大,多中心性发生率越高。乳腺癌的病期越晚,腋淋巴结转移率也越高。

传统的乳腺癌根治术是同时做淋巴结清除。研究表明区域淋巴结有免疫功能,所以是否需要做腋淋巴结清除术,各家意见尚不一致。

有些学者认为腋淋巴结有无转移仅对临床分期有意义。确定腋淋巴结有无转移仅为是否做辅助治疗提供依据。因此,腋淋巴结活检的意义似较清除癌灶更为实际。

另有作者重视腋淋巴结的清除,争取不在乳腺区域内残留肿瘤,提高早期癌症的治愈率并降低乳腺癌手术后胸、腋部区域内癌的复发率。

临床研究表明<1 cm的乳腺内原发癌病灶的淋巴结转移率远低于更大的癌肿淋巴结转移率,腋淋巴结转移的比例越高,预后越差,同时淋巴结有无转移比原发癌的大小,对预测治疗的效果意义更大。

乳腺癌是全身性疾病,手术治疗仅是综合治疗的一个重要方面。放射和化学药物治疗、女性激素治疗和神经内分泌调节均是不可忽视的治疗手段。

(一)适应证

(1)Ⅰ、Ⅱ期(按 TNM 国际分期)乳腺癌,没有心、肺、肝脏、骨骼及脑等远处转移征者。

(2)全身情况尚好,年龄较轻,无严重的心、肺功能异常者。

(二)禁忌证

(1)有恶病质,乳房皮肤有广泛橘皮样变和多处卫星结节,癌肿与皮肤粘连,伴有癌性溃疡者。

(2)乳腺癌与胸壁粘连固定,胸骨旁和锁骨上淋巴结有转移者。

(3)癌细胞腋部转移,淋巴结粘连集合成块,侵犯腋静脉导致回流障碍,患侧上肢水肿等。

(三)术前准备

根治术前尽可能明确肿瘤的性质。目前可采取细针穿刺做细胞学检查。有经验的医师从较大的病灶中吸取组织,诊断准确性可高达90%以上。但对较小的病变,如细胞学检查不能判断其性质,则应在手术时先切开可疑组织行快速切片检查或将较小的肿块完全切除立即做病理学检查。切取的部位应在根治术的切除范围之内。

确定为癌肿施行根治手术时,活检所用的器械不应重复在根治术中使用,应重新消毒手术野并更换手术衣和手套。

术前还应对局部病变的范围和在肺、骨骼或内脏中是否有远处转移有正确的估计。如果原发灶较大,区域淋巴结有转移,在上述部位潜藏着癌细胞,手术后短期将会有明显的临床表现。因此,对每一例乳腺癌患者均应做十分细致的全面检查,盲目扩大手术适应证不能提高治疗质量,相反,严重的手术创伤可能损害机体的免疫机制而对患者产生不利影响。

(四)麻醉与体位

全身麻醉或有选择地酌情采用高位硬脊膜外麻醉。心、肺功能异常,全身情况差的老年患者可做胸部肋间神经阻滞。

患者取仰卧位,患侧上肢外展90°、肩、胸侧部置薄布垫垫起,使腋后线部位显露(图 2-35)。

全面消毒胸部皮肤,患侧达腋后线,对侧达腋前线包括上臂和腋窝部,上界从颈根部平面开始下界达脐平面。手术野需显露锁骨、肩峰、胸骨缘、肋骨缘、侧胸部腋中线部。

(五)手术步骤

(1)切口曾有多种设计,如图所示(图 2-36)。

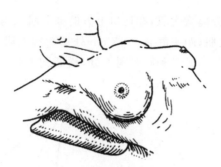

图 2-35　乳腺癌根治切除术麻醉体位

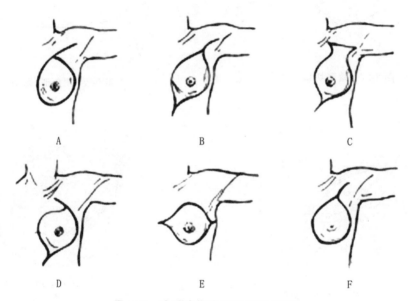

图 2-36　乳腺癌根治切除术切口设计

A.Halsted；B.Meyer；C.Greenough；D.Kocher；E.Stewart；F.Warren

目前多采用梭形切口。根据肿瘤位置，乳房形态大小决定切口的方位。先距肿瘤边缘 5 cm 处做标记，再以肿瘤为中心做纵向的梭形切口。切缘应尽可能远离肿瘤以避免有肿瘤浸润。纵向梭形切口的轴线可指向脐部，根据同样的原则也可做横向的梭形切口（图 2-37）。由于乳房形状和肿块部位不同，切口两边皮瓣不等，尤其是肥胖和皮肤松弛者，缝合后常在切口外侧形成"狗耳"状畸形。

Nowacki MP 介绍"鱼形"切口，在梭形横切口外侧加两个三角形切口，使切口两边等长，切去多余的松弛皮肤。同时还能充分显露腋窝，切口缝合后，呈 T 形或 Y 形。

切口不宜切至腋窝中部和上臂，以免瘢痕限制上肢的活动。皮肤的切缘应距肿瘤不少于 5 cm，并根据腋窝显露及胸部创口对合，可调整切缘的弧度或做附加切口以便延伸，如切口的上缘长于下缘则 ab＞ac,bf＝cf；ad＝bd,ae＝ce（图 2-38）。

（2）切开皮肤后以锐利的刀片或电刀、激光刀分离皮瓣，在皮肤及浅筋膜浅层做锐性解剖，从锁骨平面，向下至腹直肌上方，皮瓣的内、外侧界分别为近胸骨正中线和背阔肌前缘，保留供应皮瓣的毛细血管层（图 2-39）。

（3）在胸锁关节处，钝性分离胸大肌，在切口上方的胸大肌三角肌沟显露头静脉（图2-40）。

（4）沿锁骨下方显露胸大肌，距头静脉2～3 cm处切断胸大肌，然后钝性分离胸大肌至肱骨大结节。近肌腱处离断后沿其与锁骨和胸骨附着处，横断胸大肌。切断并结扎胸肩峰血管和胸内侧神经，将胸大肌自胸骨缘附着处切断（图2-41）。

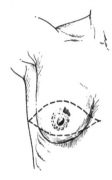

图2-37　梭形切口

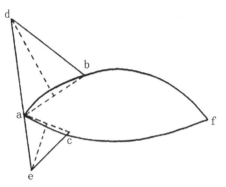

图2-38　"鱼形"切口

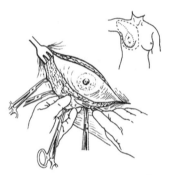

图2-39　分离皮肤及浅筋膜

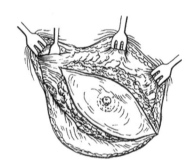

图2-40　钝性分离胸大肌

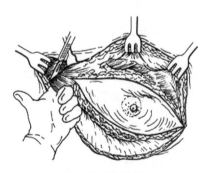

图2-41　自胸骨缘附着处切断胸大肌

（5）分离胸小肌，切断并结扎其内缘的肌营养血管。将胸小肌肌腱在喙突附着处离断，显露腋窝。在锁骨下缘喙肱肌浅面分离胸锁筋膜。显露胸肩峰、腋动脉、腋静脉和臂丛（图2-42）。

（6）在重要血管、神经周围清除腋窝的淋巴脂肪组织，剪开腋血管鞘，切断胸外侧及肩胛下血管和供应前锯肌的血管，将腋窝、锁骨下的淋巴和脂肪组织与胸壁分离。切下的组织包括胸大肌、胸小肌、腋窝的脂肪组织、淋巴和乳腺、癌肿组织及乳腺部的皮肤（图2-43）。

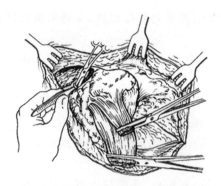

图 2-42　显露胸肩峰、腋动脉、腋静脉和臂丛

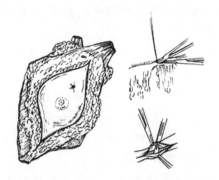

图 2-43　分离淋巴及脂肪组织,切断血供

(7)将乳腺、胸大肌、胸小肌和腋窝的淋巴组织完整切除,保留胸长神经和胸背神经(图 2-44)。

(8)检查创口内无活动性出血、清洗脱落的脂肪组织和残余血块。缝合切口时应使皮瓣在无张力的情况下对合,自创口最低处置入负压吸引管,注意消灭残腔。检查上肢位置复原后引流管顶端应不会伤及腋血管,从切口旁戳孔将引流管引出,固定在皮肤上。间断缝合切口时,如中部切口张力过大难以对合,可扩大皮瓣的游离面,有利于减张。否则宜行植皮术以达到创口Ⅰ期愈合(图 2-45)。

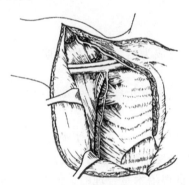

图 2-44　清除淋巴组织,保留胸长神经和胸背神经

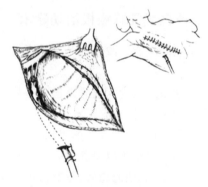

图 2-45　缝合切口,放置引流

为减少术后创面大量血浆渗出,可在创面清洗、止血后,喷洒薄层纤维蛋白胶,再缝合切口,术后创面血浆渗出量可明显减少。

(六)术中注意要点

(1)广泛切除乳腺表面的皮肤,缝合切口避免创缘张力过大。当难以对合,留有胸壁上的裸露区时应游离植皮。

(2)应切除胸大肌、胸小肌,清除腋窝淋巴结和脂肪组织。与淋巴结粘连的肩胛下血管和胸背神经亦可切除。

(七)术后处理

(1)根治术后应用有弹性的胸带适当加压包扎,在腋腔处加压应避免患侧肢体的血液循环障碍。不宜过度地使上臂内收。

(2)注意患者的呼吸情况。

（3）负压引流管应固定稳妥,使其无扭结并及时排除引流管内的凝血块,保持引流通畅使皮下无残腔。

（4）术后 2～3 天可去掉加压包扎的胸带。如引流管内仅有少量血清样渗液,可在手术后第 3 天拔除引流管。

（5）术后第 5～6 天可多做前臂活动,包括手、腕及肘部的活动。缝合有张力的切口,可迟至术后第 10～12 天拆线。拆线后可活动肩部并逐渐增加其幅度。

（6）术后应根据肿瘤的分级、分期进行化疗、放疗、生物化学治疗及女性激素治疗。

（八）主要并发症

（1）因皮瓣设计不当,发生组织缺血坏死。使用电刀切开止血,功率过大可导致大块焦痂有碍伤口愈合。

（2）第 1～2 肋间血管、腋动、静脉的分支与主干相近的血管,不宜使用电凝止血。用"0"号线结扎处与主干相距约 1 mm。否则,可损伤主要血管。

（3）腋窝处淋巴组织广泛切除会导致淋巴引流障碍;腋窝解剖过程中,对腋静脉有粗暴的机械刺激,导致内膜损伤或形成血栓;静脉周围组织大块结扎或修复时缝合处遗有缩窄处压迫静脉都可导致上肢水肿。

（4）在肋间肌肉较薄处应用血管钳钳夹穿支血管时,血管钳垂直插入肋间软组织可导致气胸,发现后应及时修补,必要时还应抽吸气胸。

二、改良式乳腺癌根治切除术

目前国际上有以改良根治术取代根治术之势。它可能成为治疗原发性早期乳腺癌的标准手术。

解剖学研究认为深筋膜淋巴不是癌肿转移的重要途径,所以在早期乳腺癌应可保留胸肌,仅切除乳房和腋窝淋巴结。

切除胸小肌、清除腋窝淋巴结的技术与根治术相仿。但保留胸小肌致使锁骨下区和胸大肌、胸小肌间的淋巴结难以清除,达不到清除胸小肌内侧缘的腋窝上群淋巴结的要求。

所以对Ⅰ、Ⅱ期的患者,腋窝淋巴结无转移者施行改良根治术是合理的。但对腋区淋巴结已有转移,采取保留胸小肌的术式未得到公认。

（一）适应证

（1）非浸润性导管内癌,浸润性导管癌＜1 cm 者。

（2）乳腺癌位于乳房外侧方,无腋淋巴结转移征者。

（3）湿疹样乳腺癌,乳房内未能触及明确肿块者。

（4）黏液癌、髓样癌、乳管内乳头状癌、叶状囊肉瘤等,腋淋巴结转移较晚者。

（二）术式

改良根治术有两种术式,即保留胸大肌手术和保留胸大肌、胸小肌的改良根治术。

（三）手术步骤

（1）纵式或横式切口均可,切缘应距肿瘤边缘约 5 cm。如日后再行整形手术,可采用横式切口（图 2-46）。

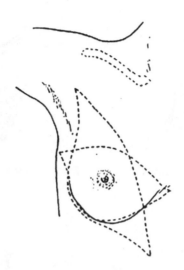

图 2-46　切口设计

(2)在皮肤与浅筋膜间做皮瓣分离,皮瓣下可酌情保留稍厚的皮下脂肪层,上界为锁骨下缘,下界达肋弓处,内侧界近胸骨,外侧界为背阔肌前缘,将乳腺从胸大肌筋膜浅面分离(图 2-47)。

(3)将胸大肌、胸小肌分离,保留胸肩峰动脉胸肌支和胸前神经外侧支,切断其内侧支(图 2-48)。

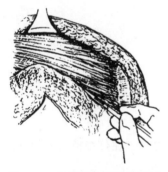

图 2-47　分离胸大肌筋膜浅面

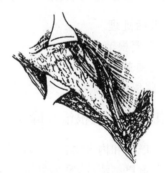

图 2-48　分离胸大肌、胸小肌

(4)在喙突处切断胸小肌止点,在胸小肌深面解剖腋静脉,清除腋血管周围的淋巴组织。保留胸长神经、胸背神经及肩胛下血管支(图 2-49)。

(5)切断胸小肌与肋骨的附着处,分离前锯肌、肩胛下肌和背阔肌的筋膜组织,将其与腋部淋巴结、脂肪组织、胸小肌和整个乳房成块地切除(图 2-50)。

(6)如保留胸大肌和胸小肌,在清除胸小肌筋膜和胸肌间淋巴结时,需将乳房向外侧牵拉,将淋巴脂肪组织切除(图 2-51)。

(7)乳腺、胸肌间淋巴结、腋淋巴结整块切除后,保留胸大肌、胸小肌、胸前神经分支及胸长和胸背神经(图 2-52)。

(8)放置负压引流管和缝合切口的原则与"乳腺癌根治术"相同。

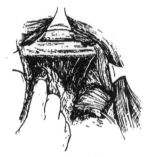

图 2-49　清除腋血管周围淋巴组织

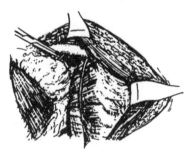

图 2-50　切除腋部淋巴结、脂肪组织、胸小肌和整个乳房

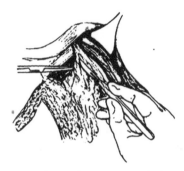

图 2-51　清除乳房外侧的淋巴脂肪组织

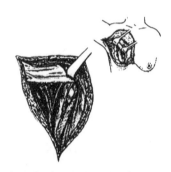

图 2-52　将乳腺、胸肌间淋巴结、腋淋巴结整块切除

(四)术后处理

同"乳腺癌根治术"。

(五)主要并发症

同"乳腺癌根治术"。

三、乳腺癌扩大根治切除术

腋窝淋巴结和内乳淋巴结都是乳腺癌早期直接转移的途径。在传统根治术的基础上再做胸骨旁的内乳淋巴结清除,是为乳腺癌扩大根治切除术。

内乳淋巴结位于胸骨缘的内乳血管脂肪组织中,淋巴结主要分布在上方的肋间处。第1、第2肋间处内乳淋巴结的位置在胸内筋膜的表面。

内乳淋巴结的转移发生率与原发癌病灶的位置和病期有关,位于内象限者淋巴结转移率高于乳腺外侧的癌种。原发肿瘤大的,其内乳淋巴结的转移率高于较小的癌肿。

扩大根治术对Ⅱ、Ⅲ期的患者,远期疗效比根治术为好。手术清除内乳淋巴结比放射治疗彻底。对位于乳房中区和内侧的癌肿,有腋淋巴结转移时,行扩大根治术,术后5年生存率较根治术高。

胸膜外扩大根治术清除内乳淋巴结,术后胸部畸形不明显。用病理学方法确定内乳淋巴结有否转移可以辅助选择术后的治疗方案,提高手术治疗效果。

当前,乳腺癌早期诊断率提高,且有综合治疗。除有明确的适应证外,乳腺癌扩大根治切除术创伤大,术后患者的生活质量差,不宜扩大其适应证。

(一)胸膜外乳腺癌扩大根治术

1.手术步骤

(1)切口及显露范围同根治术。内侧皮瓣分离需超过胸骨缘,切断肱骨头上胸大肌止点,并分离锁骨和胸肋部的肌肉附着处,达第 2 肋软骨的下方,切断胸小肌在喙突的止端然后按根治术的手术步骤切断胸肩峰血管、肩胛下血管和胸外侧血管,显露腋窝(图 2-53)。

(2)剪开腋血管鞘分离腋静脉上下方组织,分离腋动脉和腋静脉,以及臂丛周围的脂肪和淋巴组织(图 2-54)。

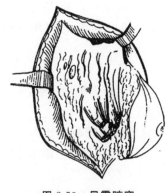

图 2-53 显露腋窝

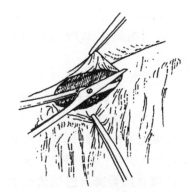

图 2-54 剪开腋血管鞘

(3)分别切断结扎胸短静脉、胸长静脉、肩胛下静脉、胸外侧动脉、肩胛下动脉,使腋窝的内容易于被清除。胸长神经位于胸外侧动脉后方,胸背神经在胸长神经外侧,应注意保护(图 2-55)。

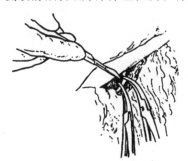

图 2-55 切断结扎胸短静脉、胸长静脉、肩胛下静脉、胸外侧动脉、肩胛下动脉

(4)沿背阔肌前缘锐性解剖,切除脂肪和淋巴组织,切断胸大肌和胸小肌的起端,结扎、切断胸廓内动脉的肋间穿支即可将切离的乳腺及胸大肌、胸小肌、腋窝淋巴组织等整块组织向内翻转(图 2-56)。

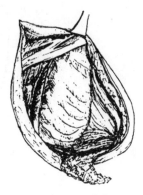

图 2-56 将切离的乳腺及胸大肌、胸小肌、腋窝淋巴组织等整块组织向内翻转

（5）在第1肋水平切开肋间肌。在近胸骨缘内侧1 cm处，分离脂肪组织，在胸内筋膜浅面显露内乳血管，离断后结扎其近、远端(图2-57)。

（6）于第4肋间切断肋间肌(内肌层和外肌层)，在胸横肌浅面钝性分离，将第4肋软骨在胸肋关节外侧切断，向内侧提起断端，即可分离内乳血管，将其结扎后切断(图2-58)。

（7）在肋软骨后方用手指自下而上地推开胸膜，再切断第2和第3肋软骨(图2-59)。

（8）然后切断胸大肌的胸骨附着部，即可将肋软骨与上述已切断的组织块全部切除(图2-60)。

2.术中注意要点

第2肋以上胸横肌延伸变薄为胸内膜，分离时如果损伤了胸膜、应做辅助呼吸，加压给氧，并及时修补，较大的胸膜损伤，应按气胸处理。手术后做闭式引流。

胸壁缺损无须特殊修补，将内侧皮瓣与创缘固定，防止明显的反常呼吸。如胸壁缺损较大，亦可自患者的大腿部切取阔筋膜，或用人工合成材料如涤纶布修补。其他与根治术相同。

(二)胸膜内胸骨旁淋巴结清除术

手术的特点是：切除第2～5肋软骨，清除内乳淋巴结，不保留胸膜。胸壁缺损应用阔筋膜或人造织物补片修补。

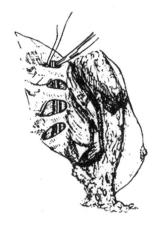

图2-57 结扎内乳血管近、远端

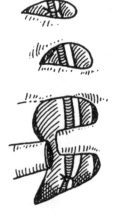

图2-58 切断第4肋软骨

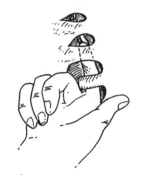

图2-59 分离肋软骨后方的筋膜

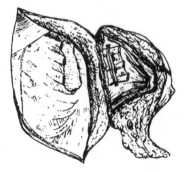

图2-60 切断胸大肌的胸骨附着部

1.适应证

位于乳腺内侧的癌肿,侵及胸骨旁淋巴结者。患者的年龄较轻,无肺、肝、骨骼及其他远处转移者(图 2-61)。

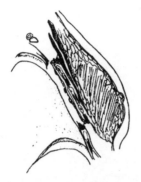

图 2-61 乳腺内侧癌肿侵及胸骨旁淋巴结

2.麻醉

全身麻醉,气管内插管。

3.手术步骤

(1)按胸膜外扩大根治术做切口,皮瓣分离的范围、胸大肌、胸小肌离断的部位及腋窝淋巴结的清除与胸膜外扩大根治术相同。

胸壁切除的范围包括胸骨边缘。在第 1 肋骨下方,胸骨旁切开肋间肌,进入胸膜腔,伸入手指探知内乳动脉并游离,然后结扎、切断。再于第 4 肋间处,切开肋间肌及胸膜,分离内乳血管后将其结扎切断(图 2-62)。

(2)自下而上切断第 4、第 5 肋软骨后,在胸骨缘稍内侧 0.5~1 cm 处,将胸骨缴行切开,自内向外翻起胸骨肋软骨瓣,并切除附着于深面的内乳血管和淋巴结及局部胸膜(图 2-63)。

(3)然后将全部乳腺、胸大肌、胸小肌、腋窝淋巴、脂肪组织切除。

(4)严密止血后,将胸膜缘与周围组织缝合。

(5)取阔筋膜或人造织物修复胸壁缺损。缺损处经封闭后,局部应无明显的反常呼吸,浅面可覆以内侧皮瓣(图 2-64)。

(6)在第 6 肋间腋后线置胸腔闭式引流管。清洗创口,放置负压引流管及缝合方法与乳腺癌根治术同(图 2-65)。

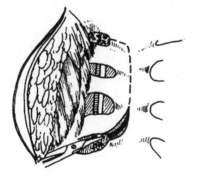

图 2-62 于第 4 肋间处,切开肋间肌及胸膜

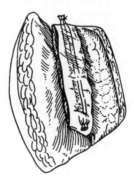

图 2-63 切除内乳血管和淋巴结以及局部胸膜

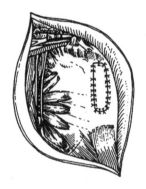

图 2-64　封闭胸壁破损

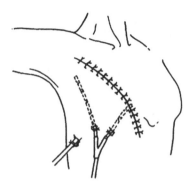

图 2-65　缝合切口并放置负压引流

4.术后处理

除按一般乳腺癌根治术手术后处理外,应每天检查胸部情况,创口部有无积液、积血、肺部膨胀情况是否满意。

拔除胸腔引流管前应做胸部透视或胸部 X 线检查,明确胸腔积液已基本排尽,方可去除胸腔闭式引流管。

术后应考虑化疗、放射、生物治疗及雌性激素治疗。

5.主要并发症

扩大根治术的主要并发症为胸腔积液、肺不张、肺部感染、胸膜肋骨感染,创面出血和纵隔气肿等。均应在手术中重视清除胸壁缺损处的残腔。若有皮瓣缺血坏死,需及时处理。可以应用抗生素控制感染,促进创面的肉芽生长或适时植皮。

四、乳腺癌切除术后即刻乳房再造——横腹直肌肌皮瓣移植乳房再造

乳腺癌切除术后的乳房再造可即刻施行,也可在第 1 次手术后进行二期乳房再造,即完成化疗后再进行。如果是乳腺癌手术后需要放射治疗的患者,则宜在停止放疗后 6～12 个月进行。

（一）TRAM 皮瓣的应用解剖

TRAM 皮瓣的血供来自腹壁上动脉及腹壁下动脉的吻合支。腹壁上动脉的胸廓内动脉的延续,腹壁下动脉来自髂外动脉,腹壁上、下动脉有 2 条伴行的静脉,动脉及静脉的外径均在 2 mm 以上,在腹直肌下两血管形成不同的吻合形式(图 2-66)。

（二）适应证

同"改良式乳腺癌根治术"。

（三）禁忌证

（1）季肋区已行横腹部切口手术,或下腹横部切口手术。

（2）下腹部正中切口或旁正中切口术后。

（3）术前放射治疗,胸壁动静脉已被损毁。

（四）术前准备

（1）同"乳腺癌根治术"。

（2）所需组织测量。测量时应让患者取立位或坐位,测量内容:①锁骨中点到乳头的距离;②乳头至乳房下皱襞中点的距离;③胸骨中线至乳头的距离;④乳头至腋前线的距离。

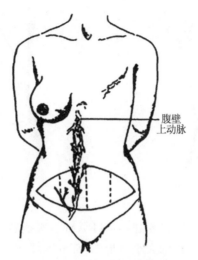

腹壁
上动脉

图 2-66　TRAM 皮瓣的应用解剖

（五）麻醉与体位

同"乳腺癌根治切除术"。

（六）手术步骤

（1）常规行乳腺癌改良根治术。

（2）设计 TRAM 皮瓣：TRAM 皮瓣一般纺锤形，左右两端以两侧髂前上棘为界，上缘位于脐上 0.5～1 cm，下缘位于阴毛的上缘（图 2-67）。

（3）切开 TRAM 皮瓣上缘处皮肤、皮下组织达腹直肌前鞘和腹外斜肌腱膜，将皮肤的两翼在两侧腹外斜肌腱膜表面掀起，直达腹直肌前鞘的外缘 2.5～3 cm（图 2-68）。

（4）切开 TRAM 皮瓣下缘处皮肤，达腹直肌前鞘、腹外斜肌腱膜。在健侧腹直肌前鞘做 L 形切口，于腹直肌深层、腹直肌后鞘可查及腹壁下动、静脉的存在，向下解剖腹壁动、静脉的起始段，切断结扎（图 2-69）。

（5）在腹直肌前鞘外缘，切开腹直肌前鞘边线，将脐下对侧腹直肌前鞘及部分同侧前鞘，连同腹直肌一并包括在皮瓣内，保护肌皮血管穿支，制成皮瓣，保护好上部的肌肉，以供移植（图 2-70）。

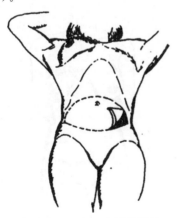

图 2-67　TRAM 皮瓣的设计

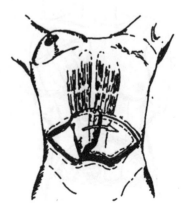

图 2-68　切开 TRAM 皮瓣上缘

63

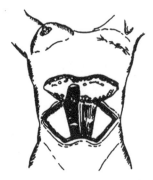

图 2-69　保留 TRAM 皮蒂

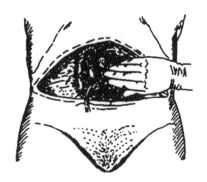

图 2-70　腹直肌前鞘边线

　　(6)在上腹部做隧道,与胸部切口相连,容 TRAM 皮瓣能够顺利进入胸部切口内(图 2-71)。

　　(7)根据受区需要,修整肌皮瓣的大小及形态,部分区域支上皮,做乳房形体塑型(图 2-72)。

　　(8)为了避免皮瓣转移时肌肉蒂过度扭转影响皮瓣的血供,一般选择对侧腹直肌的肌肉蒂,也可选择同侧腹直肌的肌肉蒂(图 2-73)。

　　(9)将上腹部皮肤、皮下组织广泛游离到季肋处,使其向下拉向耻骨上皱襞区切口缘,做腹壁整形。做腹直肌前鞘修补,做脐孔再造,完成腹壁整形(图 2-74)。

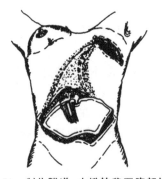

图 2-71　制作隧道,皮瓣转移至腹部切口

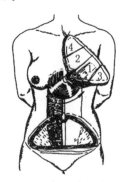

图 2-72　修整肌皮瓣的大小及形态

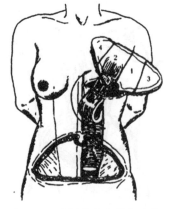

图 2-73　同侧腹直肌的肌肉蒂

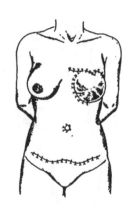

图 2-74　完成腹壁整形

（10）也可做双侧腹直肌及其下方的腹壁上动、静脉为蒂的皮瓣移植，为一安全的术式（图2-75）。由于有双侧的腹壁上动、静脉为蒂，手术成功率得到提高。其手术方法同单蒂TRAM皮瓣乳房再造。

（11）在胸部和下腹部切口内置负压引流。

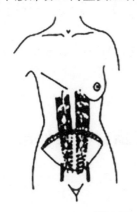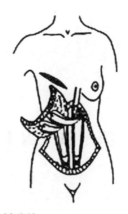

图2-75　双侧腹直肌皮瓣移植

（七）术中注意要点

下腹部取肌皮瓣时应尽可能保留肌瓣端的血管长度，并防止损伤，必要时可行血管吻合。为了保护腹壁的强度，保留25％～30％的外侧腹直肌前鞘及腹直肌，使内侧的腹直肌前鞘及腹直肌包括在皮瓣内。

（八）术后处理

（1）手术后3天密切观察造成皮瓣的血供，及时处理皮瓣血供障碍的原因。

（2）保持大小便通畅，防止由于腹内压过高导致腹壁疝发生。

（3）手术后4～5天拔除引流管。

（4）手术后1个月内用腹带包扎腹部手术后3个月可行乳头再造，完成乳房再造的整个过程。

（九）主要并发症

1.皮瓣坏死

单肌肉蒂皮瓣血供不足导致组织缺血坏死，皮瓣转移时造成腹壁上动脉扭转或成角，术后加压包扎，造成蒂部受压。

2.腹壁软弱和腹壁疝

手术中过分注意皮瓣血供，将整条腹直肌及其前鞘都带入皮瓣。术后腹部妥善加压包扎，穿弹力腹带3～6个月，防止腹壁软弱和腹壁疝的发生。

3.脂肪液化

见"乳腺癌改良根治术"。

4.切口裂开

既可发生于受区，也可于发生供区。发生原因是皮瓣边缘坏死，在供区是由于切口张力过大引起切口愈合不良所致。

5.再造乳房形态不良

主要表现为乳房两侧不对称，再造乳房过小或缺乏正常的乳房正常结构。发生的原因是由于胸部组织缺损过多，而皮肤提供的组织量较少；皮瓣放置方向不对，造成乳房形态不良。

（陆继广）

第三章　胃肠外科手术操作

第一节　胃十二指肠溃疡穿孔修补术

一、适应证

(1)胃十二指肠溃疡穿孔,穿孔时间长,腹腔污染重。

(2)年迈体弱,腹腔渗液多,而又无条件实行胃大部切除者。

(3)年轻患者,病史短,症状轻,无梗阻及出血等并发症。

(4)穿孔较小,边缘柔软及瘢痕不多者。

二、术前准备

放置胃管,抽净胃内容物,切忌洗胃,抗休克,静脉补液支持,纠正水电解素乱,给予抗生素。

三、麻醉

连续硬膜外麻醉或全麻。

四、体位

仰卧位,头部略高。

五、手术步骤

(1)采用上腹正中、右上腹旁正中或经右腹直肌切口,尽量吸净腹腔渗液,术中取液做腹腔细菌培养,(图 3-1)在胃十二指肠前壁和小弯寻找穿孔。穿孔处多水肿严重,质硬,黏液多,有时由于纤维蛋白的形成和邻近组织的粘连可致穿孔处堵塞或愈着,此时需分开网膜、肠曲、胆囊或肝叶后方能找到穿孔部位。若前壁未见溃疡穿孔,可以切开胃结肠韧带在胃厚壁寻找穿孔,如怀疑溃疡恶变所致穿孔应取活检。

(2)若穿孔小,硬块范围不大,距穿孔边缘约 0.5 cm 用可吸收线或丝线缝合,缝线与胃纵轴一致,穿孔处上、中、下各缝一针即可(图 3-2)。若穿孔边缘瘢痕不广,亦可选比较柔软处做浆肌层间断缝合(图 3-3)。

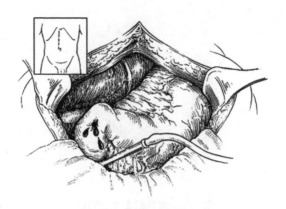

图 3-1　打开腹腔,吸出积液

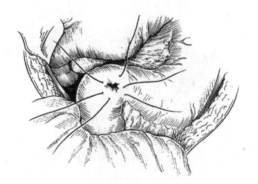

图 3-2　在穿孔处(上、中、下)全层缝合

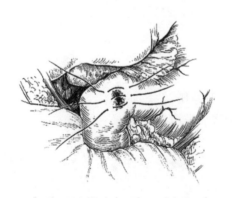

图 3-3　在穿孔处(上、中、下)浆肌层缝合

　　(3)在助手协助下,轻轻将缝线结扎闭合穿孔,暂可不剪断缝线。

　　(4)采用一块大网膜盖穿孔处,将缝线松松地结扎,以免阻断网膜血液循环发生坏死(图 3-4)。

　　(5)若十二指肠穿孔较大,穿孔周围组织较硬,采用中号丝线贯穿穿孔两侧肠壁全层,缝线缝向与胃十二指肠纵轴平行,将大网膜塞入穿孔处,依次结扎缝线(图 3-5),吸净腹腔渗液,采用温生理盐水冲洗,右下腹部放置引流管于坐骨直肠凹处,如患者原有幽门梗阻,可做胃空肠吻合,吸净腹腔冲洗液,逐层关腹。

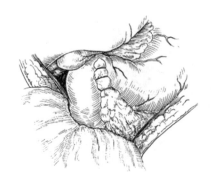

图 3-4　大网膜覆盖、结扎

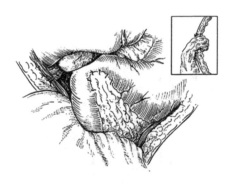

图 3-5　大网膜堵塞穿孔,周围缝合固定

六、术后处理

(1)注意生命体征变化。

(2)应用抗生素预防感染。

(3)输液支持治疗并持续胃肠减压。

(4)患者血压平稳,麻醉清醒后采用半坐位。

(吕春雨)

第二节　胃部分切除术

胃部分切除术包括胃窦部切除术、半胃切除术等。胃窦部切除术是沿胃小弯幽门切迹以上 2～3 cm 处至大弯的垂线,切除约 30% 的胃远段。半胃切除术是从胃小弯侧胃左动脉第 2 分支起始处以下至胃大弯侧胃网膜左、右动脉交界处,切除 50% 的胃远段。胃次全切除术是从胃小弯侧胃左动脉第 2 分支起始处以下至大弯侧脾下极平面(切断胃网膜左动脉远端 2～3 支分支,通常切除 70%～75% 的胃远段)(图 3-6)。

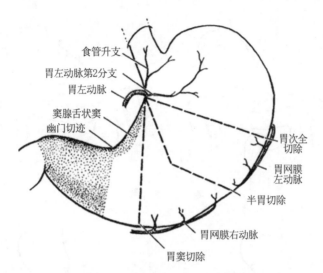

食管升支
胃左动脉第2分支
胃左动脉
窦腺舌状窦
幽门切迹
胃次全切除
胃网膜左动脉
半胃切除
胃网膜右动脉
胃窦切除

图 3-6 各种胃部分切除术的范围

食管升支胃左动脉第 2 分支胃左动脉窦腺舌状窦幽门切迹胃次全切除胃网膜上动脉半胃切除胃网膜右动脉胃窦切除

胃部分切除术后,胃肠道重建及吻合的术式很多,归纳起来不外为毕Ⅰ式、毕Ⅱ式及这两种术式的各种改良方法(图 3-7、图 3-8)。毕Ⅰ式是将胃与十二指肠直接吻合,多用于胃溃疡行胃部分切断术或十二指肠溃疡行迷走神经切断术加胃部分切除后(胃窦部切除术或半胃切除术);毕Ⅱ式是将胃与空肠吻合,多用于十二指肠溃疡行胃次全切除后。

手术方式可分为两大类,即胃次全切除术和胃部分切除术,胃引流术加迷走神经干切断术或附加胃迷走神经切断术及高选择性迷走神经切断术。胃次全切除术至今仍为国内外普遍公认的治疗溃疡病的基本手术,这种手术的术式虽然也有很多演变,但基本术式仍以毕Ⅰ、Ⅱ式为基础。在临床应用时,既要重视溃疡病外科治疗的理论依据,也要结合本单位和术者个人经验及患者的具体情况加以选择。

本节介绍的胃次全切除术的基本操作步骤,对患者术后近期和远期疗效均较满意,基本可以达到溃疡病手术的下列要求:①解除溃疡及其并发症的症状;②切除溃疡病灶或促进溃疡愈合;③由于减少了胃液的分泌,增加了对胃酸的中和作用和缩短了食物在胃内停留的时间,这就为促进不能清除的溃疡病灶的愈合和预防溃疡的复发,提供了有利条件。

一、适应证

胃、十二指肠溃疡大多可以经中西医非手术疗法治愈,仅在发生以下各种情况时,才考虑手术治疗。

(1)溃疡病大量或反复出血经保守及内镜治疗情况不佳。

(2)瘢痕性幽门梗阻者。

(3)急性穿孔,不适于非手术治疗,一般情况又能耐受胃切除术者。

(4)胃溃疡并有恶性变者。

(5)顽固性溃疡,经内科合理治疗无效者。

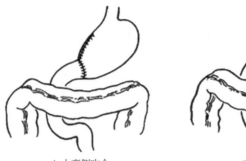
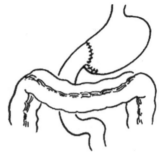

A. 大弯侧吻合   B. 小弯侧吻合

图 3-7　毕Ⅰ式

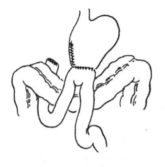
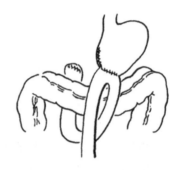

A. 结肠前近端对小弯半口   B. 结肠前近端对大弯半口

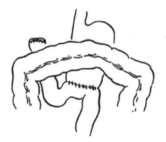
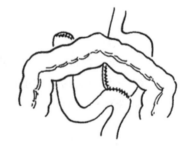

C. 结肠后近端对小弯全口   D. 结肠后近端对小弯半口

图 3-8　毕Ⅱ式

二、术前准备

(1)无幽门梗阻时,术前 1 天改为流质饮食;有轻度幽门梗阻时,术前 2～3 天即改为流质饮食,术前 1 天中午以后开始禁食;严重幽门梗阻时,术前 2～3 天即应禁食,但可饮少量水。

(2)严重的幽门梗阻,胃内容物有潴留者,术前 2～3 天,放置胃管吸尽胃内潴留物,每晚应以温生理盐水洗胃。

(3)幽门梗阻呕吐频繁者,应检查血钠、钾、氯及二氧化碳结合力。如不正常,应先纠正。

(4)术前禁食患者,应静脉输液供给能量,纠正脱水和电解质平衡失调。

(5)术前 1 天晚用肥皂水灌肠。

(6)术晨下胃管,抽空胃液后留置胃内。

三、麻醉

硬膜外麻醉或全麻。

四、手术术式

(一)胃次全切除胃十二指肠吻合术(毕Ⅰ式)

1.手术步骤

(1)体位:仰卧位。

(2)切口:上腹正中切口、左上经腹直肌或左正中旁切口,长 12～14 cm。

(3)探查腹腔:剖开腹壁,探查证实诊断,适合作胃部分切除术者,即可分离胃部。

(4)分离胃大弯:助手把胃提起,在胃大弯中部胃网膜血管弓下缘的胃结肠韧带上,选择无血管区(这里胃结肠韧带与横结肠系膜之间一般无粘连),用止血钳把胃结肠韧带先分开一个洞,伸入手指提起胃结肠韧带,然后沿大弯侧胃网膜血管弓下缘,向左侧分次将韧带在两把钳夹的止血钳之间切断,并用丝线结扎。分离至胃网膜左、右动脉交界处后(如半胃切除术,分离至此即可),再紧贴胃壁继续进行分离,直至切断胃网膜左动脉 2～3 支分支为止。切断的血管用丝线做双重结扎。再反向沿胃大弯向右分离。在大弯下缘的右侧,胃结肠韧带和胃后壁与横结肠系膜和胰头部包膜是经常紧贴或粘在一起的,不宜像左侧那样大块钳夹切断,应先剪开胃结肠韧带前层,伸入手指或小纱布球,将胃结肠韧带前层与后层钝性分开。注意识别和保护结肠中动脉,将它与后层一起向后推开。在幽门附近,应紧贴胃壁分离出胃网膜右血管近段,加以切断、结扎(近侧残端应双重结扎或加缝扎)。然后,继续紧贴胃十二指肠下缘分离,达幽门下 1 cm,切断来自胰十二指肠上动脉的小分支。

(5)分离胃小弯:在胃小弯选择小网膜(肝胃韧带)无血管区,先穿一洞,于幽门上缘分离胃右动脉,加以切断、结扎。继续沿小弯向左分离小网膜,在胃左动脉第 2 分支以远切断胃左动脉,并作结扎加缝扎。

(6)切断十二指肠:胃大、小弯网膜的分离必须超过幽门以远 1 cm。在幽门近、远侧并排夹两把十二指肠钳,用纱布垫在幽门后以免污染。在两钳之间切断十二指肠。十二指肠残端暂不处理,用纱布包盖,待胃切断后再进行吻合。也可在结扎处理胃右动脉之后先切断十二指肠,用纱布保护十二指肠残端,再把胃残端向上方翻起,分离胃左动脉,在第 2 分支以远切断后结扎加缝扎。

(7)切除胃体:在胃体拟定切线以远 2 cm 处夹一把胃钳,再在胃钳近端的大弯侧,用一把十二指肠钳呈水平位夹住胃体宽度的一半,在十二指肠钳远端 0.5 cm 处与钳平行切断大弯侧胃体。为了彻底切除窦部及小弯侧舌状突出,小弯侧切口应斜向贲门部。在胃左动脉第 2 分支以远夹一把大弯钳,沿钳远端切断,将胃远段切除。

(8)缝合胃小弯断端:为了避免吻合口过大,无论毕Ⅰ、Ⅱ式,都可采用闭合胃小弯侧一半切口的方法。先用 1 号肠线由切口下端环绕弯钳缝一排全层连续缝合 4～5 针;然后抽掉弯钳,拉紧肠线两端。为了使止血可靠,再把上端肠线返回缝合,从贲门端向下,对准第 1 排缝线间隙缝第 2 排连续缝合,在切口下端会合后,将肠线两头打结。然后,将两侧浆肌层进行间断缝合加固,并包埋残端粗糙面。

(9)胃十二指肠吻合:把胃和十二指肠两残端的 2 把钳合拢。如有张力,可沿十二指肠外缘切开后腹膜,分离十二指肠;也可把胃残端后壁与胰腺前的后腹膜缝合数针加以固定。如无张力,可直接做胃十二指肠吻合。先将后壁浆肌层进行间断缝合,两端各留一根线头牵引,然后切除钳夹过的胃和十二指肠残留边缘。十二指肠残端血运不丰富,切除后多不需止血处理。胃残端则血运丰富,应先在钳上缘依次剪开胃前后壁浆肌层,把黏膜下层血管缝扎,然后切掉胃残端钳夹部位。用1-0号肠线将吻合口进行全层锁边缝合,并用同一根肠线绕至前壁行全层连续内翻褥式缝合。为了避免吻合口缩小,也可用中号丝线行前壁全层间断内翻缝合,再将前壁浆肌层用丝线间断缝合。最后,在吻合口上角加一小荷包缝合加固。

2.术中注意事项

(1)如胃、十二指肠溃疡病史较久,或是穿透性溃疡,小网膜腔右侧粘连严重而闭锁,宜先剪开胃结肠韧带前层,用手指靠胃大弯推压,分离粘连,把横结肠系膜及其中的结肠中动脉向后下方推开,再紧靠胃大弯向幽门下分离。只有看清结肠中动脉后,才能将胃网膜右动脉根部切断,并用丝线缝扎。

(2)术后近期吻合口出血,多来自胃肠吻合口胃的一侧,也可因小弯侧一半胃壁的肠线缝合针距太大和收得不紧而出血。缝合小弯侧时,除针距不要超过0.8 cm并尽量收紧肠线外,还应用肠线加做第2排全层连续缝合,每针穿过第1排连续缝合的两针间的中点,边缝边拉紧。大弯侧胃吻合口前、后壁,则应作黏膜下血管缝扎。

(3)毕Ⅰ式吻合,必须注意避免吻合口有张力。十二指肠活动度小,对术前伴有幽门梗阻的患者,在吻合时可能不感觉有张力,但术后梗阻解除,胃壁恢复张力后,吻合口两端的胃肠壁收缩牵扯,即可影响吻合口愈合,或导致吻合口狭窄。因此,进行毕Ⅰ式吻合时,最好把十二指肠外侧的后腹膜切开,使十二指肠和胰头松解左移,同时吻合口后浆肌层缝线应穿过胰腺前后的腹膜,以防胃肠端回缩。

(4)估计吻合口欠大时,可先将十二指肠断端切开一小段(1~1.5 cm)再作吻合,即可扩大吻合口(图3-9)。

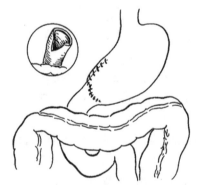

图3-9　扩大吻合口胃十二指肠吻合术

3.术后处理

(1)术后平卧,麻醉清醒后改为半坐位。

(2)保持胃肠减压管通畅,并观察抽出液的颜色和引流量。在最初的12小时内,需注意有无新鲜血吸出;如12小时内引流量超过500 mL,说明有吻合口出血或渗血的可能,应给予止血药物,并做好手术止血准备,必要时进行手术。如24小时内抽出液颜色逐渐变浅、变黄,引流量不超过1 000 mL,患者无腹胀感觉,说明胃内液体已通过,向下运行,可于48小时后拔除胃管。拔管前,先由胃管注入一剂理气攻下的中药或液状石蜡,以促进胃肠功能早期恢复。

(3)在胃肠减压、禁食期间,应适量输液以补充营养及维持水、电解质平衡。

(4)拔除胃管后,即可开始少量多次口服液体;术后3～5天进流质饮食;6～7天后进半流质饮食;10天后可进软食;2周出院后仍按多次少量原则酌情调节饮食。

(5)术后鼓励患者咳嗽,并帮助患者咳痰。拔除胃管后即可下床活动。

(二)胃次全切除结肠前半口水平位胃空肠吻合术(毕Ⅱ式)

1.手术步骤

手术步骤如图3-10。

(1)体位、切口、切除胃体:同胃次全切除胃十二指肠吻合术。

(2)缝闭十二指肠残端:切断十二指肠后,首先处理十二指肠残端。用0号肠线环绕止血钳作连续缝合后,抽掉止血钳,拉紧缝线两端,暂不要打结和剪断,继续用同一缝线的两端分别在上、下角作一半荷包缝合,包埋两角,然后向中间做浆肌层连续内翻褥式缝合。两线头在中间会合后打结。最后进行一排浆肌层间断缝合。

(3)选择空肠上段及关闭系膜间隙:第一助手提起横结肠,将其系膜扩展拉紧,术者用第2、3指沿横结肠系膜滑到其根部,找到第1腰椎体左侧下方的十二指肠悬韧带,证实确是空肠起始部后,由此往下选择一段空肠,在距十二指肠悬韧带15 cm和25 cm的两点处各缝一牵引线作为标志,备胃肠吻合时用。如果施行结肠前胃空肠吻合,需先将横结肠系膜与选定备用的空肠段系膜间隙用1-0号丝线间断缝合3～5针闭合,以防止术后小肠通过,形成内疝。当空肠起始段部位正常时,多需采用空肠近端对胃大弯的吻合,才能关闭系膜间隙。

(4)缝合吻合口后壁外层:将预先选定的空肠段绕过横结肠前面上提,靠拢胃残端,准备吻合。向上方翻卷胃残端直钳,显露后壁,将钳近端0.5 cm处胃壁与空肠壁做一排浆肌层间断缝合,拆除作为标志的牵引线。

(5)切开胃壁与空肠壁:在距浆肌层缝合(后壁外层缝合)的两侧各0.5 cm处,先切开胃后壁浆肌层,缝扎胃壁黏膜下血管的近侧端。每针都要对准血管旁边,从黏膜下层穿入,跨过血管,在胃近端浆肌层边缘穿出。这样贯穿一点浆肌层组织,可以在剪除钳夹过的残端后,避免黏膜层过多的外翻。按同法缝扎胃前壁黏膜下血管。然后,切开空肠浆肌层,于切缘的两侧分别缝扎黏膜下血管。最后,剪除钳夹过的胃壁残缘,并剪开空肠黏膜,吸尽胃、空肠内容物。

(6)完成胃空肠吻合:用0号和1号肠线先从胃小弯侧角开始,由肠腔进针,穿过胃、肠两后壁全层至胃腔,再返回从胃腔进针到空肠肠腔,在腔内打结固定,线头暂不剪去。用同一肠线在胃空肠吻合口后壁进行全层锁边缝合,边距0.5 cm,针距0.8 cm,直达胃大弯侧角,并使胃大弯侧角内翻。再由大弯侧角绕到吻合口前壁,将前壁全层连续内翻褥式缝合至小弯侧角,与保留的肠线线头打结。最后,用丝线在前壁加作浆肌层间断缝合。至此,胃次全切除结肠前胃空肠吻合术即告完成。检查吻合口通畅,腹腔内无出血和遗留物后,逐层缝合腹壁切口。

2.术中注意事项

(1)如果十二指肠溃疡有广泛的瘢痕粘连,切除有困难,或估计在十二指肠切断后残端内翻缝合有困难时,不要勉强切除溃疡,可用十二指肠旷置术来处理。此术保留一部分窦部胃壁,借以妥善地缝合十二指肠残端,但窦部黏膜需要完全剥除,以免溃疡复发。如溃疡虽已勉强切除,但十二指肠残端缝合不够满意,可于残端处插一导管造瘘减压较为安全。待残端愈合,无破漏现象(一般需观察10天)后,再拔除导管。

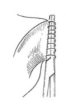
A. 绕钳连续全层缝合十二指肠残端

B. 拉紧缝线

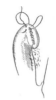
C. 上角作半荷包浆肌层缝合包埋

D. 下角作半荷包浆肌层缝合包埋

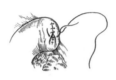
E. 外层加浆肌层间断缝合

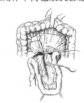
F. 选定吻合用空肠段，闭合横结肠、空肠系膜间隙

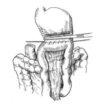
G. 结肠前近端对大弯上提空肠，与胃残端后壁作浆肌层缝合（外层）

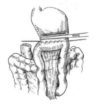
H. 切开胃后浆肌层，缝扎黏膜下血管　I. 缝扎胃前壁血管

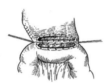
J. 缝扎空肠管血管后切开胃和空肠，切除胃残端，吸尽胃、肠内容物

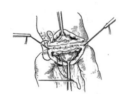
K. 全层缝合吻合口后壁小弯侧角

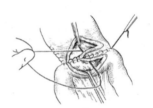
L. 锁边缝合吻合口后壁（内层）

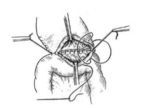
M. 全层连续内翻褥式缝合吻合口后壁（内层）

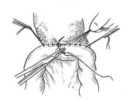
N. 浆肌层间断缝合前壁

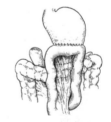
O. 完成吻合

图 3-10　胃次全切除结肠前半口水平位胃空肠吻合术（毕Ⅱ式）

　　十二指肠溃疡旷置术的操作步骤如下（图 3-11）：将幽门部大小弯网膜分离至幽门近端 3 cm，以保证残端血运，在该处夹一把胃钳，于钳的远端把胃窦前后壁浆肌层进行环形切开，达黏膜下层。用剪刀和纱布球分离浆肌层直达幽门环。在环部从外面将黏膜做一荷包缝合收紧缝线后，在荷包缝合近端切断黏膜。将分离面充分止血后，用丝线做几针浆肌层间断缝合，使两壁创面合拢，包埋黏膜残端，避免积液。最后，再加做一排间断缝合。

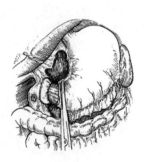

A.环形切开胃窦部浆肌层,分离浆肌层达幽门环

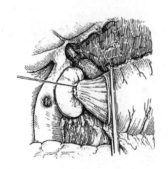

B.荷包缝合黏膜

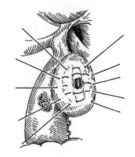

C.切断黏膜,缝合创面

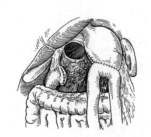

D.外层间断缝合

图 3-11　十二指肠溃疡旷置术

(2)进行毕Ⅱ式吻合时,必须看到十二指肠悬韧带,提起空肠起始端证实韧带处肠管是固定的,确定为空肠上段后才能进行吻合,以免把回肠误当空肠进行吻合,造成严重后果。

(3)毕Ⅱ式吻合,无论全口或半口,对排空关系不大。但吻合口必须保持水平位,输入袢和输出袢的两角应成直角,以免影响排空或造成梗阻。

(4)结肠前胃空肠吻合时,结肠系膜与空肠系膜间隙必须常规闭合,避免小肠疝入。

(5)关腹前,将残存于横结肠上的大网膜提起,展放在十二指肠残端,一则可以覆盖保护残端防止渗漏;二则可以防止大网膜与胃空肠吻合口粘连,造成输入或输出袢梗阻。

3.术后处理

同胃次全切除胃十二指肠吻合术。

(三)胃次全切除结肠后胃空肠吻合术(Polya 法)

1.手术步骤

此术是把横结肠系膜在结肠中动脉左侧无血管区剪开一孔,取距十二指肠悬韧带 5～10 cm处的一段空肠,经横结肠系膜开孔处向上提出,与胃残端全口吻合(小弯侧胃残端不缝合,和大弯侧一起与空肠吻合)。最后将横结肠系膜切口与胃壁缝合固定。缝合方法与"胃次全切除结肠前胃空肠吻合术"相同(图 3-12)。

2.术中注意事项

结肠后胃空肠吻合术可做全口(也可做半口)吻合。吻合时,输入袢应尽量缩短,结肠系膜下不遗留空隙,在距胃-空肠吻合口上 2 cm 胃壁处把横结肠系膜切口缝合在胃壁上,并关闭结肠系膜切口,避免小肠疝入。

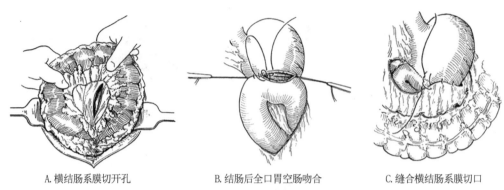

A. 横结肠系膜切开孔   B. 结肠后全口胃空肠吻合   C. 缝合横结肠系膜切口

图 3-12　胃次全切除结肠后胃空肠吻合术(Polya)

3.术后处理

同胃次全切除胃十二指肠吻合术。

(四)腹腔镜胃大部切除术

1.适应证

(1)溃疡病大量或反复出血经保守及内镜治疗无效者。

(2)瘢痕性幽门梗阻者。

(3)急性穿孔,不适于非手术治疗,一般情况又能耐受胃切除术者。

(4)早期胃癌或晚期胃癌姑息性切除。

(5)顽固性溃疡,经内科合理治疗无效者。

2.手术步骤

(1)体位仰卧位,两腿分开平放在脚架上,两臂伸开平放在两侧支架上。头高脚低位,约20°。术者站在患者两腿之间,助手站在患者两侧。

(2)穿刺套管的位置因人而异,取决于患者的体格和所采用的术式。毕Ⅱ式腹腔镜胃切除术一般需要 5 个穿刺套管。第一个放入腹腔镜的穿刺套管在脐孔处,用开放式技术插入。其他4 个都是 6～12 mm 穿刺套管,分别在腹壁 4 个象限(图 3-13)。

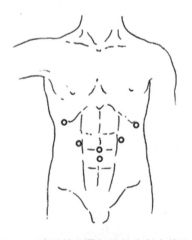

图 3-13　腹腔镜下胃切除的穿刺套管位置

(3)探查腹腔并找到溃疡部位,如无法从外表找到溃疡或癌症病灶,可于术前在胃镜下亚甲蓝标记或术中胃镜检查定位。

（4）分离胃大弯从两侧季肋部穿刺套管插入两把抓钳，抓住胃大弯并向前提起，用超声刀游离胃远侧 2/3 胃大弯，封闭离断 5 mm 以下血管。较大的血管分支可腔内结扎离断，或施夹器夹闭后切断。注意识别和保护结肠中动脉。然后，继续沿胃十二指肠下缘分离至幽门下 1 cm。注意保证此处十二指肠的血运。避免在十二指肠切断线上使用过多钛夹，影响内镜钉合器的切割缝合（图 3-14）。

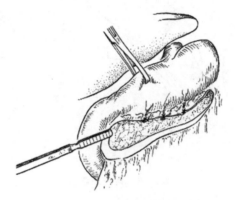

图 3-14　分离胃大网膜

（5）分离胃小弯采用游离胃大弯的方法在肝胃之间的无血管区游离胃小弯。于幽门上缘分离胃右动脉，钛夹夹闭后切断。沿小弯侧向左分离小网膜，在胃左动脉第 2 分支以远夹闭或结扎后切断胃左动脉。胃左动脉较粗大，也可以用装有血管钉仓的内镜钉合器切断。

（6）横断十二指肠充分游离十二指肠球部，于幽门以远 1 cm 外用内镜钉合切割器横断十二指肠，用三排钉针封闭断端。

（7）横断胃先在断胃处用电凝钩在胃前壁浅浅地烫出一条切断线。从右下腹穿刺套管插入抓钳，靠近切断线的右侧抓住胃大弯，向下牵拉以便于安放内镜钉合切割器。钉合切割器从左季肋部的穿刺套管伸入腹腔，从胃大弯向胃小弯分次切割钉合，将胃横断（图 3-15）。胃标本切下后装入标本袋中，放在肝右叶上方。

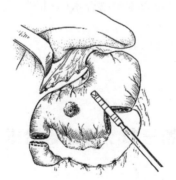

图 3-15　分离小网膜，离断胃及十二指肠

（8）胃空肠吻合患者取头低脚高位。向头侧牵拉横结肠，找到 Treitz 韧带，将 Treitz 韧带以远 15 cm 左右的近端空肠拉到横结肠前，准备行结肠前胃空肠吻合。从右季肋部穿刺套管插入 Babcock 钳将空肠袢提起并靠近残胃，调整肠袢的位置在无张力无扭转的情况下行胃空肠吻合。

吻合可以是顺蠕动的(输入袢对胃大弯)。采用逆蠕动式吻合(输入袢对胃小弯)有可能减少吻合口输出袢狭窄。缝合两针将胃和空肠固定在一起,用电剪做2个切口,一个在胃前壁小弯侧近切缘处,另一个在空肠对系膜处。钉合器从右季肋部穿刺套管进入腹腔,从小弯侧向大弯侧将2个钉合爪经2个小切口分别插入胃和空肠内(击发钉合切割器。原来胃和空肠的2个切口变为一个,再用钉合器横向将其钉合。(图3-16)

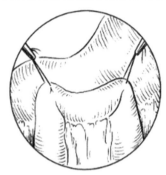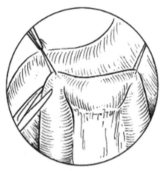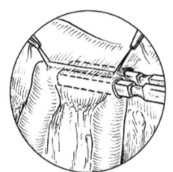

A.将空肠与胃靠拢　　　　　B.在空肠与胃各切一小口　　　　C.将直线闭合器置入胃、空肠腔内吻合

图3-16　胃空肠吻合

(9)检查吻合口吻合完成后,用上消化道内镜检查是否有吻合口漏,并确认吻合口通畅。将吻合口浸在注入的生理盐水中,而后经内镜注气将胃膨胀起来,检查是否有气泡出现,以确定是否有吻合口漏。吻合口输入袢和输出袢的通畅性也用内镜检查。

(10)取出标本垂直切开腹壁,将脐部穿刺套管切口扩大。将标本袋的颈部从脐部切口拉出,抓住标本袋内的标本将其拉出或将其剪成片状取出。但是,将标本剪成片状会影响病理医师确认肿瘤的边界。两层缝合关闭所有穿刺套管切口。

(11)腹腔镜辅助的胃切除术胃十二指肠的分离和切断都在腹腔镜下完成,步骤同前。然后,在上腹部准备做吻合的部位切一小口,将肠袢和残胃取出,在腹壁外行胃空肠吻合。吻合可用与剖腹手术相同的手工或吻合器缝合。在手术费用和手术时间上,这种术式具有优越性。

3.术中注意事项

同胃次全切除结肠前半口水平位胃空肠吻合术(毕Ⅱ式)。

4.术后处理

同胃次全切除胃十二指肠吻合术。

(吕春雨)

第三节　胃癌根治术

一、腹腔镜辅助早期胃癌 D2 根治术(远端胃切除术)

(一)适应证

早期胃癌,包括 TNM Ⅰ 期、Ⅱ 期。要求肿瘤大小不超过 T_2 期,未穿透浆膜,无远隔转移。

(二)麻醉、体位及切口设计

常规采用全麻,取仰卧剪刀体位,头高足低 15°～20°。术者站于患者左侧,扶镜手站于患者两腿之间,第一助手站于患者右侧。取脐下或脐旁作为腹腔镜观察孔;术者操作孔:左上腹肋缘下腋前线处取 10 mm 切口,左锁骨中线平脐偏上处取 5 mm 操作孔。第一助手操作孔:右肋缘下腋前线 5 mm 切口及左锁骨中线平脐偏上处取 5 mm 作为辅助操作孔。

(三)手术步骤

(1)建立气腹,置入穿刺套管和腹腔镜器械。于脐下缘或脐旁 10 mm 切口穿刺建立气腹,穿刺置入套管和腹腔镜。

(2)探查腹腔首先对腹腔、盆腔进行仔细探查,有无腹水、腹膜种植转移、肝脏有无结节等,最后探查胃部病变,包括病变的位置、形态,与周围器官组织如胰腺、胆囊、胆道、门静脉等有无粘连。根据术中情况来确定诊断和手术方式。

(3)切除大网膜及横结肠系膜前叶第一助手提起大网膜,术者提横结肠,自横结肠肝曲开始,以超声刀沿横结肠边缘逐层游离大网膜,从右向左逐步游离。游离时沿结肠边缘大网膜附着处进行,注意避免损伤结肠壁。继续向上在横结肠系膜右半部前叶间隙中游离横结肠系膜前叶(图 3-17)。

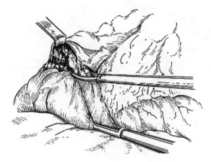

图 3-17　沿横结肠缘离断大网膜及向上游离横结肠系膜前叶

(4)游离并切断胃网膜左血管向左切断胃结肠韧带游离至脾脏下极内侧,胰尾前方,游离胃网膜左血管,根部离断胃网膜左动静脉,同时清除第 4sb 组淋巴结(图 3-18)。

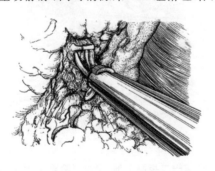

图 3-18　根部离断胃网膜左动静脉,清除第 4sb 组淋巴结

(5)游离胃网膜右血管并清除幽门下淋巴结向上游离横结肠系膜前后叶的右半部,显露游离胃网膜右静脉,于其汇入右结肠静脉根部上可吸收夹夹闭离断,清除第 6 组淋巴结。因胃网膜右动静脉并非伴行,并且在动静脉之间常有淋巴结,因此需将胃网膜右动、静脉单独结扎(图 3-19)。

（6）清除肝十二指肠韧带内的淋巴结及幽门上淋巴结于胃小弯侧的小网膜无血管区切开,超声刀清理胃小弯侧第 3 组淋巴结、脂肪组织及第 1、2 组淋巴结,沿胃小弯继续向胃幽门侧游离（图 3-20）,直至肝十二指肠韧带左缘。游离十二指肠上部同时清除第 12 组和第 5 组淋巴结（图 3-21）。

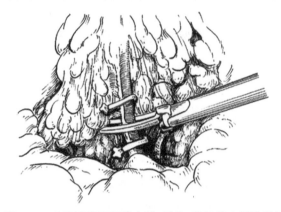

图 3-19　分别游离胃网膜右静、动脉,清除第 6 组淋巴结

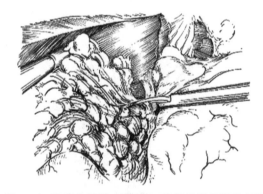

图 3-20　切开小网膜,清除第 3 组淋巴结及脂肪组织

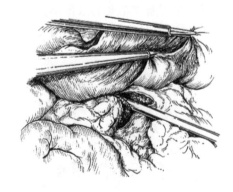

图 3-21　游离十二指肠上部,同时清除第 5、第 12 组淋巴结

（7）清除肝总动静脉干淋巴结并切断胃左动静脉,手术步骤:①第一助手将胃向上挑起,于胰腺前方进入胰腺前间隙,打开胰包膜,在胰腺上缘分离显露肝总动脉,沿肝总动脉继续显露肝固有动脉、胃右动脉和胃十二指肠动脉。显露胃胰皱襞,进而显露腹腔干及分支——肝总动脉、脾动脉、胃左动脉,沿肝总动脉上缘清除第 8 组淋巴结,同时向左清扫第 9、第 11p 组淋巴结。②于

胃左动脉根部上可吸收夹夹闭离断,清除第7组淋巴结。③于胃右动脉根部上可吸收夹夹闭离断,清除第5组淋巴结(图3-22)。

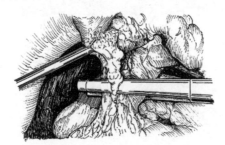

图3-22 根部离断胃右动脉,清除第5组淋巴结

(8)病灶切除及胃十二指肠吻合(体外法,BillrothⅠ式):①排出二氧化碳气腹,撤除腹腔镜器械。上腹正中3～4 cm纵向切口,用电刀逐层切开入腹,将已经游离完毕的远侧胃经切口提出体外。②寻及游离完毕的十二指肠起始部,于幽门轮远端约2 cm处上荷包钳,夹闭十二指肠,经荷包钳穿过荷包缝线,完成十二指肠断端的荷包缝合。③于荷包钳的近端上直角钳,夹闭胃的幽门端,在荷包钳和直角钳之间切断十二指肠,断端消毒。④敞开十二指肠断端,放入圆形吻合器的抵钉器,收紧荷包缝线并结扎固定,留备吻合。⑤胃十二指肠吻合:于拟切除的胃体前壁行纵向切口,消毒后放入吻合器,经胃后壁偏大弯侧旋出螺钉与十二指肠内的抵钉座对合。对合完全后,旋转吻合器手柄使十二指肠与胃后壁逐渐靠近,并在两者逐步对合过程中,注意胃及肠道有无扭转和夹带周围脏器组织,击发,完成胃后壁与十二指肠的吻合。退出吻合器经腹壁切口取出,检查吻合器内胃肠的环状切除组织是否完整,以确保吻合确实。注意吻合口有无出血、扭转,吻合口有无张力。⑥远端胃切除:在吻合口远端2 cm处,以切割闭合器切除远端胃组织,胃大小弯侧的淋巴和网膜组织一并切除。检查胃标本,再次判断切除范围是否足够,防止病灶残留。以可吸收线缝合加固胃残端。将胃还纳至腹腔,缝合腹壁切口。

(9)腹腔引流彻底止血并冲洗腹腔,注意清除膈下及肝下间隙等处积存的液体,于吻合口旁肝下留置引流管1根,经腹壁切口引出。

寻及游离完毕的十二指肠起始部,于幽门轮远端约2 cm处应用腹腔镜下切割闭合器,离断十二指肠(图3-23)。腹腔镜下切割闭合器切除离断胃组织,胃大小弯侧的淋巴和网膜组织一并切除(图3-24)。于上腹正中小切口(切口长度3 cm左右)取出标本,缝合腹壁。检查胃标本,判断切除范围是否足够,防止病灶残留。

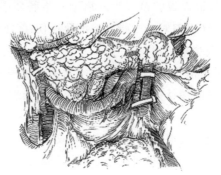

图3-23 腔镜用切割闭合器离断十二指肠

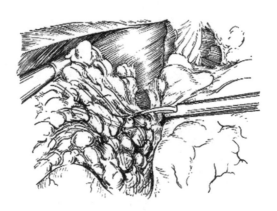

图 3-24　腔镜用切割闭合器离断骨

距离空肠起始部 8～10 cm 提起空肠,于肠壁对系膜侧及胃后壁大弯侧戳孔,将闭合器两端通过戳孔分别置入空肠及胃后壁,两边对拢后激发,完成吻合。将空肠及胃之戳孔处提起,闭合器离断,闭合肠腔(图 3-25)。

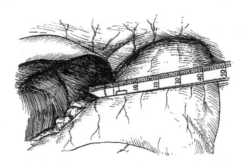

图 3-25　腔镜用切割闭合器,行胃空肠吻合

(四)术后并发症及术中注意事项

腹腔镜胃癌根治术后并发症除了腹腔镜手术特有的并发症(皮下气肿,穿刺并发的血管和胃肠管损伤等)以外,与开腹手术基本相同。本部分仅讨论与开腹手术不同的。

(1)吻合口漏:多数文献报道腹腔镜胃手术并未增加吻合口漏的风险。为减少吻合口漏的发生,腹腔镜下吻合完毕后可在胃或肠内注入空气,腹腔内注水,观察有无气泡逸出。

(2)十二指肠残端漏:多数报道腹腔镜胃手术后十二指肠残端漏发生率稍高,原因:①切割时,十二指肠上提张力过大;②超声刀对十二指肠壁的热损伤;③小切口吻合条件下,输入袢长度及吻合方向不如开腹满意;④残端未包埋。

(3)术后出血:腹腔镜胃手术消化道出血与开腹手术的发生率基本一致,腹腔内出血的发生及预防主要有以下几点:①血管断端钛夹松动脱落;②超声刀处理主干血管时要适当远离动脉主干切断血管。

(4)肠粘连、肠梗阻:多数文献报道腹腔镜胃手术可减少术后肠粘连与肠梗阻的发生。

(5)切口感染:腹腔镜小切口术后感染机会小于开腹手术。

(6)膈下积液术毕冲洗后应彻底引流腹水。拔出引流管前应常规检查腹水淀粉酶,淀粉酶高于正常应延缓拔管时间。

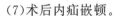

(7)术后内疝嵌顿。

二、保留幽门的胃部分切除术

胃癌伴随淋巴结廓清的胃大部切除手术后,由于大范围的切除和淋巴结廓清所致的神经损伤常导致术后一系列的并发症。对于早期胃癌的治疗,在保证根治性的前提下,以改善生活质量为目的的缩小手术被广泛应用。缩小手术除胃切除的范围和淋巴结廓清范围的缩小,还要考虑保存器官的功能。缩小手术中的保留迷走神经、幽门胃部分切除手术作为保存功能的手术逐渐应用于临床,由于幽门和迷走神经得以保留,从而减少了倾倒综合征和胆石的发生率,同时也能满足 D2 淋巴结廓清程度的需要,淋巴结廓清的范围和质量并不因为手术本身而改变和降低了根治性的要求,但是手术适应证必须严格掌握。

(一)适应证

早期胃癌位于 M 区和 L 区,病灶边缘应距幽门为 4.5 cm 以上,其中黏膜内癌(M)公认为是 PPG 适应证,黏膜下癌(SM)要求第 1、第 5 组淋巴结无转移。

(二)术前准备

同根治性远端胃切除术。

(三)麻醉

全身麻醉辅以连续硬膜外麻醉。

(四)手术步骤

1.开腹

切口选择上腹正中切开(从剑突至脐上的切口可满足手术需要,肥胖患者除外,图 3-26)。

2.开腹后探查

确认原发灶的浸润、波及程度、肝转移、腹膜转移及胃周围淋巴结转移状况。脾脏后垫纱布,向前托起脾脏。

3.胃切除范围和保留幽门

胃的近端切除线以距离肿瘤边缘 5 cm,远端切除线以距幽门括约肌远侧缘 3 cm 的胃部(图 3-27)。

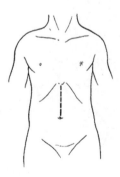

图 3-26　切口选择

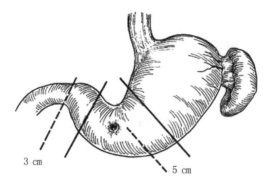

图 3-27　PPG 胃切除范围

4.淋巴结廓清及迷走神经保留

第 5 组淋巴结清除应从胃右动、静脉内侧进行,为了不损伤迷走神经幽门支,常采取不完全廓清或不廓清,在胃右动脉第一分支发出后切断胃右动脉(图 3-28)。

清扫 No.6 淋巴结,要切除右侧部分横结肠系膜前叶,尽量保留幽门下动脉(图 3-29)。

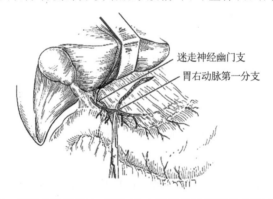

图 3-28　断胃右动脉分支、清除 No.5 淋巴结及保留迷走神经幽门支

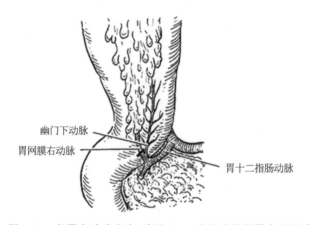

图 3-29　断胃右动脉分支、清除 No.6 淋巴结及保留幽门下动脉

迷走神经的前干在贲门部分为肝支、胃支,肝支沿肝和小网膜之间走行,在清除 No.1 前应确认肝支后再进行(图 3-30)。

腹腔支在贲门的后方,由后干发出后在胃胰皱襞内向胃左动脉根部方向走行,并有一段并行,锐性清除 No.7、No.8a、No.9 时应将腹腔支游离出来,胃左动脉的处理应在胃左动脉干的末梢侧(图 3-31)。

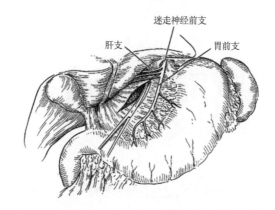

图 3-30　清除第 1、3 组淋巴结及保留迷走神经肝支

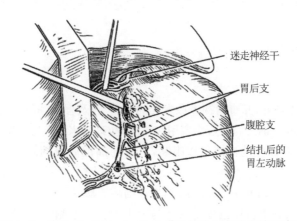

图 3-31　清除 No.7,No.8a、No.9 淋巴结及保留迷走神经腹腔支

肝、脾动脉周围神经丛的保护,关键在于淋巴结清除时找到其与神经丛之间的层次,紧贴淋巴结用双极电凝剥离、凝切,清除神经丛上方的和周围的淋巴结。根据需要,淋巴结廓清的范围可以是 D1+α、D1+β、D2。

5.胃-胃吻合

胃切除线距幽门 3 cm,胃切除后的胃-胃吻合线到幽门距离以 2.5 cm 为宜(图 3-32)。

6.留置引流

生理盐水冲洗腹腔,右肝下吻合口周围放置引流,术毕。

三、远端胃切除术

(一)适应证

胃癌局限于胃下部或者胃中部者。

(二)术前准备

(1)无幽门梗阻时,术前 1 天进流食;轻度幽门梗阻时,术前 2～3 天应禁食,少量饮水;幽门梗阻伴有胃内容物潴留,术前 2～3 天置胃肠减压并每晚行温盐水洗胃。

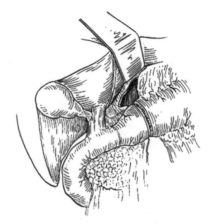

图 3-32　远、近端胃端端吻合

（2）纠正贫血（血红蛋白含量＞8 g）、水电解质紊乱，改善营养（血浆清蛋白含量＞3 g）。

（3）术前夜清洁灌肠。

（三）麻醉

连续硬膜外辅以全身麻醉。

（四）手术步骤

（1）开腹。

（2）切口选择上腹正中切开，开腹后探查原发灶的浸润、波及程度、肝转移、腹膜转移及胃周围淋巴结转移状况。浆膜面癌浸出时，Douglas 窝应用 200 mL 生理盐水注入后取出，脱落细胞学检查。

（3）血行阻断对于重要部位的血流予以阻断，阻断的部位如胃网膜左、右动静脉，胃左、右动静脉（图 3-33）。

（4）胰头十二指肠的游离切开十二指肠降部相连的后腹膜，将十二指肠向内侧翻转，将胰头十二指肠从后腹膜腔游离，该剥离目标范围是内侧为腹主动脉的左侧缘，上方为左肾静脉上缘，肝总动脉、肝十二指肠韧带，下方十二指肠第Ⅳ部的后面，该操作的目的：①确认腹主动脉周围的淋巴结转移的有无和清扫；②清除 13、14v、12p、8p 淋巴结；③便于十二指肠切除及吻合（图 3-34）。

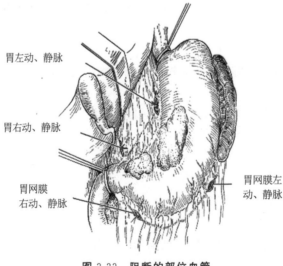

　胃左动、静脉

　胃右动、静脉

　胃网膜
　右动、静脉

　胃网膜左
　动、静脉

图 3-33　阻断的部位血管

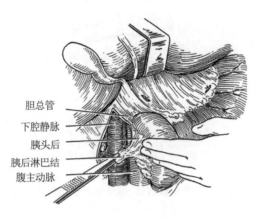

胆总管
下腔静脉
胰头后
胰后淋巴结
腹主动脉

图 3-34　胰头十二指肠的游离

(5)横结肠系膜前叶的剥离接续 Kochers 游离之后,沿着十二指肠降部的后腹膜及相连的横结肠系膜前叶与十二指肠、胰头部之间的疏松的结缔组织间隙分离、锐性、钝性剥离,由此将胰头前面显露出来;继续向左侧剥离后,右结肠静脉、中结肠静脉及汇入肠系膜上静脉的胃结肠静脉干均显现出来,在横结肠的左侧的剥离较为困难,两叶间强烈愈着,在结肠脾曲处易于剥离,同时也易于由此进入胰后间隙(图 3-35)。

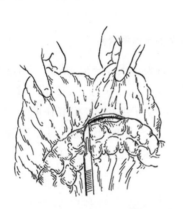
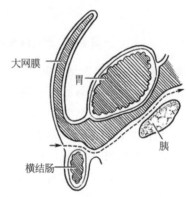

大网膜
胃
胰
横结肠

A. 切开横结肠浆膜与大网膜连接处　　　B. 分离横结肠系膜前叶

图 3-35　横结肠系膜前叶游离

(6)胃网膜右动静脉区域的淋巴结清除剥离的横结肠系膜前叶和大网膜向头侧翻转,将胰头、胰体及下缘显露出来,沿着胃网膜右静脉,紧贴着血管剥离、清除 6 组淋巴结至胃结肠静脉干,继续沿着胃结肠静脉干和胰颈下缘清除 14v 组淋巴结,在胃网膜右静脉的根部结扎、切断,在胰下缘将其被膜向上缘剥离后,幽门、十二指肠及后方的胃十二指肠动脉和由此发生的胃网膜右动脉的根部很清晰地展现,于起始部位结扎、切断(图 3-36)。

(7)胃网膜左动静脉区域的淋巴结清除处理胃网膜左动静脉或脾门时,脾脏的系膜及脾被膜易撕裂出血,往往造成手术操作的困难,故脾后方的后腹膜切开、脾翻转或脾托起来可改善上述状况,胰下缘剥离胰被膜至胰尾,将脾门血管露出,清除周围脂肪,在胃网膜左动静脉的起始部结扎、切断,4sb 同时被清除(图 3-37)。

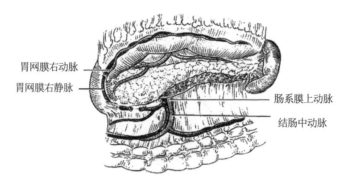

图 3-36 胃网膜右动、静脉的淋巴结清除

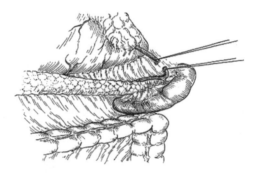

图 3-37 胃网膜左动、静脉的淋巴结清除

（8）肝十二指肠韧带内的淋巴结清除首先由胆总管侧入路，分离、清除 12b，沿胆囊管、胆总管剥离，间隙清晰，并由此进入门静脉的右侧缘，后壁的 12p、12b 与 13a 的淋巴结时有相连，可以将 12b、12p、13a 一起整块清除。胰腺的小血管易出血，要仔细止血，相继在肝十二指肠韧带的前方及左侧清除 12a、12p，切开肝十二指肠韧带前方腹膜和左侧的小网膜，显露肝固有动脉及胃右动脉根部，将其结扎，左侧清除 12p 后，门静脉显露，沿此路径过渡到 8a 的清除（图 3-38）。

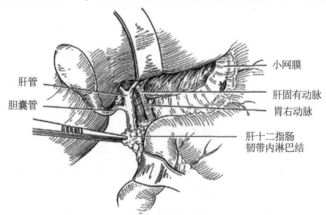

图 3-38 肝十二指肠韧带内的淋巴结清除

（9）肝总动脉周围的淋巴结清除在胰腺上缘和肝固有动脉 2 个方向剥离 8a，由右向腹腔动脉周围进展，8a 清除后，肝总动脉全长尽显露出来，清除 8a、8p 时，由胰腺至淋巴结存在小的无名血管，应予以结扎或充分电凝止血（图 3-39）。

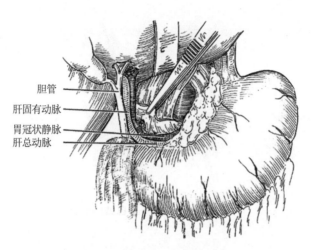

胆管
肝固有动脉
胃冠状静脉
肝总动脉

图 3-39 胰头十二指肠的游离

(10)腹腔动脉周围的淋巴结清除肝总动脉周围的淋巴结清除后腹腔动脉移行的过程,将脾动脉根部露出,同时,胃左静脉一并显现出来,腹腔动脉周围清除时,以胃左动脉、静脉为中心的双侧同步分离较为安全。另外,迷走神经后干的腹腔支与胃左动脉有段并行,胃左动脉在根部结扎、切断时,易将此神经完全离断,故在保留腹腔支手术时,应在胃左动脉的末梢侧结扎、切断(图 3-40)。

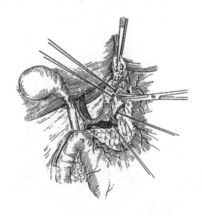

图 3-40 腹腔动脉周围的淋巴结清除

(11)脾动脉干淋巴结的清除脾动脉干的周围淋巴结以胃后动脉为界分为 11p、11d。胃的下部癌时,仅清除胃后动脉的右侧脾动脉周围淋巴结,如为胃上部癌时,应将 11d 同时清除(图 3-41)。

(12)贲门部小弯侧前后壁的剥离及第 1 组淋巴结清除腹腔动脉周围淋巴结处理完毕后,沿后腹膜向上方剥离时,膈肌脚及下部食管显露出来,食管裂孔右侧的腹膜和小网膜的肝附着部切断后,食管壁露出,将其右侧的第 1 组淋巴结清除(图 3-42)。

(13)胃切除与消化道重建远端胃切除时,胃十二指肠的切除线的确定:小弯侧是在食管、胃接合部下 3 cm,大弯侧在脾下极、胃短动脉处的对角线为胃切除线,十二指肠是以幽门环下 2~3 cm 部位(图 3-43)。

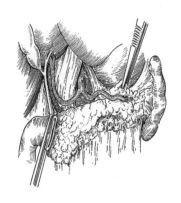

图 3-41　脾动脉干淋巴结的清除

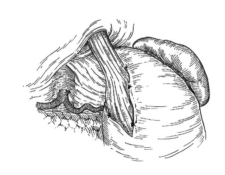

图 3-42　贲门部淋巴结的清除

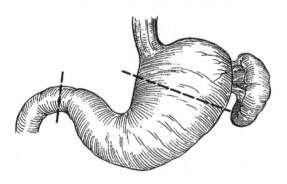

图 3-43　胃切除

(五)消化道的重建方式

消化道的重建方式为 Billroth Ⅰ 法、Billroth Ⅱ 法和 Roux-en-Y 法。

1.Billroth Ⅰ 式的重建

后壁的 Lembert 缝合:胃断端的大小弯后壁与十二指肠后壁断端对齐,小弯对小弯,大弯对大弯,缝合支持线固定(4-0 号丝线),后壁缝合 Lembert(浆肌层)、然后全层缝合(3-0 号吸收线)连续缝合,或者间断结节缝合。

前壁缝合采用全层缝合(3-0 号吸收线)连续或者间断缝合,然后前壁浆肌层间断结节或连续缝合(前壁的 Albert 缝合)(图 3-44)。

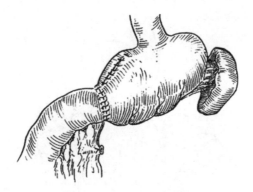

图 3-44　Billroth Ⅰ 式吻合

2.Billroth Ⅱ 式的重建

Billroth Ⅱ 式时,十二指肠切断与关闭,可用直线切割闭合器进行,切断后的断端,4-0 号丝线间断或连续浆肌层缝合。

Billroth Ⅱ 式的结肠后吻合法:在横结肠系膜的中央,无血管区部位,电刀切开 5~6 cm,利用此裂孔将用于吻合的空肠拉上来,近侧输入袢长度 10~15 cm。近端对大弯侧,水平位置,残胃后壁与空肠 Albert-Lembert 缝合,前壁也采用相同处理方式,吻合完毕之后,将胃壁与结肠系膜裂孔缝合固定(图 3-45)。

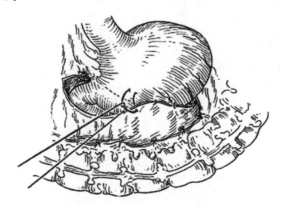

图 3-45　Billroth Ⅱ 式吻合

Billroth Ⅱ 式的结肠前吻合法:将距 Treitz 韧带 30~40 cm 的近侧端空肠,于结肠前提起,与残胃近端对大弯侧水平位置吻合,后壁浆肌层 4-0 号线连续缝合,吻合口长 5 cm,然后胃后壁与空肠后壁连续 4-0 号线缝合,前壁间断全层缝合加浆肌层间断结节缝合(图 3-46)。

空肠之间追加 Braun 吻合:距胃空肠吻合部 10 cm,吻合口长约 5 cm,与胃空肠吻合同样,全层 4-0 号线连续缝合以及浆肌层的 4-0 号线间断、结节缝合。

四、近端胃切除术

近端胃切除术主要是针对局限于胃上部的胃癌,手术是胃左动脉根部离断,伴随幽门淋巴结清除的 D2 手术,胃切除范围为近端胃的 2/3 以上,手术操作要点与全胃切除手术基本相同,消化道的重建方式:①食管胃吻合法;②食管胃间置空肠法;③Doubletract 法;④Roux-Y 法(残胃关闭)。

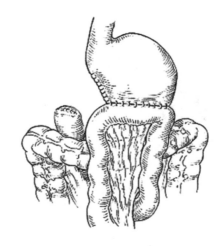

图 3-46　结肠前吻合

(一)术中注意事项

(1)无瘤观念原则下的腹腔探查。

(2)吻合时注意不要有张力。

(3)系膜间的间隙予以关闭,防止内疝。

(二)术后处理

与其他腹部手术相同。

(1)注意术后麻醉管理,稳定循环。

(2)各种引流管的管理。

(3)胃肠术后饮食管理。

(三)术后并发症

(1)吻合口漏。

(2)吻合口狭窄。

(3)反流性食管炎。

(4)营养不良、贫血。

五、全胃切除术

(一)适应证

全胃癌、中下部胃癌波及上部胃、胃上部癌伴幽门上下淋巴结转移。

(二)术前准备

同前胃部分切除。

(三)麻醉

同前胃癌根治术。

(四)手术步骤

(1)切口选择上腹正中切口、上腹部山形横切口、胸腹联合斜切口。

(2)开腹探查探查程序、血行阻断、Kosher 游离、腹主动脉周围淋巴结探查、横结肠系膜前叶剥离、大网膜切除与远端胃切除相同。

(3)食管裂孔的处理与食管的游离 将肝左外叶用钩拉起或将左侧肝三角韧带切断,使游离的肝左外叶折曲,从而显露食管裂孔部位,首先将食管裂孔周围膈肌与胃表面覆盖的腹膜切开,向左移行切开至左侧膈肌脚,将左膈动脉结扎、切断,向右将小网膜切开,沿膈肌脚切开后腹膜,将食管游离出来,食管前后壁附着的迷走神经应予以切断和结扎,食管能在腹腔内充分游离(图3-47)。

(4)胰体尾、脾游离翻转 全胃切除手术时,胰体尾、脾的游离是简化手术程序和提高安全性的重要方法。将胰尾、脾固定于后腹膜腔的腹膜,脾肾韧带、脾膈韧带切断,将其从 Toldt 筋膜广泛剥离后,使其翻转,向上托起,内侧可游离至腹腔动脉和肠系膜动脉的根部,注意剥离层次的准确(图3-48)。

(5)腹腔动脉周围的淋巴结清除 由上述操作向下方游离达腹腔动脉根部,胃左动脉、脾动脉、肝总动脉的根部显现,此时可以结扎、切断胃左动脉(图3-49)。

(6)脾动脉、脾门淋巴结清除 脾门淋巴结疑有转移存在时,脾切除是可靠的。肿瘤进展程度低,淋巴结转移低时,保存脾、胰体尾的脾门、脾动脉干淋巴结清除是必要的(图3-50)。

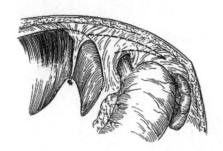

图 3-47 左肝三角韧带的分离

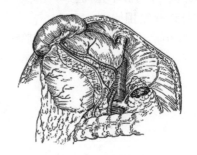

图 3-48 胰体尾、脾的分离

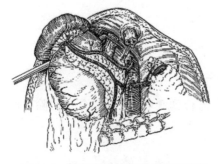

图 3-49 腹腔动脉周围的淋巴结清除

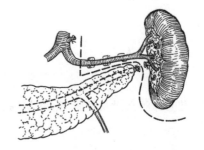

图 3-50 脾动脉、脾门淋巴结清除

(7)其他部位的淋巴结的清除同远端胃切除手术的操作。

(8)十二指肠离断 于幽门环下方十二指肠侧切断。

(9)食管离断 食管离断后应做切缘的术中冷冻病理学检查。

(10)消化道重建:BillrothⅡ法、Roux-en-Y法、Doubletract法、间置空肠方法。

六、左上腹脏器全切除术

随着胃癌诊断与手术技术的不断提高与完善,联合脏器切除的范围也在扩大。对胃上、中部癌,在施行全胃切除合并胰体尾和脾切除的基础上,再联合切除肝、横结肠,即基本形成左上腹内脏全切除术术式。本手术开创仅十余年,我国对此手术的经验尚不充分,而且尚需进一步观察、评价其应用价值。当前,对施行此手术,一定要掌握好适应证。

(一)适应证

适应于上、中部胃癌的下列情况。

(1)肿瘤广泛浸润,如 Borrmann4 型胃癌。

(2)肿瘤直接浸至周围脏器。

(3)胃周淋巴性(包括淋巴结与淋巴管)癌侵袭胃周脏器。

(4)大、小网膜与横结肠系膜有少数播散性癌结节。

(二)麻醉

全麻。

(三)体位

仰卧位,左肩胛下垫高。

(四)切除范围

(1)胃中部癌未侵及食管者,切除范围包括全部大网膜、横结肠及其系膜、胰、脾,有时尚合并切除左肝、左肾、左肾上腺和全胃的整块切除(图 3-51)。

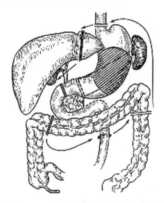

图 3-51 胃中部癌的切除范围

(2)胃上部癌已侵及食管者,除切除上述脏器外,尚需行胸腹联合切口,合并切除一段食管(图 3-52)。

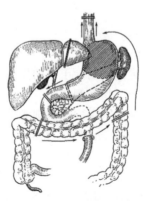

图 3-52 胃上部癌的切除范围

(五)手术步骤

(1)切口为了获得更开阔的切口,常用下述2种切口:①经左第6或第7肋间上腹横斜切口,上方至腋中线或腋后线;②经左第7肋间上腹横斜切口,再加上腹正中切口,切口呈倒"T"形(图3-53)。

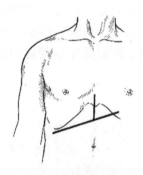

图3-53　倒"T"切口

(2)切除横结肠及其系膜将横结肠提起,使其系膜略呈紧张、平展状。从横结肠右侧开始,向中结肠动、静脉根部,再转向横结肠脾曲,剪开横结肠系膜,在中结动静脉干处结扎之。在血运分界线清楚处切断横结肠(图3-54)。左、右侧结肠切断端消毒,隔离放置。

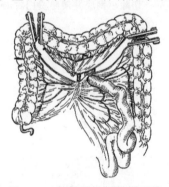

图3-54　切断横结肠及其系膜

(3)清除肠系膜根部从胰腺钩突部分离肠系膜上静脉。将中结肠动、静脉结扎、切断,从下方把胰体与肠系膜上静脉充分分离(图3-55)。

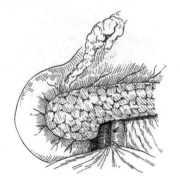

图3-55　清除肠系膜根部淋巴结

（4）清除幽门下淋巴结，在胃网膜右动、静脉根部结扎、切断。

（5）切除小网膜，清除贲门右淋巴结将胃向下方牵拉，从肝十二指肠韧带左侧开始，将小网膜附着于肝下缘处用电刀切断。遇有血管时，结扎、切断，上方直达贲门部。再从贲门右侧将其壁侧腹膜分开，食管腹段得以分离清楚（图 3-56）。

（6）清除肝十二指肠韧带前方淋巴结及脂肪组织，根部切断胃右动脉和右静脉。

（7）切断十二指肠，在幽门轮下方，用电刀切断十二指肠（图 3-57）。

（8）清除肝总动脉干、胃左动脉干、腹腔动脉周围淋巴结。清除操作略。清除完毕状如（图 3-58）所示。

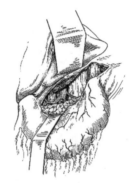

图 3-56　切除小网膜并清除贲门右淋巴结

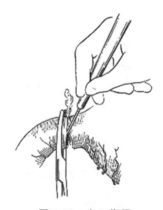

图 3-57　十二指肠

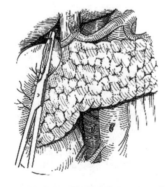

图 3-58　清除肝总动脉干、胃左动脉干、腹腔动脉周围淋巴结

（9）切断胰体与处理胰腺切断端。

（10）游离左肾、左肾上腺及清除主动脉周围淋巴结将切除的胰体尾和脾往右上腹翻转提起。把被覆于膈肌与左肾的腹膜,从左肾外侧与壁腹膜间用电刀做弧形切开(图 3-59),下方应达降结肠外侧。然后,术者将手指插入膈肌与左肾脂肪囊之间(图 3-60)。把左肾与肾上腺从膈肌与腰方肌分离起来,此时可直视腹后壁,几乎无出血,在左肾下极处清除干净输尿管周围的脂肪组织(图 3-61)。胰、脾、横结肠脾曲均浅置于术野。将胰体尾部和脾从结肠脾曲处分离切断。清除主动脉周围淋巴结,特别是主动脉左侧和左肾静脉上方的淋巴结。这里所说的主动脉周围淋巴结主要指分布于腹腔动脉与肠系膜上动脉根部的淋巴结(图 3-62)。上中部胃癌时,主动脉左侧与左肾静脉上方的转移率较高,故予强调。清除完毕,将左肾放回原位(图 3-63)。如果左肾上腺被癌侵及或左肾静脉周围淋巴结有明显转移,可合并切除左肾上腺或左肾。最后清除食管周围组织,切断食管,移去"整块"切除标本。

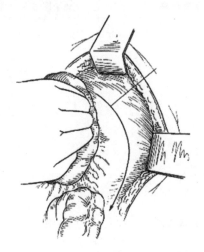

图 3-59　切开左肾、肾上腺外侧腹膜

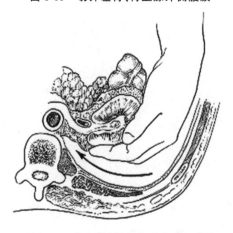

图 3-60　从左肾、肾上腺后方进行分离

(11)消化道重建术一般多采用食管-空肠 Roux-en-Y 型重建法。唯结肠吻合应通过空肠系膜行空肠后结肠对端吻合。结肠吻合口位于空肠系膜的左侧(图 3-64)。

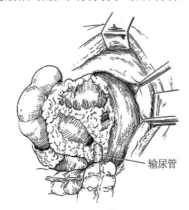

图 3-61　左肾、肾上腺已分离起来

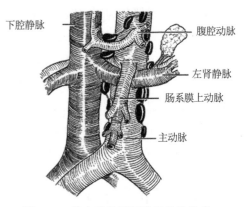

图 3-62　腹主动脉周围淋巴结的分布

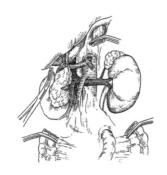

图 3-63　淋巴结清除完毕，左肾放回原处

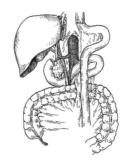

图 3-64　Roux-en-Y 型消化道重建术

(吕春雨)

麻醉管理与疼痛控制篇

第四章　麻醉学基础

第一节　病情评估与麻醉用药

麻醉前病情评估主要针对以下情况：①次日进行的选择性住院手术；②当天的手术室外和日间手术；③急症手术；④重大和特殊手术。手术患者较多的医院开设麻醉科门诊评估，多数医院在手术前一天由麻醉医师访视患者。

一、麻醉前访视与检查

(一)复习病史

1.现病史

通过查阅病历及与患者本人谈话，充分了解目前存在的外科问题，以及本次手术的部位、方式、目的、时间及出血程度。同时掌握患者当前的健康状况，是否妊娠，以及当前是否并存内科疾病，如糖尿病、高血压、心脏疾病、哮喘、慢性支气管炎、阻塞性睡眠呼吸暂停综合征、甲状腺功能亢进及神经精神系统疾病。明确是否已接受治疗以及接受何种治疗，疗效如何。最后对器官功能状态做出评估。

2.既往麻醉手术史

以往使用的麻醉药物、麻醉方法、麻醉效果及是否出现麻醉相关并发症、后遗症及麻醉药物过敏史。同时应了解既往麻醉期间是否出现过危险情况，如困难气道、恶性高热等。此外，询问以往手术方案，评估其可能对本次麻醉造成的影响。

3.家族史

家族遗传病及治疗情况。

4.个人史

运动耐力、吸烟饮酒史和过敏史。

(二)调整术前治疗用药

注意术前使用的治疗用药持续时间和用药剂量、不良反应及药物过敏史。关注术前用药对麻醉的影响，是否需要调整用药剂量或停止用药。包括术前是否使用违禁药物及饮酒情况。

(三)体格检查

体格检查包括生命体征，体温，呼吸音、呼吸频率及幅度，心脏听诊情况，神经及精神状态，营养发育状况，全身有无水肿、贫血、发绀及瘀斑。全身麻醉(简称全麻)患者应重点关注张口度，头面、颈、胸、腹有无发育不全或畸形,颈椎及下颌关节活动度等;椎管内麻醉患者应注意脊柱有无畸形及压痛,穿刺部位有无感染等。

(四)实验室常规检查

1.血、尿常规

重点了解患者白细胞、血红蛋白及血小板计数。了解患者是否存在感染、贫血及凝血功能异常等情况。

2.生化检查

了解肝肾功能,根据肝肾功能决定麻醉药物的选择及使用。明确血钾、血钠、血钙及血糖浓度,防止因电解质紊乱导致恶性心律失常的发生,合理选择平衡盐液体进行术中补液。

3.凝血功能检查

凝血酶原时间延长超过 3 秒或活化部分凝血活酶时间延长超过 10 秒,则禁忌椎管内麻醉。

4.胸部 X 线检查、心电图

了解患者心肺情况,对有无气管狭窄或移位,肺部通气、换气功能,心电生理活动及心肌缺血做出初步判断。

(五)特殊检查

如若患者当前并存内科疾病或存在体格检查及实验室常规检查的异常,则应进行相关特殊检查。

1.心血管系统

24 小时动态心电图、超声心动图、冠状动脉造影、心肌酶谱及肌钙蛋白、心房利尿钠肽等。

2.呼吸系统

肺量计检查、动脉血气分析、胸部 CT 检查等。

3.内分泌系统

甲状腺功能,血、尿儿茶酚胺水平等。

二、麻醉危险性估计

(一)麻醉前评估

根据麻醉前访视结果,对患者麻醉前全身状态及麻醉手术耐受力进行全面评估。

(二)麻醉危险因素

造成麻醉死亡的关键在于麻醉处理,即指外科医师和麻醉科医师在术前是否能将患者的全身情况进行充分评估,尽可能纠正或稳定器官功能状态,使患者术前达到最佳状态。但围术期常常存在某些不能被纠正的因素,特别需要在围术期麻醉处理中加以重视。

(三)围术期很难纠正的危险因素

(1)年龄因素:新生儿或婴幼儿,以及高龄患者。

(2)医疗设备及医护人员的诊疗水平。

(3)疾病本身的严重程度及手术类型。

(四)病理性危险因素

具体如下:①心血管系统疾病;②呼吸系统疾病;③肝脏疾病;④肾脏疾病;⑤内分泌系统疾病;⑥血液疾病;⑦神经及精神系统疾病;⑧感染性疾病;⑨水、电解质和酸碱平衡失调;⑩急症患者病情估计。

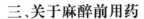

三、关于麻醉前用药

麻醉前用药的目的:①减轻患者紧张和焦虑情绪,有助于全麻诱导平稳及提高机体对局部麻醉药的耐受性。②降低代谢,提高痛阈,减少麻醉药剂量。③减少腺体分泌,保持术中呼吸道通畅。④抑制交感和迷走神经反射,降低应急反应。⑤预防和减轻麻醉药的不良反应。

(一)常用麻醉前用药

常用抗胆碱能药物有阿托品、东莨菪碱和格隆溴铵,近年也使用戊乙奎醚。使用药物时根据对心血管、呼吸、脑和胃肠道的药理作用结合患者情况选用。

1.阿托品

主要药理作用是减少腺体分泌和治疗严重心动过缓。阿托品可降低胆道和输尿管平滑肌张力,预防吗啡引起的平滑肌痉挛。治疗剂量的阿托品使膀胱底部平滑肌松弛,而膀胱括约肌收缩,因此,可能引起尿潴留。阿托品局部应用可使瞳孔扩大和睫状肌麻痹,可调节麻痹。阿托品的扩瞳和调节麻痹作用时间较长,可持续 7～14 天。阿托品主要在肝脏代谢,其血浆蛋白结合率为 50%,分布半衰期为 1 分钟,消除半衰期为 140 分钟,稳态分布容积大,50%以原型排出体外,部分可经肾小管主动分泌而排出,有 30%的阿托品经酶分解成无活性托品醇和托品酸再由尿排出,微量原型经汗腺和乳汁排出。阿托品对心脏和支气管平滑肌的作用特别强,是治疗心动过缓最有效的抗胆碱能药物。

2.东莨菪碱

东莨菪碱抑制腺体分泌作用比阿托品更强,对中枢神经系统的作用也更强,临床剂量通常可导致瞌睡和健忘,也可能出现不安或谵妄。东莨菪碱对网状激活系统的抑制作用较阿托品强 100 倍,对大脑皮质的其他部位也有抑制,从而能够产生镇静和遗忘作用。东莨菪碱的消除半衰期为 1.6～3.3 小时,分布容积为 1.2～2.7 L/kg,在体内主要经肝脏代谢,仅 1%以原型经肾脏排出体外。东莨菪碱可以用来预防情绪障碍和术后恶心、呕吐,但是可能会伴有眼睛、膀胱、皮肤和精神方面的不良反应。东莨菪碱与阿托品和格隆溴铵相比,镇静作用最强且时效长,小剂量东莨菪碱(0.3～0.5 mg)肌内注射有明显的镇静作用,镇静可能是麻醉前用药期望的效果,但可能影响短时间手术的术后苏醒。另外东莨菪碱还有预防晕动病的作用。脂溶性特点使之可以经皮吸收。因为东莨菪碱对眼的作用明显,最好避免用于闭角型青光眼患者。

3.格隆溴铵

格隆溴铵是四级结构,因此不能通过血-脑屏障,通常对中枢神经系统和眼睛没有作用。格隆溴铵无镇静作用,能够暂时抑制唾液腺和呼吸道分泌,抑制唾液腺分泌作用较阿托品强 2 倍多,静脉注射后心率通常加快,但肌内注射后心率不会加快。格隆溴铵作用时间(2～4 小时)比阿托品(30 分钟)长。

4.戊乙奎醚

戊乙奎醚商品名为长托宁,选择性作用于 M_1、M_3 和 N_1、N_2 亚型受体,对于 M_2 亚型无明显作用,能够通过血-脑屏障进入脑内,作用于中枢神经系统。治疗剂量的戊乙奎醚能较好地拮抗有机磷毒物中毒引起的中枢中毒症状和外周的毒蕈碱样中毒症状,但是由于对 M_2 受体无明显作用,因而无心率增快等不良反应。

(二)麻醉前用药注意事项

1.剂量和用法

麻醉前用药应包括镇静、镇痛和减少腺体分泌三方面药物的组合。

(1)椎管内麻醉和神经阻滞:肌内注射咪达唑仑 0.07～0.10 mg/kg。

(2)全麻:肌内注射咪达唑仑 0.07～0.10 mg/kg,阿托品 0.01 mg/kg 或东莨菪碱 0.007 mg/kg。

(3)小儿麻醉前用药剂量:肌内注射阿托品 0.01 mg/kg 或东莨菪碱 0.007～0.010 mg/kg

2.注意事项

(1)年老体弱、全身情况欠佳者,应减少用药剂量。危重和休克者不用镇静药和镇痛药。

(2)年轻、体壮、情绪紧张的患者应适当增加剂量。

(3)呼吸功能不全、颅内高压的患者及产妇禁用麻醉性镇痛药。呼吸道炎症分泌物较多的患者避免用抗胆碱药。

(4)小儿麻醉前用药可依不同麻醉方法及患儿年龄决定麻醉前用药及给药途径。<6 kg 的婴儿无需麻醉前用药,>6 kg 的小儿可于麻醉前 20 分钟口服咪达唑仑 0.5 mg/kg。抗胆碱药已不作为麻醉前常规用药,必要时可在诱导时静脉给药。

（孙晋玉）

第二节 麻醉与围术期监护

围术期患者的监测是麻醉学的一个重要组成部分。麻醉医师应掌握常用的围术期监测方法,了解其临床意义,并在围术期对患者进行实时监测,对患者的病情做出正确判断与处理,保证手术安全,促进术后良好转归。

一、呼吸功能监测

呼吸功能监测对麻醉安全和围术期危重患者地处理至关重要,应充分了解各呼吸监测指标的临床意义,指导气道管理、呼吸治疗和机械通气。

(一)通气量监测

通气量监测包括潮气量、通气量、补吸气量、补呼气量、余气量、肺活量、功能余气量、肺总量等。临床上在用仪器测定同时应观察患者胸、腹式呼吸运动,包括呼吸频率、呼吸幅度及有无呼吸困难等,结合监测指标进行判断。

1.潮气量与每分钟通气量

潮气量为平静呼吸时一次吸入或呼出的气量。正常成年人为 6～8 mL/kg。潮气量与呼吸频率的乘积为分钟通气量,正常成年人为 5～7 L/min。

临床意义:酸中毒可通过兴奋呼吸中枢而使潮气量增加,呼吸肌无力、CO_2 气腹、支气管痉挛、胸腰段硬膜外阻滞(麻醉平面超过 T_8)等情况可使潮气量降低。机械通气时通过调整潮气量与呼吸频率,维持正常分钟通气量。监测吸入和呼出气的潮气量,若两者相差 25% 以上,提示回路漏气。

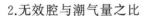

2.无效腔与潮气量之比

(1)解剖无效腔:上呼吸道至呼吸性细支气管以上的呼吸道内不参与气体交换,将这部分呼吸道的容积称为解剖无效腔。正常成人约150 mL,占潮气量的1/3。随着年龄的增长,解剖无效腔也有所增加。支气管扩张也使解剖无效腔增加。

(2)肺泡无效腔:由于肺泡内血流分布不均,进入肺泡内的部分气体不能与血液进行气体交换,这一部分肺泡容量称为肺泡无效腔。肺泡内肺内通气/血流(V/Q)比率增大使肺泡无效腔增加。

(3)生理无效腔:解剖无效腔和肺泡无效腔合称为生理无效腔。健康人平卧时生理无效腔等于或接近解剖无效腔。

(4)机械无效腔:面罩、气管导管、麻醉机、呼吸机的接头和回路等均可使机械无效腔增加。小儿通气量小,机械无效腔对其影响较大。机械通气时的潮气量过大,气道压力过高也影响肺内血流灌注。

3.肺活量

肺活量约占肺总量的3/4,和年龄成反比,男性大于女性,反映呼吸肌的收缩强度和储备力量。可用小型便携式的肺量计床边测定。临床上通常以实际值/预期值的比例表示肺活量的变化,≥80%则表示正常。肺活量与体重的关系是30~70 mL/kg,若减少至30 mL/kg以下,清除呼吸道分泌物的功能将会受到损害,当减少至10 mL/kg时,必然导致CO_2分压($PaCO_2$)持续升高。神经-肌肉疾病可引起呼吸功能减退,当肺活量减少至50%以下时,可出现CO_2潴留。

(二)呼吸力学监测

呼吸力学监测以物理力学的观点和方法对呼吸运动进行研究,是一种以压力、容积和流速的相互关系解释呼吸运动现象的方法。

1.气道阻力

呼吸道阻力由气体在呼吸道内流动时的摩擦和组织黏性形成,反映压力与通气流速的关系。其主要来源是大气道的阻力,小部分为组织黏性阻力。正常值为0.1~0.3 kPa/(L·s)[1~3 cmH₂O/(L·s)],麻醉状态可上升至0.9 kPa/(L·s)[9 cmH₂O/(L·s)]。气道内压力出现吸气平台时,可以根据气道压力和平台压力之差计算呼吸道阻力。

临床意义:机械通气中出现气道阻力突然降低或无阻力最常见的原因是呼吸回路漏气或接头脱落。气道阻力升高常见于以下情况。①机械原因引起的梗阻:包括气管导管或螺纹管扭曲打折,呼吸活瓣粘连等。②呼吸道梗阻:气管导管位置异常、气管导管梗阻。③气道顺应性下降:胸顺应性下降(如先天性漏斗胸、脊柱侧弯,后天性药物作用或恶性高热)或肺顺应性下降(包括肺水肿、支气管痉挛和气胸)。

2.肺顺应性

肺顺应性的影响因素有胸廓和肺组织弹性,是表示胸廓和肺扩张程度的一个指标,反映潮气量和吸气压力的关系($\Delta V/\Delta P$)。常用单位为mL/cmH₂O。实时监测吸气压力-时间曲线可估计胸部顺应性。

(1)动态顺应性:潮气量除以气道峰压与呼气末正压之差,正常值是40~80 mL/cmH₂O。

(2)肺静态顺应性:潮气量除以平台压与呼气末正压之差,正常值是50~100 mL/cmH₂O。在肺浸润性病变、肺水肿、肺不张、气胸、支气管内插管或任何引起肺静态顺应性减少的患者中,静态顺应性均会下降。

3.呼吸波形监测

（1）压力-容量环（pressure-volume loop，P-V 环）是指受试者进行平静呼吸或接受机械通气时，监测仪描绘的一次呼吸周期内潮气量与相应气道压力相互关系的曲线环，反映压力和容量之间的动态关系。实时监测压力-容积曲线可评估胸部顺应性和气道阻力。不同通气方式的 P-V 环形态不同（图 4-1）。P-V 环可估计胸肺顺应性，P-V 环向左上方移动，说明肺顺应性增加，向右下移动说明肺顺应性减少。

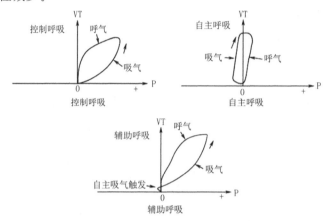

图 4-1　不同通气方式的 P-V 环

如果 P-V 环起点与终点间有一定距离则提示有漏气。若发现呼吸异常情况，气道压力显著高于正常，而潮气量并未增加，则提示气管导管已进入一侧支气管内。纠正后，气道压力即恢复正常。如果气管导管扭曲，气流受阻时，P-V 环上可见压力急剧上升，而潮气量减少。双腔导管在气管内的位置移位时，P-V 环上可发生气道压力显著升高，而潮气量无变化。

（2）流量-容量环（flow-volume loop，F-V 环）：F-V 环又称阻力环，显示呼吸时流量和容量的动态关系。其正常图形也因麻醉机和呼吸机的不同而稍有差异。图 4-2 为典型的 F-V 环。

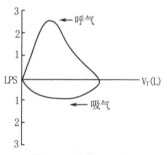

图 4-2　正常 F-V 环

呼气流量波形变化可反映气道阻力变化。支气管痉挛患者使用支气管扩张药物后，呼气流量明显增加，且波形下降，曲线较平坦，说明疗效好。

F-V 环可检测呼吸道回路有无漏气。若呼吸道回路漏气，则 F-V 环不能闭合，呈开放状，或面积缩小。双腔导管在气管内位置移位，阻力环可立即发生变化，呼气时流速减慢和阻力增加。若单肺通气时，气流阻力过大，流速过慢，致使呼气不充分，可有内源性呼气末正压，阻力环上表现为持续的呼气气流。

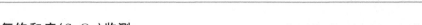

(三)血氧饱和度(SpO_2)监测

1.原理

SpO_2是血液中与氧结合的血红蛋白的容量占全部可结合的血红蛋白容量的百分比。脉搏SpO_2是根据血红蛋白的光吸收特性而设计的,氧合血红蛋白和去氧合血红蛋白对这两种光的吸收性截然不同。氧合血红蛋白吸收更多940 nm红外光,让660 nm红光透过;去氧合血红蛋白吸收更多660 nm红光,让940 nm红外光透过。在探头一侧安装上述两波长光线的发射装置,探头另一侧安装感光装置,通过感知透过的光量,计算后得到连续的SpO_2分析测定。SpO_2与血氧分压(PaO_2)密切相关,临床上有助于早期发现低氧血症。正常情况下$SpO_2>95\%$,如SpO_2在$91\%\sim95\%$之间则提示缺氧情况存在,如$SpO_2<91\%$为明显缺氧。

2.临床意义

(1)监测氧合功能:可评估PaO_2,避免创伤性监测。新生儿处于相对低氧状态,其PaO_2在氧离曲线的陡坡段,因此SpO_2可以作为新生儿氧合功能监测的有效指标,指导新生儿气道处理和评价呼吸复苏效果。给予氧疗时,可根据SpO_2调节吸入气中的氧浓度分药(FiO_2),避免高氧血症的有害作用。

(2)防治低氧血症:连续监测SpO_2,一旦其数值下降至95%以下,即有报警显示,可以及时发现各种原因引起的低氧血症。

(3)判断急性哮喘患者的严重程度:哮喘患者的SpO_2和PaO_2的相关性较正常值小($r=0.51$),甚至可呈负相关($r=-0.88$)。另一方面,有研究发现SpO_2和呼气最高流速相关性良好($r=0.584$)。因而,对判断急性哮喘患者的危险性,SpO_2仅提供一个简单的无创指标。同时根据观察重度哮喘患者发生呼吸衰竭,$PaO_2<8.0$ kPa(60 mmHg),$PaCO_2>6.0$ kPa(45 mmHg)时的SpO_2变化,提出若急性重度哮喘患者的$SpO_2>92\%$时,则发生呼吸衰竭的可能性小的观念。

3.影响因素

(1)氧离曲线:氧离曲线为S形,在SpO_2处于高水平时(即相当氧离曲线的平坦段),SpO_2不能反映PaO_2的同等变化。此时虽然PaO_2已经明显升高,但SpO_2的变化却非常小。即当PaO_2从8.0 kPa(60 mmHg)上升至13.3 kPa(100 mmHg)时,SpO_2从90%升至100%,仅增加了10%。当SpO_2处于低水平时,PaO_2的微小变化即可引起SpO_2较大幅度的改变。此外,氧离曲线在体内存在很大的个体差异。研究表明SpO_2的95%的置信区间为4%左右,所以当SpO_2为95%时,其所反映的PaO_2值可以从8.0 kPa(60 mmHg)至21.3 kPa(160 mmHg)。其区间可变的幅度很大,因此SpO_2值有时并不能反映真实的PaO_2。

(2)血红蛋白:脉搏-血氧饱和度监测仪是利用血液中血红蛋白对光的吸收来测定SpO_2,如果血红蛋白发生变化,就可能会影响SpO_2的准确性。

(3)血流动力学变化:SpO_2的测定基于充分的皮肤动脉灌注。危重患者,其心排血量减少,周围血管收缩以及低温时,监测仪将难以获得正确信号。

(4)其他:有些情况下SpO_2会出现误差。严重低氧,氧饱和度低于70%;某些色素会影响测定,皮肤太黑、黄疸、涂蓝或绿色指甲油等,胆红素$>342\ \mu mol/L$(20 mg/dL),SpO_2读数降低;红外线及亚甲蓝等染料均使SpO_2降低;贫血(Hb<5 g/dL)及末梢灌注差时可出现误差,SpO_2读数降低。

4.注意事项

(1)根据年龄、体重选择合适的探头,放在相应的部位。手指探头常放在示指,使射入光线从指甲透过,固定探头,以防影响结果。

(2)指容积脉搏波显示正常,SpO_2 的准确性才有保证。

(3)如手指血管剧烈收缩,SpO_2 无法显示,可用热水温暖手指,或用1％普鲁卡因2 mL封闭指根,往往能再现 SpO_2。

(四)呼气末二氧化碳($P_{ET}CO_2$)监测

1.原理和测定方法

CO_2 的弥散能力很强,动脉血与肺泡气中的 CO_2 分压几乎完全平衡。所以肺泡的 $PaCO_2$ 可以代表动脉血 $PaCO_2$。呼气时最后呼出的气体(呼气末气体)应为肺泡气体。故 $P_{ET}CO_2$ 应能反映 $PaCO_2$ 的变化。从监测 $P_{ET}CO_2$ 间接了解 $PaCO_2$ 的变化,具有无创、简便、反应快等优点。现临床上最常用的方法是用红外线 CO_2 监测仪,可以连续监测呼吸周期中 CO_2 的浓度。

2.波形分析

测定呼出气体中的 CO_2 值并进行波形分析,是确定气管导管位置最可靠的方法,也可用于评估呼吸及诊断多种呼吸病理情况。

患者肺功能正常时,由于存在少量肺泡无效腔,$P_{ET}CO_2$ 通常较 $PaCO_2$ 低 $0.1\sim0.7$ kPa($1\sim5$ mmHg)。凡是增加肺泡无效腔的因素都能增加 $P_{ET}CO_2$ 和 $PaCO_2$ 的差值。

在波形不变的情况下,$P_{ET}CO_2$ 逐渐升高可能与分钟通气量不足、CO_2 产量增加或腹腔镜手术时气腹所致 CO_2 吸收有关;若同时伴有基线抬高提示有 CO_2 重复吸入,见于麻醉呼吸回路中活瓣失灵、CO_2 吸收剂耗竭。$P_{ET}CO_2$ 过低主要是肺通气过度或输入肺泡的 CO_2 减少。$P_{ET}CO_2$ 突然降至零或极低水平多提示有技术故障,如取样管扭曲、气管导管或呼吸回路脱落、呼吸机或 CO_2 分析仪故障等;$P_{ET}CO_2$ 突然降低但不到零,若气道压力同时降低多见于呼吸管道漏气,若气道压力升高多考虑呼吸管道梗阻;$P_{ET}CO_2$ 在短期内($1\sim2$ 分钟)逐渐降低,提示有肺循环或肺通气的突然变化,如心搏骤停、肺栓塞、严重低血压和严重过度通气等;$P_{ET}CO_2$ 逐渐降低,曲线形态正常多见于过度通气、体温降低、全身或肺灌注降低。

3.临床意义

主要的临床意义如下:①反映 $PaCO_2$。②监测机械通气时的通气量。③发现呼吸意外和机械故障。呼吸管道脱落是机械呼吸时最常见的意外。呼吸管道漏气、阻塞或脱落以及活瓣失灵时,CO_2 波形变化或消失。④反映循环功能变化。⑤确定气管导管位置。⑥体温升高和代谢增加时,$P_{ET}CO_2$ 升高是早期发现恶性高热的最敏感的监测指标。⑦心肺复苏时,若 $P_{ET}CO_2\geqslant1.3$ kPa(10 mmHg),说明已有充分的肺血流,复苏应继续进行;若 $P_{ET}CO_2<1.3$ kPa(10 mmHg)提示复苏未获成功。

二、心电图监测

心电图监测可监测麻醉期间可能出现的各种心律失常和心肌缺血,以便及时有效地采取处理措施,防止严重事件的发生。

麻醉期间常用的导联有标准Ⅱ导联和胸导联 V_5。标准Ⅱ导联因为易见P波,便于发现心律失常,也可发现下壁缺血。V_5 导联用来监测心肌缺血,因为大部分左室心肌多在 V_5 导联下。五导联系统用于监测有术中发生心肌缺血风险较大的患者,同时监测Ⅱ导联和 V_5 导联,这种组合发现术中心肌缺血的敏感度可为80％～96％,而单独进行 V_5 导联监测敏感度只有75％～80％,单独进行Ⅱ导联监测只有18％～33％。

(一)正常心电图

正常心电图包括 P 波、P-R 间期、QRS 波群、ST 段、T 波、Q-T 间期和 U 波等。

1.P 波

P 波为心房除极波,时间一般<0.11 秒。

2.P-R 间期

从 P 波的起点到 QRS 波群起点,代表心房开始除极到心室开始除极的时间,成年人的 P-R 间期为 0.12～0.20 秒,其长短与心率有关,心率快则 P-R 间期相应缩短。老年人及心动过缓者, P-R 间期可略延长,但不超过 0.22 秒。

3.QRS 波群

心室完全除极的过程,时间为 0.06～0.10 秒。

4.ST 段

自 QRS 波群终点至 T 波起点。正常 ST 段为等电位线,可有轻度向上或向下偏移,但一般下移不超过 0.05 mV,抬高在 V_1、V_2 不超过 0.3 mV,V_6 不超过 0.5 mV,其他导联不超过 0.1 mV。

5.T 波

心室复极波,通常为 ST 段后出现的钝圆且占时较长的波。

6.Q-T 间期

心室除极和复极过程所需时间,正常为 0.32～0.44 秒。

7.U 波

T 波之后 0.02～0.05 秒出现的振幅很小的波,与 T 波方向一致。

(二)临床意义

1.术前心电图检查意义

(1)可诊断心律失常:如心动过速或心动过缓,室性和室上性心律等。

(2)对诊断缺血性心脏病如心肌缺血或心肌梗死有重要价值。

(3)可判断心脏扩大:如高血压常伴有左心室肥大,左心室扩大提示二尖瓣狭窄。

(4)诊断心脏传导阻滞:窦房或房室传导阻滞,决定是否要安置起搏器。

(5)对诊断电解质紊乱和某些药物影响有一定意义;如低钾血症和洋地黄影响。

(6)有助于心包疾病的诊断:如心包炎和心包积液等。

2.围术期及重症监护室(intensive care unit,ICU)心电图监测意义

(1)持续显示心电活动,及时发现心率变化。

(2)持续追踪心律,及时诊断心律失常。

(3)持续观察 ST 段、U 波等变化,及时发现心肌损害与缺血以及电解质紊乱等变化。

(4)监测药物对心脏的影响,作为决定用药剂量的参考和依据。

(5)判断心脏起搏器的功能,评估心脏起搏器的功能和药物治疗的效果等。

三、常见心律失常心电图表现

(一)窦性心动过缓

心率<60 次/分,心律规则,Ⅰ、Ⅱ、aVF 导联 P 波直立。一般不需要处理,心率缓慢进行性加重或患者合并甲状腺功能低下、心肌梗死或心肌缺血,血流动力学不稳定。

（二）窦性心动过速

心率＞100 次/分，心律规则，Ⅰ、Ⅱ、aVF 导联 P 波直立。一般不做处理，如增加心肌氧耗有导致心肌缺血、心肌梗死或严重心律失常的危险。

（三）房性心动过速

起源于窦房结以外部位，频率＞100 次/分，节律规整的为房性心律失常。心电图上有 P 波，心房率 150～220 次/分，QRS 波规律出现，波宽正常。房室结对快速的心房率可能下传也可能阻滞，因此 P 波数与 QRS 波数不一致，形成房性心动过速伴房室传导阻滞。引发原因包括洋地黄中毒、心肌病、心肌缺血或病态窦房结综合征。

（四）房扑

心房活动呈规律的锯齿状扑动波，频率 220～350 次/分。

（五）心房颤动

P 波消失，代之以形态、振幅、间期完全不等的心房颤动波，频率 350～500 次/分；心室率为 60～180 次/分，不超过 200 次/分，节律绝对不规则；如无室内差异性传导，QRS 波形态正常。麻醉期间对心房颤动的管理应以控制心室率为主。

（六）室性心动过速

连续出现的室性期前收缩，QRS 宽大畸形。若心室率过快，影响心室充盈，可导致心排血量降低，血压降低，是心室颤动及心搏骤停的先兆。

（七）心室颤动

QRS-T 波消失，代之以方向、形态、振幅大小无规则的波形，无等电位线，心率 250～500 次/分。须立即除颤行心肺复苏。

（八）房室传导阻滞

按阻滞程度分为以下几种。

（1）一度房室传导阻滞，心律规则，每个 P 波后均有正常波形的 QRS 波，P-R 间期＞0.2 秒。

（2）二度Ⅰ型房室传导阻滞，心房率规则，QRS 波型正常，P-R 间期进行性延长终致脱落。

（3）二度Ⅱ型房室传导阻滞，多存在器质性损害，心电图上可表现为比例规律或不规律的窦房传导阻滞，或多于一个的连续脱落，脱落前的 P-R 间期保持固定，可不延长或略延长。

（4）二度房室传导阻滞，又称完全性房室传导阻滞，指全部的心房激动都不能传导至心室，其特征为心房与心室的活动各自独立、互不相干，且心房率快于心室率。严重的二度Ⅱ型和二度房室传导阻滞可使心室率显著减慢。当伴有明显症状如晕厥、意识丧失、阿-斯综合征发作时，需要植入起搏器治疗，以免发生长时间心脏停搏，可能会有生命危险。

四、循环功能监测

（一）心率和脉搏监测

心率监测是简单和创伤性最小的心脏功能监测方法。心电图是最常用的方法。心电图对心率的测定依赖于对 R 波的正确检测和 R-R 间期的测定。手术中应用电刀或其他可产生电噪声的设备可干扰心电图波形，影响心率的测定。起搏心律可影响心电图测定，当起搏尖波信号高时，监护仪可能错误地将其识别为 R 波用于心率计算。高的 T 波也可产生同样的干扰。

脉率的监测与心率相比，主要的区别在于电去极化和心脏收缩能否产生可触摸的动脉搏动。心房颤动患者由于 R-R 间期缩短影响心室充盈，心排血量降低，导致感觉不到动脉搏动，心率与

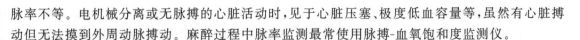

脉率不等。电机械分离或无脉搏的心脏活动时,见于心脏压塞、极度低血容量等,虽然有心脏搏动但无法摸到外周动脉搏动。麻醉过程中脉率监测最常使用脉搏-血氧饱和度监测仪。

(二)动脉血压

动脉血压可反映心脏收缩力、周围血管阻力和血容量的变化,是麻醉期间重要的基础监测项目。测量方法分无创性和有创性动脉血压测量。

1.无创性动脉血压测量(间接测压)

目前麻醉期间广泛使用自动化间断无创血压测量。麻醉期间测量间隔时间一般至少每 5 分钟一次,并根据病情调整。测量时须选择合适的袖套宽度(一般为上臂周径的 1/2,小儿袖套宽度须覆盖上臂长度的 2/3)。袖套过大可导致测量血压偏低,反之测量血压偏高。一般来讲,低血压[通常收缩压<10.7 kPa(80 mmHg)]反映麻醉过深、有效血容量不足或心功能受损等;高血压[通常收缩压>24.0 kPa(180 mmHg)]反映麻醉过浅、容量超负荷或高血压病等。低温、外周血管强烈收缩、血容量不足及低血压时会影响测量结果。

2.有创动脉压测量(直接测压)

(1)适应证:适用于各类危重患者、心脏大血管手术及颅内手术患者、需反复测动脉血气的患者、严重低血压休克患者以及应用血管活性药物需连续测量血压的患者。

(2)穿刺置管途径:最常用的动脉穿刺部位为左侧桡动脉。以往桡动脉穿刺置管前须进行 Allen 试验,以了解尺动脉侧支循环情况。现临床很少用 Allen 试验,因为 Allen 试验在预测桡动脉置管后缺血并发症方面的价值受到质疑,通过荧光素染料注射法或体积描记图测定发现 Allen 试验结果与远端血流没有直接关系。若怀疑手部血流较差可用超声多普勒测定尺动脉血流速度。此外,腋、肱、尺、股、足背和颞浅动脉均可直接穿刺置管测压。

(3)置管技术:一般选择经皮动脉穿刺置管,特殊情况下也可直视穿刺置管。经皮穿刺置管常选用左侧桡动脉,成人用 20 G 外套管针,患者左上肢外展,腕部垫高使腕背伸,消毒铺巾。穿刺者左手摸清动脉波动位置,右手持针,针体与皮肤成 30°~45°,针尖抵达动脉可见针芯内有鲜红血液,将套管针放平减少其与皮肤夹角后,继续进针约 2 mm,使外套管也进入动脉,此时一手固定针芯,另一手捻转推进外套管,在无阻力的情况下可将外套管置入动脉腔内。然后拔出针芯,外套管连接压力监测装置,多为压力换能器,进行动脉压力及波形监测分析。小儿、肥胖或穿刺困难者用超声引导穿刺置管。

(4)注意事项:①有创直接血压测压较无创测压高 0.7~2.7 kPa(5~20 mmHg)。②必须预先定标零点:将换能器接通大气,使压力基线定位于零点。③压力换能器应平齐于第 4 肋间腋中线心脏水平,低或高均可造成压力误差。④压力换能器和放大器的频率应为 0~100 Hz,测压系统的谐频率和阻尼系数为 0.5~0.7。阻尼过高增加收缩压读数,同时使舒张压读数降低,而平均动脉压变化较小。仪器需定时检修和校对,确保测压准确性和可靠性。⑤测压径路需保持通畅,不能有任何气泡或凝血块。经常用肝素盐水冲洗,冲洗时压力曲线应为垂直上下,提示径路畅通无阻。⑥测压装置的延长管不宜长于 100 cm,直径应>0.3 cm,质地需较硬,以防压力衰减,同时应固定好换能器和管道。⑦注意观察:一旦发现血栓形成和远端肢体缺血时,必须立即拔除测压导管。

(5)临床意义:动脉血压反映心脏后负荷、心肌氧耗、做功及脏器和周围组织血流灌注,是判断循环功能的重要指标。组织灌注除了取决于血压外,还与周围血管阻力有关。若周围血管收缩,阻力增高,虽然血压不低,但组织血流灌注仍然不足。不宜单纯追求较高血压。

（三）中心静脉压

中心静脉压（central venous pressure，CVP）指胸腔内上腔静脉和下腔静脉即将进入右心房的位置测得的右心房内的压力，主要反映右心室前负荷，其高低与血容量、静脉张力和右心功能有关，需采取中心静脉穿刺置管的方法进行测量。

1.适应证和禁忌证

（1）适应证：严重创伤、休克及急性循环衰竭的危重患者；需长期输液、全胃肠外营养治疗或需接受大量快速输血补液的患者；心血管代偿功能不全的患者行危险性较大的手术或预期术中有血流动力学显著变化的患者；经导管安置临时起搏器的患者。

（2）禁忌证：穿刺部位感染；上腔静脉综合征，不能行上肢静脉或颈内静脉穿刺置管。近期安装过起搏器的患者慎用，凝血功能障碍患者为相对禁忌证。

2.穿刺置管方法

中心静脉导管插入到上、下腔静脉与右房交界处，常用的方法是采用经皮穿刺技术，将特制的导管通过颈内静脉、锁骨下静脉或股静脉插入至上述部位。

（1）颈内静脉穿刺置管：右颈内静脉是最常选用的穿刺部位，因右颈内静脉与右头臂静脉的角度较平直，导管易于进入，到右心房入口最近。左颈内静脉后方有胸导管，易损伤，因此一般不作为首选。

（2）锁骨下静脉穿刺置管：锁骨下静脉是中心静脉穿刺的重要部位。尤其适用于紧急容量治疗、需要长期经静脉治疗或透析患者，而不是短时间内监测。

（3）股静脉：股静脉是下肢最大静脉，位于腹股沟韧带下股动脉内侧，外侧为股神经。在无法行颈静脉和锁骨下静脉穿刺的情况下，如烧伤、外伤或者手术区域位于头颈部、上胸部等，可行股静脉穿刺。

3.CVP的监测

用一直径 0.8～1.0 cm 的玻璃管和刻有 cmH_2O 的标尺一起固定在盐水架上，接上三通开关，连接管内充满液体，排除空气泡，一端与输液器相连，另一端接中心静脉穿刺导管，标尺零点对准腋中线右心房水平，阻断输液器一端，即可测得 CVP。这种测量 CVP 装置可自行制作，操作简易，结果准确可靠。有条件的单位也可用心血管系统监护仪，通过换能器、放大器和显示仪，显示和记录数据、波形。

CVP 部分反映血容量与静脉系统容积的相称性，还可反映右心室的功能性容积。因此临床上监测 CVP 用于评估血容量和右心功能。清醒患者自主呼吸时，CVP 的正常值在 0.1～0.9 kPa（1～7 mmHg），临床上应动态观察 CVP 的变化，同时结合动脉血压综合判断。CVP 降低表示心肌收缩力增强，回心血量降低或血容量降低。如 CVP 降低同时血压升高，血管阻力不变，考虑是心肌收缩力增强；如血压降低则考虑血容量不足或回心血量减少。CVP 升高表示心肌收缩力降低，回心血量增加或血容量增加。

4.中心静脉穿刺置管注意事项

（1）判断导管插入上、下腔静脉或右房，绝非误入动脉或软组织内。

（2）导管尖端须位于右心房或近右心房的上、下腔静脉，确保静脉内导管和测压管道系统内畅通，无凝血、空气，管道无扭曲等。若导管扭曲或进入异位血管，测压则不准。

（3）因 CVP 仅为数厘米水柱，零点发生偏差将显著影响测定值的准确性，测压标准零点应位于右心房中部水平线，仰卧位时基本相当于第 4 肋间腋中线水平，侧卧位时位于胸骨右缘第 4 肋间水平。

（4）严格遵守无菌操作。

（5）操作完成后常规听诊双侧呼吸音,怀疑气胸者及 ICU 患者拍摄胸部 X 线片。

（6）穿刺困难时,可能有解剖变异,应用超声引导可提高成功率和减少并发症。

（四）肺动脉压及肺动脉楔压监测

经皮穿刺置入肺动脉 Swan-Ganz 漂浮导管,可测量右房压、右室压、肺动脉压及肺动脉楔压,用以评估左心室功能、肺循环状态、估计疾病进程及诊断治疗心律失常等。在临床应用于心脏病等危重患者或行心血管手术。

1.适应证和禁忌证

（1）适应证:肺动脉导管的置入可能引起并发症,并给患者带来较大危险,因此应充分衡量肺动脉漂浮导管在诊断和治疗中的益处与其并发症带来的危险之后谨慎应用。

（2）禁忌证:对于三尖瓣或肺动脉瓣狭窄、右心房或右心室内肿块、法洛四联症等患者一般不宜使用。严重心律失常、凝血功能障碍、近期置起搏导管常作为相对禁忌证。根据病情需要和设备及技术力量,权衡利弊决定取舍。

2.肺动脉导管置入方法

右颈内静脉是置入漂浮导管的最佳途径,导管可直达右心房,从皮肤到右心房的距离最短,操作方法易于掌握,并发症少。当颈内静脉穿刺成功后,将特制的导引钢丝插入,沿钢丝将导管鞘和静脉扩张器插入静脉,然后拔除钢丝和静脉扩张器,经导管鞘将肺动脉导管插入右心房,气囊部分充气后继续推进导管,导管通过三尖瓣进入右心室后,压力突然升高,下降支又迅速回到零点,出现典型的平方根形右室压力波形,舒张压较低。此时,使气囊完全充气,穿过肺动脉瓣进入肺动脉,最后到达嵌入位置。

3.肺动脉导管监测的临床意义

通过肺动脉导管可监测一系列血流动力学参数,包括肺动脉压(pulmonary artery pressure, PAP)、肺动脉楔压(pulmonary artery wedge pressure,PAWP)、混合静脉血氧饱和度(oxygen saturation in mixed venose blood,SvO_2)和心排血量(cardiac output,CO)。

（1）PAP:PAP 波形与动脉收缩压波形相似,但波幅较小,反映右心室后负荷及肺血管阻力的大小。正常肺动脉收缩压为 2.0～4.0 kPa(15～30 mmHg),肺动脉舒张压为 0.7～1.6 kPa (5～12 mmHg)。肺动脉平均压超过 3.3 kPa(25 mmHg)时为肺动脉高压症。PAP 降低常见于低血容量,PAP 升高多见于慢性阻塞性肺疾病、原发性肺动脉高压、心肺复苏后、心内分流等。缺氧、高碳酸血症、急性呼吸窘迫综合征、肺栓塞等可引起肺血管阻力增加而导致 PAP 升高。左心功能衰竭、输液超负荷可引起 PAP 升高,但肺血管阻力并不增加。

（2）PAWP:气囊充气后,阻断肺小动脉内前向血流,导管远端传导的是肺小动脉更远处肺毛细血管和静脉系统的压力,此时测得的肺小动脉远处的压力称为 PAWP,反映左心房和左心室舒张末压。PAWP 正常值为 0.7～1.6 kPa(5～12 mmHg),呼气末这个值近似于左心房压,与左心室舒张末容积相关,常反映肺循环状态和左心室功能;可鉴别心源性或肺源性肺水肿,判定血管活性药物的治疗效果,诊断低血容量及判断液体治疗效果等。

（3）CO:利用温度稀释法可经肺动脉导管进行心排血量的测定。将 10 mL 凉盐水从导管的中心静脉端快速匀速注入,肺动脉导管开口附近的热敏电阻将检测到温度变化,通过记录温度-时间稀释曲线分析后可测得 CO。CO 正常范围为 4～8 L/min,心指数为 2.4～4.0 L/(min・m^2)。

CO 大小受心肌收缩力、心脏的前负荷、后负荷及心率等因素影响。

(4)SvO$_2$:通过肺动脉导管测定肺动脉血中的氧饱和度为 SvO$_2$,可反映组织氧供给和摄取关系。SvO$_2$ 与 CO 的变化密切相关,吸空气时 SvO$_2$ 正常值为 75%。在脓毒血症、创伤和长时间手术等情况下,组织摄氧的能力下降,仅根据 SvO$_2$ 很难对病情作出正确判断。

4.肺动脉置管常见并发症

心律失常、气囊破裂、肺栓塞、肺动脉破裂和出血以及导管打结。

(五)心排血量监测

心排血量是反映心脏泵功能的重要指标。可判断心力衰竭和低排综合征,评估患者预后。

1.监测方法

(1)有创心排血量监测方法。

Fick 法:Fick 于 1870 年首先提出由于肺循环与体循环的血流量相等,故测定单位时间内流经肺循环的血量可确定心排血量。当某种物质注入流动液体后的分布等于流速乘以物质近端与远端的浓度差。直接 Fick 法是用氧耗量和动、静脉氧含量差来计算心排血量的,直接 Fick 法被认为是心排血量监测的金标准。在实际应用中,直接 Fick 法也有一定的误差。若导管尖端的位置不当,或者存在左向右分流时肺动脉采血的氧含量不能完全代替实际的混合静脉血氧含量。机体正常情况下有一部分静脉血流绕过肺泡经支气管静脉和心内最小静脉直接流入左心室与体循环(即右向左分流)。这部分血流占心排血量的 20%。故肺循环血量不能完全代替体循环血量。研究表明采用这种方法测出的心排血量,平均误差范围为 2.6%~8.5%。

温度稀释法:利用肺动脉导管,通过注射冷生理盐水导致的温差及传导时间计算心排血量的方法,是常用的有创心血管功能监测方法。①温度稀释法:利用 Swan-Ganz 导管施行温度稀释法测量心排血量,是创伤性心血管功能监测方法,结果准确可靠,操作简便,并发症少。②连续温度稀释法:采用物理加温作为指示剂来测定心排血量,可以连续监测心排血量。③脉搏轮廓分析连续心排血量测定:采用成熟的温度稀释法测量单次心排血量,并通过分析动脉压力波型曲线下面积与心排血量存在的相关关系,获取连续心排血量。

(2)无创或微创心排血量监测法。

生物阻抗法心排血量监测(thoracic electrical bioimpedance,TEB):TEB 是利用心动周期中胸部电阻抗的变化来测定左心室收缩时间并通过计算获得心搏量。TEB 操作简单、费用低并能动态连续观察心排血量的变化趋势。但由于其抗干扰能力差,尤其是不能鉴别异常结果是由于患者的病情变化引起,还是由于仪器本身的因素所致,另外计算心排血量时忽略了肺水肿和外周阻力的变化,因此,在危重病和脓毒症患者与有创监测心排血量相关性较差,在一定程度上限制了其在临床上的广泛使用。心阻抗血流图 Sramek 改良了 Kubicek 公式,应用 8 只电极分别安置在颈根部和剑突水平,根据生物电阻抗原理,测量胸部电阻抗变化,通过微处理机自动计算心排血量。

经食管超声心动图检查(trans-esophageal echocardiography,TEE):TEE 监测参数包括以下内容。①每搏量=舒张末期容量-收缩末期容量。②左心室周径向心缩短速率,正常值为每秒(0.92±0.15)周径。③左心室射血分数。④舒张末期面积,估计心脏前负荷。⑤根据局部心室壁运动异常,包括不协调运动、收缩无力、无收缩、收缩异常及室壁瘤,监测心肌缺血。TEE 监测心肌缺血较心电图和 PAP 敏感,变化出现较早。

动脉脉搏波形法连续心排血量监测:通过外周动脉置管监测患者动脉波形,并根据患者的年龄、性别、身高及体重等信息计算得出每搏量(stroke volume,SV)。通过 SV×心率得出心排血量。

部分 CO_2 重复吸入法心排血量监测:该技术采用的是转换的 Fick 公式,以 CO_2 消耗量为参数,而不是氧摄取量。

初期的临床研究表明该方法与温度稀释法有较好的一致性,但该方法仅限于机械通气且无明显肺内分流的患者,临床应用有较大局限性。

2.临床意义

判断心脏功能:①诊断心力衰竭和低心排血量综合征,估计病情预后。②绘制心功能曲线,指导输血、补液和心血管治疗。

五、肾功能监测

(一)肾小球滤过功能测定

肾小球滤过率(glomerular filtration rate,GFR)是指单位时间内从双肾滤过的血浆的毫升数。GFR 不能直接测定,只能通过测定某种标志物的清除率而得知。内生肌酐清除率(endogenous creatinine clearance rate,Ccr)是目前临床上最常用的估计 GFR 的方法。正常参考范围男性为 $(105\pm20)mL/min$,女性为 $(95\pm20)mL/min$。根据 Ccr 一般可将肾功能分为 4 期:Ccr 51~80 mL/min 为肾衰竭代偿期;Ccr 50~20 mL/min 为肾衰竭失代偿期;Ccr 19~10 mL/min 为肾衰竭期;Ccr<10 mL/min 为尿毒症期或终末期肾衰竭。

血肌酐是判断肾小球功能的简便而有效的指标。正常参考范围男性为 44~133 $\mu mol/L$ $(0.5\sim1.5\ mg/dL)$,女性为 70~106 $\mu mol/L(0.8\sim1.2\ mg/dL)$。当肾小球滤过功能减退时,理论上血肌酐的浓度会随 Ccr 下降而上升,但研究显示当肾功能下降到正常的 1/3 时,血肌酐才略微上升,并且严重肾脏疾病患者约2/3的肌酐从肾外排出,因此在肾脏功能下降的早期和晚期都不能直接应用血肌酐来判断 GFR 的实际水平。

(二)肾小管功能测定

肾小管的主要功能是通过重吸收和分泌使原尿变成终尿。

1.尿比重试验

尿比重是尿液与纯水重量的比值,反映肾小管的浓缩与稀释功能。正常在 1.015~1.030 之间。成人夜尿或昼尿中至少有一次尿比重>1.018,昼尿最高和最低尿比重差>0.009。

2.尿渗透压测定

反映尿中溶质分子和离子的总数,自由状态下尿渗透压波动幅度大,高于血浆渗透压。禁饮后尿渗透压为 600~1 000 mmol/(kg·H_2O)。血浆渗透压平均为 300 mmol/(kg·H_2O)。尿/血浆渗透压比值为(3~4.5):1。低渗尿提示远端肾小管浓缩功能下降。

3.肾小管葡萄糖最大重吸收量试验

当最大重吸收量减少时,表示近曲小管重吸收葡萄糖能力下降,称为肾性糖尿。

4.酚磺酞排泄试验

作为反映肾近曲小管的分泌功能的指标之一,健康人 15 分钟总排泄量>25%,2 小时总排泄量为 55%~75%。

5.肾小管标志性蛋白测定

β_2-微球蛋白等。

(三)血中含氮物质浓度的测定

血尿素氮是血中非蛋白氮的主要成分。蛋白质摄入过多、发热、感染、中毒、组织大量破坏、急性肾功能不全少尿期或慢性肾功能不全晚期者,血尿素氮均增高。

六、体温、肌张力和麻醉深度监测

(一)体温监测

人体通过体温调节系统,维持产热和散热的动态平衡,使中心体温维持在(37±0.4)℃。麻醉手术过程中,患者的体温变化除与其疾病本身相关外,还受手术室内温度、手术术野和体腔长时间大面积暴露、静脉输血或输注大量低温液体、体腔内冲洗等因素影响。此外全麻药物可抑制下丘脑体温调节中枢的功能,使机体随环境温度变化调节体温的能力降低,一些麻醉期间常用药物(如阿托品)也可影响机体体温调节导致体温升高。因此体温监测是麻醉期间监测的重要内容之一,对危重患者、小儿和老年患者尤为重要。

1.测量部位

麻醉期间常用中心体温监测部位是鼻咽部、鼓膜、食管、直肠、膀胱和肺动脉等,前两者反映大脑温度,后四者反映内脏温度。人体各部的温度并不一致。直肠温度比口腔温度高 0.5～1.0 ℃,口腔温度比腋窝温度高 0.5～1.0 ℃。体表各部位的皮肤温度差别也很大。当环境温度为 23 ℃时,足部温度为 27 ℃,手为 30 ℃,躯干为 32 ℃,头部为 33 ℃。中心温度比较稳定。由于测量部位不同,体温有较大的变化。长时间手术、危重及特殊患者的体温变化更大。因此,围术期根据患者需要可选择不同部位连续监测体温。

2.体温降低和升高

(1)围术期低温:体温低于 36 ℃称体温过低。当体温在 34～36 ℃时为轻度低温,低于 34 ℃为中度低温。麻醉期间体温下降可分为 3 个时相,第一时相发生早且体温下降快,通常发生在全麻诱导后 40 分钟内,中心体温下降近 1 ℃。第二时相是之后的 2～3 小时,每小时下降 0.5～1.0 ℃。第三时相是患者体温与环境温度达到平衡状态时的相对稳定阶段。常见围术期低温的原因如下。①术前体温丢失,手术区皮肤用冷消毒及裸露皮肤的面积大、时间长。②室温过低,<21 ℃时。③麻醉影响:吸入麻醉药和肌肉松弛药。④患者产热不足。⑤年龄:老年、新生儿和小儿。⑥术中输冷库血和补晶体液。⑦术后热量丢失,运送至病房,保暖欠佳。

(2)围术期体温升高。①手术室温度及湿度过高。②手术时无菌巾覆盖过多。③麻醉影响:阿托品抑制汗腺分泌,影响蒸发散热。麻醉浅时,肌肉活动增加,产热增加,CO_2 潴留,更使体温升高。④患者情况:术前有发热、感染、菌血症、脱水、甲状腺功能亢进症、脑外科手术在下视丘附近手术。骨髓腔放置骨水泥可因化学反应引起体温升高。⑤保温和复温过度。⑥恶性高热。

在体温监测的指导下,术中应重视对患者体温的调控,具体方法:①调节手术室温度在恒定范围;②麻醉机呼吸回路安装气体加温加湿器,减少呼吸热量丢失;③使用输血输液加温器对进入人体的液体进行加温;④使用暖身设备对暴露于术野之外的头部、胸部、背部或四肢进行保温;⑤麻醉后恢复室使用辐射加热器照射。

(二)肌张力监测

全麻期间使用肌肉松弛剂时,传统判断神经-肌肉传递功能的方法有观察腹肌的紧张度、抬头试验、握手试验、睁眼试验和吸气负压试验等,但这些方法均缺乏科学的、量化的依据。进行神经-肌肉传递功能的监测可为判断神经-肌肉传递功能提供客观的参考指标,是麻醉期间监测的重要内容。据我国多中心研究显示全麻气管拔管时肌肉松弛药残余作用发生率为57.8%,因此,肌张力监测十分必要,尤其是老年和肝肾功能不全等患者的麻醉。

1.目的和适应证

(1)目的:①决定气管插管和拔管时机。②维持适当肌松,满足手术要求,保证手术各阶段顺利进行。③指导使用肌肉松弛药的方法和追加肌肉松弛药的时间。④避免琥珀胆碱用量过多引起的Ⅱ相阻滞。⑤节约肌肉松弛药用量。⑥决定肌肉松弛药逆转的时机及拮抗剂的剂量。⑦预防肌肉松弛药的残余作用所引起的术后呼吸功能不全。

(2)适应证:①肝、肾功能明显减退,严重心脏疾病,水与电解质紊乱及全身情况较差和极端肥胖患者。②特殊手术需要如颅内血管手术、眼科或其他精细手术等。③血浆胆碱酯酶异常的患者。④恢复室内患者尚未清醒。术毕呼吸抑制延长可区别原因,如果是肌肉松弛药残余作用引起,则应使用拮抗剂。

2.监测类型

常见的有以下5种类型:①单次颤搐刺激;②四个成串刺激;③强直刺激;④强直刺激后计数;⑤双短强直刺激。

3.肌张力监测的注意事项

(1)适当选用刺激方法。

(2)非去极化肌肉松弛药对不同肌群的作用不同。

(3)熟悉肌张力监测仪性能。

(4)电极安放部位必须正确。

(5)先测定对照值。

(6)注意其他药物对肌松作用的影响。

(三)麻醉深度监测

1.监测方法

麻醉镇静深度监测目的是指导全麻诱导和维持时调节麻醉深度和预防麻醉过深和术中知晓,从而达到理想的麻醉状态。也可用于ICU镇静深度监测。目前临床上主要用脑电双频指数(Bispectral Index,BIS)、Narcotrend指数和听觉诱发电位。

2.临床意义

(1)镇静程度的评估:对意识水平和脑电镇静的深度监测有一定价值。可用来测定药物的镇静和催眠作用,BIS值越小,镇静程度越大,两者的相关性良好。

(2)判断意识恢复:BIS值<71时在50秒内意识恢复的可能性不到5%,没有一个对指令有反应的患者能回忆起这段情节。当BIS上升>60时,意识恢复是同步的,BIS在70左右拔除气管导管,血流动力学变化较小。BIS>80时,50%以上的患者能唤醒。BIS>90时,几乎所有患者都可唤醒。但丙泊酚麻醉后恢复期的BIS值会突然恢复至基础水平,预计性较差。

(3)促进新型手术的开展,提高心肺脑复苏患者的救治成功率:皮层脑电信号的强弱与脑组织的氧供水平密切相关。①特殊手术的安全开展:如颈动脉内膜剥离术、心脏和大血管手术、特殊体位手术等存在脑缺氧损伤的手术操作及脑外科需要术中唤醒的手术。②临床急救和心肺脑复苏过程中,床旁持续的脑电图监测能够实时客观评价患者的脑功能恢复程度和治疗效果,指导调整治疗方案,提高早期救治的成功率。

(4)预防术中知晓:术中知晓的发生率为0.1%~0.2%,心脏手术患者术中知晓的发生率为

0.4％～1％,儿童术中知晓的发生率为 0.8％～1.1％。创伤休克患者手术、全麻剖宫产、支气管镜手术患者及心脏手术患者易发生术中知晓,气管插管及肌肉松弛药过量使用时术中知晓比较常见。世界性多中心研究,2 503 名术中清醒高危人群患者随机进行普通麻醉或 BIS 指导下的麻醉,研究显示 BIS 减少术中知晓发生率 82％。上述情况推荐使用 BIS 监测。但必须注意监测仪总是滞后于麻醉实时状态 15～30 秒。因此应在诱导前开始使用,一般 BIS 值维持在 60 以下。

(5)术后短期转归均具有积极的作用:指导麻醉手术期间合理使用全麻药,术后睁眼时间和气管导管拔除时间,以及出麻醉后苏醒室的时间都缩短。术后恶心、呕吐的发生率降低。

(孙晋玉)

第三节　麻醉机与呼吸回路安全使用

麻醉机用于实施全麻、供氧及进行辅助或控制呼吸。随着现代麻醉机的不断更新、技术不断进步,对麻醉机的操作者——麻醉医师提出了更高的要求,需要具备丰富的知识才能满足安全操作需求。高水平的麻醉医师和多功能现代麻醉机相结合,是当今临床麻醉的发展需要,将大大减少由于机械故障所致的意外发生。

一、麻醉机的结构和工作原理

麻醉机包括供气装置、流量计、蒸发器、呼吸回路、麻醉呼吸机、监测和报警装置、麻醉残气清除系统和各种附件与接头等。

对现代麻醉机的要求:①麻醉呼吸回路的气密性好,不漏气,呼吸机性能稳定可靠。要求提供的氧及吸入麻醉药浓度精确、稳定和容易控制。②监测和报警功能良好,能正确显示机械运转情况和患者瞬时信息。③儿科患者年龄跨度很大,可能是体重只有几百克的早产儿,也可能是体重接近成人的患儿,而在手术中使用的是同一台麻醉机。现代麻醉机多数可用于小儿(无效腔量小,流量传感器灵敏,吸入气体加温加湿及最小潮气量 20 mL 以下等),甚至满足新生儿麻醉的要求(最小潮气量 5 mL),并且有多种通气模式可供选择,以保障术中通气的安全性。

(一)供气装置

现代麻醉机一般有氧、氧化亚氮及空气的管道进气接口,通气硬质皮管与中心供气系统或压缩气筒连接。此外,还配备相应的接口,直接与小压缩气筒连接,以供紧急时备用。

(二)流量计

流量计是测定流动气体流量的工具。目前最常用的为进气口可变的悬浮转子式流量计。基本结构包括针栓阀、带刻度的玻璃管和轻金属制的浮标。临床上习惯将针栓归于流量计中一起讨论。

打开针栓阀,气流自玻璃管下方冲入,将浮标顶起,因浮标与玻璃管的间隙越往上越大,所以气体流量就越大或流速越快,与浮标顶面平齐的刻度数,即为气流量值。此外还有浮标式流量计、滑球式流量计、水柱式流量计和弹簧指针或流量计等,已很少采用。

为了测定出更精确的流量值,近年来设计出各种"宽范围的流量计",常用的有 3 种。①串联型流量计:由两个浮标重量不同的流量计串联,轻浮标测低气流量,重浮标测高气流量。②单管双刻度流量计:刻度玻璃管下段直径细,圆锥度小,供测低流量用;玻璃管上段直径粗、圆锥大,供测高气流量用。③并立型流量计:同时设置高低两个流量计和针型阀,一个为 $10\sim100$ mL/min,另一个为 $1\sim15$ L/min,根据需要选择。

使用进气口可变型流量计时须注意防止灰尘、油脂或水分进入流量计或堵塞进气口,否则可妨碍浮标活动而影响读数的正确性;微调部件旋转时不能用力过猛,像针形阀旋拧过紧会使阀针变形,以致关闭不全而漏气,读数将不准确。

为防止麻醉机输出低氧性气体,除气源接口采用轴针安全系统和口径安全系统外,麻醉机还常用流量计联动装置和氧比例监控装置,以控制气体的输出比例。

(三)蒸发器

蒸发器是麻醉机提供给患者吸入麻醉药蒸气的重要装置。现代的蒸发器采用了一些专门的结构,以排除温度、流量、压力等因素的影响,并精确地稀释麻醉药蒸汽的浓度。

(四)二氧化碳(CO_2)吸收装置

CO_2 吸收装置为循环紧闭式麻醉机的必备设置。CO_2 吸收器中的碱石灰(或钡石灰)与 CO_2 起化学反应,清除呼出气中的 CO_2,可分为两种类型:来回吸收式 CO_2 吸收器和循环吸收式 CO_2 吸收器。

(五)螺纹管、贮气囊和面罩

螺纹管、贮气囊和面罩均为橡胶或塑料制品,要求柔韧适中、易弯而不易折断或压瘪、有抗静电性能,内壁光滑平整,易清洗和消毒。

(六)活瓣

呼吸活瓣是单向活瓣,用来控制呼吸气流动的方向,是保证呼吸正常功能的关键部件之一。吸气时开启,呼气时关闭者,称吸气活瓣;呼气时开启,吸气时关闭者,称呼气活瓣。这些活瓣引导气流呈单方向运行,使呼吸气体不会混杂。若无呼吸活瓣,则环路气体几乎全重复吸入,可引起严重的呼吸性酸中毒,最严重者可使 pH 达 6.1,$PaCO_2$ 达 32.4 kPa(243 mmHg)。活瓣由轻质金属、塑料或云母制成圆形薄片,呈薄膜型,要求四周光滑、表面平整、轻巧耐用和启用灵活,不积水滴,又不易受潮变形或粘住。活瓣常装有透明玻璃罩,罩内面有几个延伸的小柱,以使活瓣及时均匀启闭。

逸气活瓣平时处于关闭状态,仅于需要时作临时开启,由弹簧阀门控制,调节范围为 $0\sim2.4$ kPa(0～18 mmHg)。用于施行高流量半紧闭式麻醉、排出麻醉机内过剩的气体。

(七)麻醉残气清除系统

麻醉残气清除系统的作用是收集麻醉机内多余的残气和患者呼出的残气,并通过管道排出手术室外,以免造成手术室内空气污染。手术室内空气要求卤族麻醉药浓度不高于 2 ppm,N_2O 浓度不高于 25 ppm。

二、麻醉通气系统

(一)麻醉通气系统的分类

主要根据呼吸气体与大气相通程度、呼气再吸入量、有无贮气囊、CO_2 吸收罐及导向活瓣等情况进行分类。

呼出气体完全不被重复吸入为开放式或无再吸入式;无 CO_2 吸收装置,有部分呼出气体被重复吸入者为半开放式;有 CO_2 吸收装置,呼出气体较多的部分被重吸入者为半紧闭式;有 CO_2

吸收装置,呼出气体全部(经 CO_2 吸收后)被重复吸入者为紧闭式。

(二)各类通气系统

1.开放系统

开放系统无贮气囊和呼出气重复吸入,是结构最简单、低廉的装置,系统与患者呼吸道之间无机械连接,因此,并不增加呼吸阻力。由于大量麻醉药弥散在手术室内,不能控制通气,麻醉深度不易稳定,现已淘汰不用。

2.无再吸入系统

无再吸入系统由无重复吸入活瓣及贮气囊组装起来的吸收回路,有些教科书将其归入开放式通气系统。无重复吸入活瓣由吸入活瓣和呼出活瓣构成,常用的是鲁平活瓣。无再吸入系统由贮气囊提供的新鲜气流。人工通气时使新鲜气流量等于患者每分通气量即可。自主呼吸时保持贮气囊 3/4 充盈即可。

3.麦氏通气系统

该系统均无 CO_2 吸收装置, CO_2 的重吸入程度决定于新鲜气流量、自主呼吸还是控制吸收、环路结构及患者通气量。按照新鲜气流、管道、面罩、贮气囊及排气阀的安装位置不同,可分为 A~F 6 型。麦氏系统在实际使用中属于半开放抑或半紧闭式仍有不同的异议。各型在自主呼吸和控制呼吸时的气体分布各不相同。

4.贝因系统

贝因系统为麦氏 D 系统的改良型。它有一根长 1.8 m,直径 22 mm 的透明呼气波纹管,其中有一根内径约 7 mm 的内管用于输送新鲜气体和挥发性麻醉药,两管形成一个同轴系统,分别运行吸气和呼气。自主呼吸时,只要新鲜气流量超过 1.5 倍每分通气量,即可避免 CO_2 重复吸入。控制呼吸时,成人只要 CO_2 生成量正常,用 70 mL/(kg·min)的新鲜气流量可维持二氧化碳分压在正常范围。小儿新鲜气流量要比成人相对增大。体重<10 kg,气流量 2 L/min,10~35 kg 者,3.5 L/min;40 kg 以上者按 100 mL/(kg·min)计算。

5.循环回路系统

循环回路系统是临床上最为常用的麻醉通气系统,具有贮气囊和呼出气的部分复吸入。根据新鲜气流量的高低,该系统可用于半开放、半紧闭系统,也可用于紧闭通气系统。

为防止过量的重吸入,回路中设有两个单向活瓣,使回路中气流单向流动。每次呼出气体均经过 CO_2 吸收装置。回路主干为广口螺纹管(直径 22 mm),这部分的阻力可以忽略不计, CO_2 吸收罐的横截面积较大,对气流阻力较小。其他部件包括一个排除过量气体的排气活瓣,一个贮气囊和一个 Y 形接头,用于连接面罩或气管导管,尚可选择性地配备细菌过滤器和回路内蒸发器。

为了防止回路内呼出 CO_2 的重复呼吸,各部件的排列顺序要遵循 3 条原则:①单向活瓣要安装在患者与贮气囊之间,吸气管和呼气管上各放置一个;②新鲜气流不能在呼气活瓣与患者之间进入回路;③呼气活瓣不能置于患者与吸气活瓣之间。

总之,循环回路的主要特点为允许呼出气重复吸入,这样能减少呼吸道水分和热丢失,同时能减轻手术室污染,减少麻醉气体燃烧、爆炸的危险性,吸入全麻药的浓度较稳定。不足之处为这种回路可增加呼吸阻力,不便于清洗、消毒,相对笨重。呼出气中水分易凝集在活瓣叶片上,一旦瓣膜启闭不灵,不仅影响整个回路的顺应性,也可使呼吸阻力增加,甚至回路内气体不能单向循环,引起 CO_2 重复吸入。除非加大新鲜气流量,否则吸入气中麻药浓度变化缓慢。

三、麻醉呼吸机

麻醉呼吸机是现代麻醉机的主要部件之一。与常规呼吸机相比,麻醉呼吸机要求性能稳定,而呼吸模式相对简单。

(一)麻醉呼吸机的分类

麻醉呼吸机可按驱动源、驱动机制、转换机制和风箱类型等进行分类。

1.驱动源

按驱动的动力麻醉呼吸机可分为气动或电动两类,或者兼而用之。老式的气动呼吸机,有压缩气源就能工作。当代的电动呼吸机,则需要电源和压缩气源。

2.驱动机制

多数麻醉呼吸机可归类为双回路气动呼吸机。在双回路系统中,驱动力挤压呼吸皮囊或风箱,后者将气体送入患者肺内。驱动力由压缩气体提供,称为气动呼吸机。

3.转换机制

多数麻醉呼吸机属于时间转换的控制模式定时装置触发吸气。有些老式的气动呼吸机采用射流定时装置。现代的电动呼吸机多采用固态电子定时装置,属于定时、电控模式。诸如同步间隙指令通气、压力控制通气和压力支持通气式等更多的高级呼吸模式,具有一个可调节压力的阈值,以提供同步呼吸等功能。在上述模式中,压力传感器为呼吸机控制系统提供反馈数据,便于其判断何时开始或终止一次呼吸周期。

4.风箱类型

按风箱类型,麻醉呼吸机可分为风箱型和活塞型两类。

(二)麻醉呼吸机的调节

1.通气量

正确估计和调节通气量是保证有效机械通气的根本条件,每分通气量(VE)=潮气量(VT)×呼吸频率(RR),VE 按每公斤体重计算较为方便实用,一般成人为 100～120 mL/kg,儿童 120～130 mL/kg,婴儿 130～150 mL/kg。小儿个体差异较大,潮气量微小变化可引起通气效果明显改变,VE=VT(5～7 mL/kg)×RR(30～40 次/分),可预定 VT 和 RR,不管成人和小儿,VT 和 RR 应按具体需要组合。成人用较大潮气量和较慢频率有一定优点:①较大潮气量使患者对呼吸困难的敏感性降低,微弱的自主呼吸容易消失,患者感觉舒适;②潮气量较大,呼吸频率变慢,吸/呼比的呼气时间延长有利于 CO_2 排出和静脉回流;③使吸气流速减慢,慢气流产生层流,气体分布均匀,肺泡容易扩张,气道阻力低,并减少肺气压伤和肺不张的发生率。但近年来有不同看法,肺气肿和顺应性差的老年胸腔或腹腔大手术患者,应实施肺保护策略,减轻机械通气引起的肺损伤。主张用小潮气量,一般 6～8 mL/kg,呼吸频率成人一般为 15～18 次/分,小儿略快,且年龄越小,呼吸频率越快。预计值的通气效果如何,应维持 $P_{ET}CO_2$ 在 4.7～6.0 kPa(35～45 mmHg),并进行血气分析核对。

2.吸/呼比(I∶E)

从吸气开始到呼气结束为一个呼吸周期。吸气时间和呼气时间的比值即为吸呼比。一般情况,成人 1∶2,小儿 1∶1.5。正常吸气时间为 1～1.5 秒。如 I/E>1 则使吸气气流加速,静脉回流减少。慢性阻塞性肺部疾病及高碳酸血症患者呼气时间宜长,用 1∶(2.5～4),以利于 CO_2 排出;限制性呼吸功能障碍及呼吸性碱中毒患者用 1∶1,使吸气时间适当延长。

3.气道压力(Paw)

决定通气压力的高低包括胸肺顺应性、气道通畅程度及潮气量等 3 个因素,力求以最低通气压力获得适当潮气量,同时不影响循环功能。Paw 一般维持在成人 1.5～2.0 kPa(15～20 cmH$_2$O)和小儿 1.2～1.5 kPa(12～15 cmH$_2$O),下列情况下通气压力升高:①胸肺顺应性降低,如慢性阻塞性肺部疾病、体位改变及肺受压(机械性或血气胸)等;②呼吸道不通畅,包括导管扭曲或过深、分泌物过多等;③麻醉浅、咳嗽和呼吸不合拍。发现上述 Paw 升高应迅速处理。

4.吸入氧浓度(FIO$_2$)

具有空氧混合装置的呼吸机,FIO$_2$ 可随意调节。麻醉手术过程中可调节 FIO$_2$＝0.8～1.0,长期时间手术的患者机械通气时 FIO$_2$＜0.7。如 FIO$_2$＝0.7 有低氧血症,不要盲目提高吸入氧浓度,可试用:①呼气末正压通气(PEEP)或持续气道正压;②加用 EIP;③延长吸气时间。

(三)使用麻醉呼吸机的注意事项

注意事项:①使用者应熟悉所用麻醉呼吸机的结构原理,特别是手动与机械通气的转换机制。②根据个体情况,设置合理的机械通气参数,应加强并呼吸监测,特别是监测 SpO$_2$、P$_{ET}$CO$_2$ 和 Paw。并根据血气分析结果指导通气参数的精确调整。③麻醉前应先开机自检,观察呼吸机的活动情况,并进行报警上下限的设置。④及时处理报警信息,找出原因,合理解决。⑤麻醉机从手动通气转为机控通气时,如果对呼吸机结构及操作不熟练、错误的按压按钮等会造成人为操作错误;例如,部分麻醉机在面板上按压机控按钮后,还需将限压阀转向机控方向,不然呼吸机不能正常工作。⑥使用麻醉呼吸机的同时,应在手边备好简易呼吸回路,万一断电、断气可进行人工通气。⑦虽然,传统麻醉机在机器呼吸环路中安装有压力限制器,但有时也需要事先手动设置以维持压力低于临床极限。此外,有些麻醉机在气道压超出事先设定值时仅有报警而无限压装置,患者可由于吸气期使用快速充氧装置而发生危险。各种麻醉机气道压力监测仪器的位置各不相同,压力监测设备多位于设备端和吸气阀处,也可位于Y型接头处。现在大多数限压阀都具有调节器,可提供持续气道正压通气,麻醉机应能迅速地完全打开限压阀,及时释放气道压力,以免造成气压伤。⑧小儿或肺顺应性差的慢性阻塞性肺疾病患者常用压力控制通气时,通过给予减速吸气流速可以很快达到预期的气道压力。麻醉机最初应自动提供高流速气体,这样能快速达到预期压力设置;若预设的流速太低,可能达不到预期的压力水平。

(四)低流量循环紧闭麻醉对麻醉机的要求

低流量循环紧闭麻醉具有麻醉平衡、用药量少、不污染环境、有利于维持气道湿度等显著优点。为了施行低流量循环紧闭麻醉,对麻醉有如下要求:①麻醉机低压系统和呼吸回路的状态良好,可按安全操作检查进行泄漏试验。泄漏不得＞200 mL/min。②精确的低流量的 O$_2$ 和 N$_2$O流量计,必要时可用皂沫流量计等测定其准确程度。③蒸发器在流量很低时(200 mL/min)应能输出准确麻醉药浓度。可通过监测蒸发器的流量-浓度曲线进行判断。④麻醉呼吸机以呼气上升型风箱(立式)为好。呼气下降型风箱(挂式)因风箱本身的重量,使呼吸回路内产生一定的负压,因而有时可能从孔隙吸入空气,很容易降低麻醉药和氧的浓度,从而产生麻醉过浅或缺氧。⑤CO$_2$吸收罐应有足够容积,至少容纳 500 g 的钠石灰。⑥呼吸回路以聚乙烯管为好。因橡胶管可吸收大量的麻醉药,而聚乙烯管的吸收量仅为橡胶管的 1/5。

(孙晋玉)

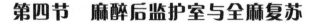

第四节 麻醉后监护室与全麻复苏

一、麻醉后监护室

麻醉后监护室(post anesthesia care unit,PACU)又称恢复室,主要对麻醉后患者进行严密观察和监测,及时防治麻醉和手术并发症,直至患者神志清醒,生命体征恢复稳定,可安全送回病房。PACU隶属于麻醉科管理,是连接手术室与外科病房或ICU的桥梁;它是现代化麻醉科的重要组成部分,PACU建立和完善与否,是衡量现代化医院先进性的重要标志之一。PACU的基本任务是接受全麻术后尚未苏醒,或虽已清醒但生命体征不够稳定,以及部分手术后短时间内需严密留观的患者,便于麻醉医师及外科医师及时发现并处理各种麻醉和手术并发症。其主要目的是监护和治疗患者在苏醒过程中出现的生理紊乱,待患者苏醒后无明显不适即可送返病房。如病情危重需要进一步加强监测和治疗则进入ICU。术中估计病情危重或手术、创伤较大则可直接从手术室护送至ICU,实现对重症患者病情的连续、动态且定性、定量的监测,以提供及时、系统、有效的干预措施,从而提高重症患者总体的救治成功率,降低医疗风险。

经过多年的临床实践证明,PACU具有以下优势:①迅速发现和处理呼吸问题;②维持循环稳定;③监测出血情况;④安全有效地控制术后疼痛;⑤增加手术室的利用效率;⑥随着日间手术的开展,PACU作为出院回家前的过渡,是加速康复外科的重要组成部分。

PACU通常紧邻手术室,遇有紧急情况,有利于麻醉和外科医师迅速处理,如有必要则将患者迅速转移至手术室内进行外科处理。另外,最好邻近血气分析室(或PACU配备血气分析仪)、临床化验室及输血科等科室。

(一)PACU的建制

我国PACU归麻醉科建制,由分管主治医师负责,与麻醉科护士长或手术室护士长共同管理。理想的PACU床位数与手术台数的比例为1:(2~3),或与全天手术例数之比约为1:4,按床位配比(2~3):1的专职护士。PACU护士的工作量为1名护士护理2~3名患者,如果收治病情危重的患者,其比例可调整为1:(1~2)。此外,尚需要配有工勤人员帮助转运患者,并有清洁工负责卫生清洁工作。国内大多数PACU仅白天开放,危重患者、急诊手术患者直接在手术室复苏或转入ICU继续治疗。但对于手术量大的医院,PACU也实行值班轮换制度,24小时开放。

PACU医护人员必须熟练掌握以下各项技能:①各种监测仪器的正确使用,并能明确各观察指标的临床意义;②麻醉机和/或呼吸机的使用;③气管插管;④拔除气管导管的指征;⑤各种药物及仪器设备的使用;⑥心肺复苏术。有条件的医院可安排PACU护士到手术室进行轮转,以便加深对患者术中及术后情况的了解,更好地协助麻醉医师及手术医师处理患者。在PACU拔除气管导管的医院,应至少安排一位中级职称以上的麻醉科医师在PACU值班。

(二)设备及监测

PACU必须具有监测和处理麻醉及手术后常见并发症的基本设施。

1.PACU 房间布置

要求内设中央护士站、物品贮存室及污物处理室。每张床应具备中央供氧管道、吸氧装置及负压吸引系统,配备灭菌吸引管、吸痰管、导尿管、集尿袋、吸氧导管、面罩、口咽及鼻咽通气道、胃肠减压装置等。

2.监测设备

按床位必须配有(1.0～1.5)∶1 台呼吸机。监护仪应能准确监测心电图、SpO_2、呼吸末 $PaCO_2$、无创血压、有创血压、体温及中心静脉压。有条件的医院还应备有 BIS 监测仪、肌松监测仪、血气分析仪等。

3.紧急抢救设备

由于 PACU 的患者心肺功能仍未完全恢复,容易发生各种气道和循环问题,因此必须配备紧急抢救车,包括各种型号的口鼻咽通气管、气管导管、气管切开管、喉镜、通气面罩及可正压通气的简易呼吸囊,同步除颤器及起搏器、起搏导线、换能器、连接管、冲洗装置、胸腔引流包、静脉切开包等。所有抢救车应放置在 PACU 最便利处,并保持完好状态。

4.其他物品

室内应备有消毒液、灭菌手套、棉签、纱布、绷带、注射器、鼻导管、T 管吸氧装置。

对患者生命体征及意识的监测是 PACU 的首要任务,对高危患者麻醉医师和/或手术医师应与 PACU 医护人员详细交班,一旦发现危重情况应及时通知主管麻醉医师和/或手术医师。定时记录患者生命体征及入室后输血量、输液量、尿量、各引流管引流量及其他排出量,记录形式宜与麻醉记录单相似。

(三)PACU 的药品配备

PACU 配备的急救药品基本与手术间相同,分门别类置于急救车内,药品的存放和准备区域应紧邻护士站,标记明显。需要配备的药物如下。

1.心血管用药

(1)增强心肌收缩药和强心药,如多巴胺、多巴酚丁胺、肾上腺素、米力农、地高辛、毛花苷 C 等。

(2)血管收缩药,如麻黄素、去氧肾上腺素、去甲肾上腺素、间羟胺、甲氧明等。

(3)血管扩张药和降压药,如硝酸甘油、酚妥拉明、硝普钠、乌拉地尔等。

(4)抗心律失常药,如利多卡因、普罗帕酮、胺碘酮、维拉帕米、溴苄胺、艾司洛尔、拉贝洛尔及异丙肾上腺素等。

2.利尿脱水药

呋塞米、甘露醇等。

3.平喘药

氨茶碱、沙丁胺醇等。

4.抗胆碱药及抗胆碱酯酶药

阿托品、东莨菪碱、山莨菪碱及新斯的明等。

5.镇静镇痛药及拮抗剂

(1)镇静镇痛药:咪达唑仑、丙泊酚、吗啡、芬太尼、瑞芬太尼、舒芬太尼、曲马朵。

(2)拮抗剂:如氟马西尼、纳洛酮、纳曲酮、纳美芬等。

6.肌肉松弛药

琥珀胆碱、维库溴铵、顺阿曲库铵、罗库溴铵等。

7.凝血药及抗凝药

维生素K、凝血酶、纤维蛋白原、肝素等。

8.激素及抗组胺药

甲泼尼龙、氢化可的松、地塞米松、苯海拉明、异丙嗪、氯苯那敏等。

9.常用液体

生理盐水、平衡液、5％葡萄糖氯化钠、5％葡萄糖、5％碳酸氢钠及明胶、羟乙基淀粉等各种羟甲淀粉。

10.其他

10％氯化钾、10％氯化钠、50％葡萄糖、10％氯化钙、10％葡萄糖酸钙等。

二、全麻复苏

全麻恢复可分为4个阶段:①麻醉深度减浅,感觉和运动功能逐步恢复;②出现自主呼吸,并逐渐恢复正常;③呼吸道反射恢复;④清醒。但由于麻醉和手术等各种原因在全麻恢复期间易发生呼吸道梗阻、通气不足、恶心、呕吐、误吸或循环功能不稳定等各种并发症,虽然通过严密监测,但仍可能有并发症发生。

(一)全麻复苏患者的处理

全麻后未苏醒的患者在麻醉恢复过程中,送入PACU进行留治观察,以保障患者在麻醉恢复期间的安全。患者送入PACU后,恢复室护士应在恢复室医师的指导下对全麻复苏的患者进行处理。

(1)严密监测血压、脉搏、SpO_2、心电图等,观察患者的神志、呼吸、体温、四肢皮肤颜色、尿量、各管道引流量、输液输血量。病情特殊者尽量完善监测项目,必要时行有创动脉、CVP、PAP等监测。

(2)患者入室第1小时内,应至少每10分钟记录一次,病情较重的患者应每5分钟记录一次。

(3)气管插管患者应每15分钟吸痰一次,符合拔管条件者在充分吸痰后拔除气管导管。

(4)患者病情发生明显变化时,应立即进行初步处理,同时通知主管麻醉医师和外科医师进行处理。

(二)全麻复苏患者的拔管指征

全麻术后入PACU拔除气管导管者,其拔管标准与直接在手术室拔管者相同。目前尚无单一的指征,通常患者符合下列4～5项标准时可成功拔除气管导管。

(1)患者完全清醒,对指令合作。

(2)肌力完全恢复或持握有力,并能抬头5秒。

(3)呼吸平稳、规则,呼吸频率＜30次/分,潮气量＞6 mL/kg,或呼吸频率≥14次/分。

(4)低流量吸氧或者不吸氧状态下 SpO_2≥95％。如果患者有其他并发症,术前 SpO_2＜95％,拔管前脱氧需超过10分钟,SpO_2应不低于术前水平。

(5)咳嗽反射、吞咽反射等保护性反射恢复。

(6)循环稳定,无外科出血等情况。

(7)估计拔气管导管后无气道塌陷、阻塞等情况。有条件的医院可给予 BIS 监测及肌松监测辅助指导拔管。

拔管前麻醉医师应警惕原已存在气道情况的患者。尤其对于肥胖、小儿、头颈、口腔颌面外科及胸科手术者或危重患者,呼吸道分泌物多时,需患者完全清醒后才能拔管。给予吸痰,吸引气管导管、口腔和咽部的分泌物,但每次在气管内吸引不超过 10 秒;拔管前正压通气、面罩给氧监测 SpO_2,估计患者是否存在气道梗阻或通气不足的征象。拔管后给予面罩给氧,监测心电图、血压、RR 及 SpO_2,以便拔管后及时发现低氧血症或高碳酸血症,一旦出现气道梗阻或通气不足征象及时予以处理,酌情药物拮抗残余肌肉松弛药或阿片类药物,托下颌、置入口(鼻)咽通气道、面罩正压通气等,必要时行气管内插管或气管切开术。这类患者应常规在拔管前后行动脉血气分析,血气指标达正常范围才能拔除气管导管。

(三)PACU 离室标准

1.全麻苏醒评分

患者在出 PACU 之前,麻醉医师还应对患者苏醒程度做出总的评价,根据皮肤颜色、呼吸情况、循环情况、意识状态及肢体活动等对患者进行评分,10 分方可转出 PACU,最低不得少于 9 分,评分标准详见表 4-1。

表 4-1 PACU 评分标准

观察指标/评分	0	1	2
肌力	无肢体活动	能活动两个肢体,有限的抬头	能活动四肢与抬头
呼吸	需辅助呼吸	保持呼吸道通畅	正常的呼吸与咳嗽
循环(与术前比)	>±50	20~50	±20
SpO_2	辅助吸氧下<90%	辅助吸氧下>90%	辅助吸氧下>92%
神志	无任何反应	嗜睡,对刺激有反应	清醒

对于非住院患者,需满足麻醉药物作用完全消失、生命体征平稳、意识和定向力完全恢复、没有手术并发症等条件,并向患者及家属告知术后用药、饮食和活动注意事项,同时应留有救援电话号码后方可离开。老人及儿童还须有了解病情的成年人陪伴方可离开。

麻醉后的 24 小时内要告知患者不能驾驶机动车,不要做任何重要的决定或签署法律性的文件。

2.转出的标准

(1)呼吸系统:能自行保持呼吸道通畅,咳嗽和吞咽反射恢复;通气功能正常,呼吸频率为 14~22 次/分,PaO_2 达术前水平或在正常范围,面罩吸氧 SpO_2 高于 95%,吸空气状态下,SpO_2 下降不低于 5%,无误吸危险。

(2)循环系统:血压、心率波动不超过术前值的±30%并稳定 30 分钟以上;正常心律,心电图无明显改变。

(3)神经系统:除术前有认识功能障碍或进行神经外科手术以外,患者都需符合以下 3 点。①意识恢复、神志清楚,有指定性动作。②定向力基本恢复、能分辨时间和地点。③必要时恢复情况,4 个成串刺激无衰减,其比值≥0.9。

(4)椎管内麻醉:若麻醉平面在 T_6 以下,感觉及运动神经阻滞已开始恢复,交感神经阻滞已

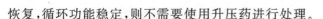

恢复,循环功能稳定,则不需要使用升压药进行处理。

(5)无神经阻滞麻醉意外,无局部麻醉药变态反应和毒性反应。

(6)患者安静,不烦躁,无恶心、呕吐等不适,使用术后镇痛的患者应达到满意的镇痛效果,基本无剧烈疼痛症状,视觉模拟法评分不高于3分。

(7)无麻醉或手术并发症,如气胸、活动性出血等。

(8)超过最后一次麻醉用药1小时。

(9)凡术后在PACU使用过镇静镇痛药的患者,用药后应观察30分钟以上。

(四)全麻复苏患者的转运

出PACU的患者均监测指脉搏、SpO_2,危重患者需携带心电监护仪。由麻醉医师或护士护送返回普通病房,转送至ICU的危重患者则必须由麻醉科医师和手术医师共同护送。此外,转运途中对患者随时进行观察、评估,防止转运途中发生意外;对躁动患者必要时辅助小剂量镇静药。一旦出现电梯故障、转运车损坏等意外情况时应及时与相关工作人员联系,妥善处理,安慰患者,使患者保持安静。确保患者转运途中的安全,只有在PACU将患者处理到最佳状态,才可将转运过程意外事故的发生率降至最低。

患者转入相应科室后,麻醉医师、巡回护士必须与其他科接应的医师、护士对患者进行识别并进行交接,交接内容包括神志、生命体征(呼吸、心率、血压、SpO_2等)、皮肤颜色、引流量、管道通畅度及其他特殊情况。

(孙晋玉)

第五章　麻醉药理学

第一节　吸入麻醉药

吸入麻醉药是指以蒸汽或气体的形式通过一定的装置,如挥发器将其吸入肺内,经肺泡进入血液循环,到达中枢神经系统从而产生全麻的作用。麻醉药在肺泡、血液和中枢神经组织间始终保持着动态平衡。停止吸入后,大部分吸入麻醉药会经肺泡以原形排出体外。吸入全麻药可以用于麻醉诱导和维持,是临床上复合麻醉的重要组成部分。目前,认为理想吸入麻醉药具有以下特性:①理化性质稳定,无燃烧性、爆炸性,与碱石灰等接触不产生毒性物质。②对气道无刺激性。③分配系数低,诱导和苏醒迅速平稳,麻醉易于调控。④麻醉效能强。⑤有良好的镇痛、肌松、安定和遗忘作用。⑥能抑制异常应激反应。⑦体内代谢率低,代谢产物无明显药理作用和毒性。⑧安全范围大,毒性低,对循环、呼吸影响小。⑨无致癌、致畸、致突变作用,无严重变态反应,不污染空气等。

一、氧化亚氮

氧化亚氮(Nitrous Oxide,N_2O)是气体麻醉药,俗称一氧化二氮。1972 年由 Priestley 制成。分子式:N_2O;分子量:44;沸点:$-89\ ℃$。N_2O 为无色、带有甜味、无刺激性的气体,在常温压下为气态,无燃烧性,但与可燃性麻醉药混合有助燃性,化学性质稳定。通常在高压下使 N_2O 变为液态贮于钢筒中以便运输,应用时经减压后在室温下再变为气态以供吸入。N_2O 的化学性质稳定,与碱石灰、金属、橡胶等均不起反应。N_2O 在血液中不与血红蛋白结合,仅以物理溶解状态存在于血液中。N_2O 的血/气分配系数仅为 0.47,在常用吸入麻醉药中较小。对 N_2O 的临床评价如下。

(一)麻醉可控性

血/气分配系数 0.47,在常用的吸入麻醉药中仅大于地氟烷。麻醉诱导迅速、苏醒快,即使长时间吸入,停药后也可以在 4 分钟内完全清醒。由于吸入浓度高,极容易被摄取入血,临床可见第二气体效应和浓度效应。

(二)麻醉强度

油/气分配系数 1.4,最低肺泡有效浓度(minimal alveolar concentration,MAC)为 105%,麻醉效能低,但 N_2O 有强大的镇痛作用,并且随浓度的增加而增加。20% N_2O 产生的镇痛作用与 15 mg 吗啡相当,但可以被纳洛酮部分拮抗;动物长期接触 N_2O 可以产生耐受性,一旦停药,其表现类似于戒断症状；N_2O可以使动物脑脊液中内源性阿片肽的浓度增高,说明其镇痛作用与内源性阿片样肽-阿片受体系统相关。临床上常将N_2O与其他麻醉药合用,以加速诱导,降低合用麻醉药的MAC,减少药物的用量,并可用于复合麻醉、神经安定麻醉。

(三)心血管的抑制作用

N_2O通过抑制细胞外钙离子内流,对心肌收缩力有轻度的直接抑制作用,可增强交感神经系统的活动,收缩皮肤和肺血管,掩盖心肌负性肌力作用,因此,对血流动力学的影响不明显,可用于休克和危重患者的麻醉。减轻含氟麻醉药的心血管抑制作用,增加吗啡类药物的心血管抑制作用。N_2O很少引起心律失常,继发于交感兴奋的心动过速可增加心肌耗氧。临床有报道吸入60%的浓度时,5/9的患者发生房室交界性心律,研究人员认为这与交感兴奋有关。N_2O麻醉患者的血和尿中的去甲肾上腺素浓度有增高趋势,但在临床麻醉时表现为心率较少增加。与氟烷合用时,由于N_2O增加儿茶酚胺的释放,氟烷增加心肌对儿茶酚胺的敏感性,易引起心律失常。

(四)对呼吸的影响

N_2O对呼吸道无刺激,不增加分泌物,对呼吸抑制轻,通气量无明显变化。N_2O与其他麻醉药或麻醉性镇痛药合用时,呼吸抑制可以增强。吸入50%的N_2O时,机体对缺氧的反应性减弱,N_2O还可增加肺泡氧分压和动脉血氧分压差。

(五)对运动终板的影响

N_2O的肌松作用差,即使吸入80%时骨骼肌仍不松弛。

(六)颅内压和脑电图的改变

N_2O可使脑血管扩张,脑血流增加,颅内压增高,但脑血流量对二氧化碳仍有反应。与其他氟化麻醉药不同,N_2O可增加脑代谢,这些作用可能与交感神经兴奋及对脑血管的直接作用有关。最新的研究显示,氧化亚氮虽是吸入麻醉药,但它对γ-氨基丁酸A型受体的作用未得到证实。Jetovic-Todorovic等通过电生理技术对海马神经元的研究证实,氧化亚氮与氯胺酮相似,是一个特异的N-甲基-D-天冬氨酸受体拮抗剂,而对γ-氨基丁酸A型受体没有作用。与其他N-甲基-D-天冬氨酸受体拮抗剂相似,它可破坏特殊的锥体细胞,而γ-氨基丁酸能(如异丙酚、巴比妥类)、抗毒蕈碱能(东莨菪碱)可完全阻断这种神经损伤。因此,临床上有必要对老年患者手术中氧化亚氮的应用重新评价,并适当地辅用其他药物保护神经系统。

(七)体内代谢

N_2O性质很稳定,在体内几乎不分解,机体内的代谢率极低(0.004%),绝大部分以原形从肺脏排出,摄取快,排泄快,少量从皮肤排出,微量自尿和肠道气体排出。N_2O对肝、肾无明显作用,也没有毒性。

(八)不良反应

N_2O是已知的毒性最小的吸入麻醉药,主要不良反应如下。①缺氧:吸入浓度过高时,会发生缺氧,临床使用应低于70%。停止吸入N_2O后的最初几分钟,为了防止体内储存的大量的N_2O稀释肺泡气中的氧气,应继续吸入纯氧5～10分钟,防止发生"弥散性缺氧"。②闭合空腔增大:N_2O在体内的弥散速度大于氮气,容易进入体内密闭性空腔,增大其容积,故不适宜肠梗阻、气胸、肺大疱、气腹及气脑造影等患者。

(九)N_2O的禁忌证

包括:①气胸、空气栓塞,肠梗阻、颅腔积气患者,以及中耳、玻璃体或眼科手术。②维生素

B_{12}缺陷患儿和胎儿等。

二、异氟烷

异氟烷 1965 年由 Terrell 合成成功,是安氟烷的同分异构体。最初推广应用时,由于怀疑其有致癌作用而受阻,后经证实否定了上述结论,因此,直至 20 世纪 70 年代末异氟烷方在临床上正式应用。目前,异氟烷是临床上最常用的吸入麻醉药之一。

异氟烷是一种接近理想状态的吸入麻醉药。结构式:$HCF_2-O-CHCl-CF_3$;分子量:184.5;沸点:48.5 ℃。异氟烷是一种无色透明的液体,理化性质与安氟烷相近,但在任何温度下蒸气压均大于安氟烷。异氟烷微有刺激性气味,化学性质非常稳定,临床浓度不燃烧、不爆炸,暴露于日光或与碱石灰接触也不分解,不腐蚀金属,贮存 5 年未见分解产物,不需要添加稳定剂。麻醉浓度易于调节,除微有刺激味外,理化性质接近理想。血/气分配系数为 1.4(37 ℃)。异氟烷的具体临床评价如下。

(一)麻醉可控性

血/气分配系数 1.4,是卤族类吸入麻醉药中最小的,但因为有难闻的气味,限制其吸入,故诱导并不比氟烷、安氟烷快。麻醉诱导时,常与静脉麻醉药合用。诱导期的并发症有低血压(1.2%)、高血压(0.6%)、喉痉挛(1.1%)、支气管痉挛(0.4%)、心律失常(1.7%)、心肌缺血(0.06%)及其他(0.16%)。异氟烷麻醉深度易调节,麻醉后苏醒快。麻醉苏醒过程有可能出现谵妄,并有随年龄减小,发生率增加的趋势。

(二)麻醉强度

油/气分配系数 94.0,MAC 为 1.15%,与 70% 的 N_2O 合用时为 0.5%,介于氟烷、安氟烷之间,麻醉效能高,有中等的镇痛作用。临床常用浓度范围是 0.5%～1.5%,麻醉诱导时可高达 3%,维持浓度为 1.2%±0.6%。影响维持浓度的因素除了与诱导有关的因素外,麻醉时间长短、术中体温、血压、辅助用药等因素对其也有影响,应综合考虑。

(三)心血管抑制作用

1.对血流动力学的影响

麻醉不深时,血压常常较稳定。与恩氟烷相似,异氟烷浓度增加时,也可扩张血管,降低周围血管阻力,使血压下降,可用于控制性降压。血压下降是麻醉深度的主要依据。对心肌收缩力的抑制较其他卤族类吸入麻醉药小,具有很大的心血管安全性,心脏麻醉指数(心力衰竭时麻醉药的浓度/麻醉所需浓度)为5.7,大于甲氧氟烷(3.7)、恩氟烷(3.3)和氟烷(3.0)。由于异氟烷对迷走神经的抑制大于对交感神经的抑制,当每搏量减少时,心率增加,β_1受体阻滞剂可以减弱其心率加快作用,因此在 1～2 MAC 内心排血量无明显减少,可以保证重要脏器的灌注。异氟烷可以降低冠状动脉阻力,保持或增加冠状动脉血流量,降低心肌耗氧量。有报道指出,异氟烷可使冠状动脉粥样硬化性心脏病(简称冠心病)患者正常冠状动脉供血增加,而狭窄冠状动脉供血减少,是否可能引起"冠状动脉窃血",至今尚未证实。

2.心律失常

异氟烷不减慢浦肯野纤维的传导,不增加心肌对儿茶酚胺的敏感性,很少引起心律失常,麻醉后,房性、结性或室性心律失常发生率与术前相比无差异。肾上腺素诱发心律失常的剂量异氟烷＞安氟烷＞氟烷,异氟烷可以合用肾上腺素,适用于嗜铬细胞瘤患者。

（四）对呼吸的影响

异氟烷对呼吸道有一定的刺激性,诱导时可出现咳嗽、屏气,但不至于造成诱导困难。

1.呼吸抑制

异氟烷对呼吸的抑制较恩氟烷轻,较氟烷、N_2O 重。在 1 MAC 时,可使呼吸中枢对二氧化碳的通气反应减弱 $50\%\sim70\%$;在 2 MAC 时,反应消失,呼吸停止。对缺氧反应的抑制更甚,0.1 MAC即可抑制 $50\%\sim70\%$;1 MAC 时反应消失。

2.气管扩张作用

异氟烷降低正常人的功能残气量和肺的顺应性,增加气道阻力,但无临床意义。异氟烷可以使收缩的支气管扩张,有利于慢性阻塞性肺疾病和支气管哮喘的患者。

（五）对运动终板的影响

与安氟烷类似,异氟烷可影响中枢神经系统和神经肌接头,有明显的肌松作用,并且停药后肌松作用迅速消失,适用于重症肌无力的患者。异氟烷也可以明显增强非去极化肌肉松弛药的作用,大大减少肌肉松弛药的用量,甚至不用肌肉松弛药就可以达到满意的气管插管和手术的肌松效果,新斯的明不能完全对抗。用异氟烷麻醉诱导时,咽喉反射易消失,有利于气管插管。

（六）颅内压和脑电图的改变

异氟烷对中枢神经系统的抑制与吸入浓度相关。深麻醉时不出现类似安氟烷的惊厥性棘波和肢体抽搐,即使 $PaCO_2$ 低于正常值时也不会发生,可用于癫痫患者。异氟烷可以因为抑制呼吸而使 $PaCO_2$ 增高,引起脑血管扩张,脑血流量增加,颅内压增加,但程度比安氟烷、氟烷轻,并且低于 1.1 MAC 时并不出现。异氟烷虽然不能减少脑脊液的生成,但可以减少重吸收阻力。因此,异氟烷能短暂而轻微地增高颅内压,并可采用过度通气控制颅内压,而不会引发抽搐。因此,对颅内压增高的患者可谨慎使用。异氟烷麻醉时,由于手术所需的麻醉深度不影响循环功能,也不使颅内压增高,可以降低脑代谢率,保护脑组织;停止吸入异氟烷后 $10\sim18$ 分钟,患者即可苏醒;1.5 MAC 时,机体仍可保持颅内压的自动调节。因此,异氟烷是颅脑手术较好的麻醉药物之一。

（七）体内代谢

异氟烷化学性质稳定,抗生物降解能力强,体内代谢率极低,仅为安氟烷的 1/10,几乎全部以原形自肺排出。主要经肝微粒体酶催化为氟化物,经尿排出。肝药酶诱导剂在机体内不增加异氟烷的代谢。因此,异氟烷对肝、肾等实质脏器功能影响极小,毒性低于其他氟化麻醉药。

（八）其他

异氟烷的适应证很广,可以降低或保持儿童的眼压,降低成人的眼压,程度稍弱于安氟烷,适用于眼科手术;不升高血糖,可用于糖尿病患者。

三、七氟烷

七氟烷,化学名称为氟甲基-六氟异丙基醚,结构式:$CH_2F\text{-}O\text{-}CH(CF_3)_2$;分子量:200.06;沸点:58.6 ℃。20 ℃时蒸气压为 20.9 kPa(157 mmHg),25 ℃时为 26.3 kPa(197 mmHg)。此药无色透明,具有特殊的芳香气味,无刺激性,可溶于乙醇、乙醚、氯仿石油联苯胺及汽油,难溶于水。在空气中无可燃性,在氧和 N_2O 混合气体中燃烧性小,临床使用安全。在光、热(50 ℃)、强酸下稳定,不需添加稳定剂。为安全起见,仍宜避光、密封保存。与 N_2O 合用可以增强镇痛效果,与静脉麻醉药复合可使麻醉更趋于平稳。七氟烷的具体临床评价如下。

(一)麻醉可控性

血/气分配系数 0.63，接近 N_2O 的 0.47，麻醉诱导、苏醒迅速平稳，很少有兴奋现象，恶心、呕吐不常见，偶见一过性躁动。七氟烷的麻醉深度易调节。麻醉后清醒时间成人平均为 10 分钟，小儿为 8.6 分钟。对小儿麻醉、门诊手术麻醉、齿科手术麻醉及做一些特殊检查时的患者更具有优越性。

(二)麻醉强度

油/气分配系数 53.9，MAC 为 1.71%～2.60%，与其他强效吸入麻醉药相比，麻醉效能稍弱。合用 N_2O 可使七氟烷的 MAC 显著降低。根据 Katoh 的结果，吸入 63.5% 的 N_2O，七氟烷的 MAC 从 1.71% 下降至 0.66%。

(三)心血管抑制作用

1.对血流动力学的影响

降压作用较异氟烷弱，心率亦较异氟烷慢。七氟烷呈剂量依赖性抑制心肌收缩力，降低动脉压，扩张外周血管，由于此时压力感受器反射功能不像吸入氟烷时那样受抑制，所以对心率影响小，仅使每搏量和心排血量轻度减少。当交感神经兴奋使动脉压升高、心率加快时，七氟烷可抑制血管运动中枢。临床上，紧张、疼痛等应激状态及心力衰竭等交感神经兴奋的患者应用七氟烷可以出现血压下降和心率减慢。另外，七氟烷与异氟烷具有几乎相同的冠状动脉扩张作用，可使冠状动脉的自我调节能力减弱。但当吸入 5% 七氟烷时又可以增加冠状动脉血流量与心排血量的比值，尽管冠状动脉灌注压降低，可以出现"过度灌注"的状态。

2.心律失常

吸入七氟烷时，对房室传导及浦肯野纤维传导的抑制作用与吸入异氟烷一样，因此，肾上腺素诱发性心律失常发生率较低。难以发生因折返心率产生的快速心律失常，以及因肾上腺素明显增加后负荷而产生的自主神经中枢功能亢进和心肌 α_1 受体及 β_1 受体的激活，可以用于嗜铬细胞瘤手术。七氟烷引起心律失常的阈值在氟烷和异氟烷之间，和硫喷妥钠合用时可降低阈值。

3.与尼卡地平的相互作用

二氢吡啶类钙通道阻滞剂尼卡地平有很强的外周血管扩张作用及冠状动脉扩张作用，心肌收缩力减弱和收缩减慢作用较弱，与七氟烷合用时安全性高于其他同类药物。七氟烷可以抑制尼卡地平引起的血压下降及伴随的压力容量反射介导的收缩加速和收缩力增强作用，且尼卡地平能显著增加七氟烷原有的心肌收缩力减弱和收缩减慢的作用。但同时尼卡地平强力的外周血管扩张作用导致后负荷降低，在七氟烷醚负性收缩力作用下，心排血量反而增加。因此，在合适的麻醉深度下，七氟烷合用 10～15 $\mu g/kg$ 尼卡地平不会抑制心脏功能，并有减少心肌耗氧，解除冠状动脉血管痉挛的作用。

4.前、后负荷改变时左心室功能的反应

心脏在高浓度七氟烷麻醉时对前负荷的增大可以很好地调节，但在后负荷急剧增大时则出现明显的泵功能降低。从七氟烷对循环抑制的程度及其恢复速度来看，它是一种对循环系统调节性佳的麻醉药。

(四)对呼吸的影响

七氟烷对呼吸道刺激较小，与氟烷一样可以平稳地进行面罩麻醉诱导。

1.呼吸抑制

呼吸抑制与氟烷不同的是随着麻醉的加深，七氟烷一方面，可以使潮气量减少却不发生代偿性的呼吸次数增加,使得分钟通气量减少;另一方面,停止吸入七氟烷后,由于血/气分配系数低,呼吸抑制会很快恢复,这一特点有利于防止麻醉并发症。

2.低氧性肺血管收缩

动物试验证明,七氟烷对麻醉时低氧血症相关的低氧性肺血管收缩无抑制作用。

3.气管扩张作用

气管扩张作用与氟烷、安氟烷一样,随着用量增加,七氟烷可以抑制乙酰胆碱、组胺引起的支气管收缩,对哮喘患者有效。

(五)对运动终板的影响

七氟烷有一定的肌松作用,可以增加并延长非去极化肌肉松弛药的作用,大大减少肌肉松弛药的用量,并且这种作用在停止吸入七氟烷后会很快恢复原来的阻滞时间。这一特点有利于在手术结束时,只要暂时增加七氟烷的吸入浓度而不用追加肌肉松弛药,即可获得较好的肌松效果,并可以减少术后呼吸抑制的发生。

(六)颅内压和脑电图的改变

由于七氟烷在麻醉诱导中血中浓度增加迅速,此时可出现正常状态下看不到的明显的慢波,应注意不要认为这是异常的脑电波。即使动脉血中麻醉药浓度相同,也可因麻醉诱导速度不同而出现不同的脑电波形,尤其是在动脉血药浓度上升最快的1~3分钟时出现的节律性慢波。七氟烷是一种痉挛性麻醉药,但其痉挛诱发性极弱,相当于安氟烷和异氟烷之间,略接近于安氟烷。此外,七氟烷增加颅内压及降低脑灌注压的作用弱于氟烷。应用七氟烷时,脑血流量不增加,甚至减少,脑耗氧量下降,颅内压不增加,可用于神经外科手术。

(七)体内代谢

七氟烷比其他挥发性麻醉药在血液和脂肪中的溶解度低,进入机体的麻醉药量小,虽然分解代谢率较高,代谢产物的绝对量与其他麻醉药相差不多。七氟烷经尿排出的代谢产物有葡萄糖醛酸六氟异丙醇(几乎无毒性)和无机氟,尿无机氟排泄是甲氧氟烷的1/4~1/3。七氟烷对肝血流减少的倾向小,对肝组织细胞能量状态的影响也很小。与氟烷、安氟烷等挥发性麻醉药相比,它对肝、肾的影响小,术后极少数病例发生肝功能损害、少尿,尿素氮、肌酐升高和肌红蛋白尿等,与七氟烷的关系尚有待于进一步研究。但对妊娠数周的患者;一个月以内接受过全麻,且有肝损害者;对卤素麻醉药过敏,有恶性高热倾向者应慎用。

四、地氟烷

地氟烷结构式为 CHF_2-O-CHF-CF_3,与异氟烷 CHF_2-O-CHCl-CF_3 相似,都是甲基乙醚的卤素化合物,只是在 α-乙基部分用氟替代了氯。氟的卤化作用可以降低血液和组织的溶解度,并且,氟化改变了地氟烷的沸点、蒸气压和稳定性,增强了地氟烷分子的稳定性,增强了其抗生物降解和抗碱性降解作用,如钠石灰或钡石灰。在 $40\sim60$ ℃,测不出地氟烷由钠石灰引起的裂解,在 80 ℃时有轻微的降解。相反,异氟烷在 60 ℃时可测出降解,在 80 ℃时每小时降解12%。地氟烷无色透明,具有刺激性气味。分子量:168;沸点:22.8 ℃,较异氟烷的沸点(48.5 ℃)低得多,接近室温,蒸气压在 22 ℃时为 88.5 kPa(663.75 mmHg),因此需装在专用的蒸发器中使用。该蒸发器应具有电加温的直接读数,使蒸发器温度保持在 $23\sim25$ ℃,流量计上蒸气输出刻度单位为 mL/min。地氟烷蒸发器输出的浓度接近于蒸发器上所指示的刻度,不论室温如何或所用的气体流量如何。地氟烷理化和生物性质稳定,室温下,临床使用浓度的地氟烷不燃烧,不爆炸。

地氟烷的具体临床评价如下。

（一）麻醉可控性

血/气分配系数 0.42，在现有吸入麻醉药中最小，也是地氟烷一个最突出的优点。麻醉诱导和苏醒均很迅速，可以精确地控制肺泡浓度，迅速调节麻醉深度。地氟烷麻醉的患者对命令反应的时间较异氟烷的患者约快一倍，这增加了麻醉的安全性。麻醉后早期和后期的恢复均较快，主观和客观测定的恢复结果均提示其恢复速度比异氟烷快两倍。术后心理活动和认知功能恢复快，主观功能（如嗜睡、笨拙、疲惫或模糊）受损轻。

（二）麻醉强度

在一定范围内，麻醉强度随着分子量的增加而增大，因此，地氟烷的麻醉强度小于异氟烷，约为异氟烷的 1/5。地氟烷的油/气分配系数是 18.7，MAC 随着年龄的增长而下降，并且与刺激方式有关。类似于其他强效麻醉药，体温降低及使用其他抑制性药物如 N_2O、芬太尼或咪达唑仑能降低 MAC。地氟烷麻醉效能虽然较低，但即使同时使用 N_2O，其 MAC 值仍允许使用高浓度氧气。清醒 MAC 是指 50% 的患者或志愿者对命令有适当反应时的浓度（MAC-awake50）。地氟烷的 MAC-awake50 值在 20～30 岁的受试者中为 2.5%，大约是同一年龄组 MAC 值的 1/3。由于停止吸入麻醉后，脑分压降至 MAC-awake50 水平以下，患者才会清醒，因此，MAC-awake50 与 MAC 的比值越小，所需的恢复时间越长。另外，研究显示，MAC-awake50 也是一个记忆消失的浓度（即分压，因为该浓度的定义为一个大气压时的百分比），由以上两点，可以认为地氟烷是一种强效遗忘麻醉药，其遗忘强度是氧化亚氮的两倍。

（三）心血管抑制作用

1.对血流动力学的影响

对机体循环功能影响较小。地氟烷抑制心血管功能和心肌收缩力的作用呈剂量依赖性，但较异氟烷为弱，可以使心肌顺应性、体血管阻力、每搏指数和平均动脉压下降。建议低血容量、低血压、重症和衰弱的患者使用地氟烷时应减量。地氟烷/N_2O 复合麻醉有利于减轻对心脏和循环的抑制。与异氟烷相似，当每搏量减少时，心率增加，因此心排血量无明显减少，可以保证重要脏器的灌注，并且当麻醉时间达到 7 小时以后，心血管系统可以产生耐受性。与异氟烷一样，地氟烷可以扩张冠状动脉，引起明显的舒张期冠状动脉血流速率增加，血管阻力下降，这主要是受代谢产物的调节，对冠状动脉的直接扩张作用很小，以维持心肌氧供需平衡。地氟烷是否存在引起"冠状动脉窃血"的潜在作用尚未被完全排除。

2.对交感活性的影响

地氟烷对迷走神经的抑制大于对交感神经的抑制，存在明显的交感兴奋作用。高浓度吸入地氟烷或突然增加吸入浓度时，较异氟烷更易出现明显的交感活性增强，心率、血压短暂（2～4 分钟）而急剧升高，尤其在嗜铬细胞瘤手术中需引起注意。以下方法可阻止应激反应：①初始浓度设置在 2%～6%（合并使用 N_2O 时，浓度可以低于此值）；②按每次 0.5%～1.0% 的幅度增加浓度；③在增加吸入浓度前静脉注射阿片类药物，如芬太尼；④预先给予短效的 β_1 受体阻滞剂。由于地氟烷对交感神经和自主神经抑制较异氟烷轻微，有助于术中维持稳定的血压和外周血管阻力。⑤心律失常，地氟烷麻醉时对心律的影响很小，并且不能增加血中儿茶酚胺的浓度，但在深麻醉时可以出现心律失常。研究证明，吸入 1.0～1.3 MAC 地氟烷的同时，给予低浓度的肾上腺素（7 $\mu g/kg$）不会诱发心律失常；给予高浓度的肾上腺素（7～13 $\mu g/kg$）则有 25% 以上的患者发生心律失常，如结性心律失常。

(四)对呼吸的影响

单独吸入 4%～11% 地氟烷可以进行麻醉诱导,但由于对呼吸道有刺激作用,可以出现咳嗽、兴奋、屏气、分泌物增多、喉痉挛、呼吸暂停和低氧血症等不良反应,应合并使用芬太尼、咪达唑仑或异丙酚等静脉麻醉药物以减轻呼吸道反射和刺激作用。儿童不宜使用地氟烷诱导。与氟烷、异氟烷相似,地氟烷可产生剂量依赖性呼吸抑制,使潮气量减少,并抑制机体对动脉血 $PaCO_2$ 增高的通气反应,抑制程度与吸入浓度相关。

(五)对运动终板的影响

地氟烷有显著的肌松作用,可以引起剂量相关性神经-肌肉传递减少。神经-肌肉阻滞作用较其他的氟化醚类吸入麻醉药强,能为各种操作提供满意肌松,利用地氟烷可以完成喉镜检查。地氟烷可以增加并延长非去极化肌肉松弛药的作用,使用时应减少肌肉松弛药的用量,其增强泮库溴铵与琥珀胆碱的程度与异氟烷相似。当地氟烷排出时,其加强肌松的作用消失,证实了使用肌肉松弛药的安全性。

(六)颅内压和脑电图的改变

对脑血管的作用与异氟烷相似,地氟烷可使脑血管阻力和脑组织氧代谢率下降,脑血流量增加,颅内压和脑脊液压力增加,其程度与剂量相关。0.5～1.5 MAC 的浓度可以增加颅内压,抑制脑血管自动调节功能。地氟烷麻醉时的脑电图与异氟烷麻醉时相似,两药在低浓度(亚 MAC)时均引起低电压-快波活动增强,在出现暴发性抑制的麻醉深度(≥1.24 MAC)时变为高电压-慢波活动,深麻醉时(>1.5 MAC),暴发性抑制可能变为连续性(等电位脑电图)。因此,地氟烷不适用于有颅内高压症状的颅内占位病变患者的麻醉。在深麻醉和低碳酸血症时,不具有致癫痫作用。并且,地氟烷在麻醉期间能维持脑血管对二氧化碳增高的反应性。

(七)体内代谢

氟元素替代氯元素使得地氟烷理化性质更为稳定,在体内几乎无分解代谢,生物转化率仅为异氟烷的 1/10(异氟烷的代谢率为0.2%),是已知体内生物转化最小的吸入麻醉药。患者麻醉3.1 MAC 或志愿者麻醉 7.4 MAC,未发现血清无机氟化物增加。同样,尿中无机氟化物或有机氟化物变化也很小或无变化。地氟烷麻醉后测定血液和尿显示有微量三氟醋酸,与异氟烷相同,三氟醋酸与变态反应介导的氟烷肝毒性有关,但因为含量极低,发生肝损伤的概率几乎不存在。因此,地氟烷的肝、肾毒性极低或没有,对肝、肾功能损害的患者不需要调整给药浓度。

(八)其他

与所有另外的麻醉药一样,非外科应激所致的短暂性白细胞计数升高已见报道;在易感的动物模型,地氟烷可以触发骨骼肌代谢亢进,导致氧耗增加,引起恶性高热的一系列临床症状,但在人体尚未发现,但对于已知恶性高热易感者,不应使用地氟烷。

五、氙气吸入麻醉

氙是和氦、氖、氩、氪、氡等元素一样的惰性气体,近年来发现氙气具备理想吸入麻醉药的许多特性。氙气具有以下化学和药理学特点:①高度的化学稳定性;②不会与手术材料发生反应;③不燃不爆;④在血液和组织中的溶解度小;⑤无代谢产物;⑥组织器官毒性小;⑦氙在空腔器官聚集小于氧化亚氮。氙气作为麻醉剂有以下特点:麻醉效能高;诱导和苏醒迅速;具有镇痛效应;对心功能无明显影响,血流动力学稳定;不影响肺胸顺应性,对呼吸道无刺激性。

（一）氙气理化性质

氙在元素周期表中为零族第 54 号元素，最外层电子轨道处于饱和状态，呈电中性，分子量为131.2，比重为 5.887 g/L，约为空气的 4 倍，大气中含量为0.086 mg/L，熔点为－111.9 ℃，沸点为－107.1 ℃，无色无味，化学性质稳定，不与其他物质发生反应，不燃不爆，几乎不在体内生物转化。血气分配系数为0.14，新近认为其血气分配系数为 0.115。

（二）氙气麻醉作用机制

虽然氙是一种无活性的惰性气体，不会与其他的元素形成共价结构（特殊条件除外），但邻近的分子可使氙巨大的电子外壳极化和扭曲，这种电子轨道结构上的变形扭曲使氙气可与蛋白质结合或发生相互作用，如肌红蛋白和脂质双分子层，特别是脂质双分子层的极化端。氙气具有与细胞蛋白质和细胞膜结构相互作用的能力可能是其麻醉效应的基础。氙对细胞膜的作用类似于挥发性麻醉药，可抑制细胞膜 Ca^{2+} 离子泵，使神经元 Ca^{2+} 浓度增加，兴奋性改变。氙还可通过抑制 N-甲基-D-天冬胺酸受体，抑制脊髓后角神经元对伤害性刺激的感受，临床使用时具有一定的镇痛效应。

（三）氙气麻醉对机体的影响

1.中枢神经系统

氙气的 MAC 为 0.71，麻醉作用较氧化亚氮强，吸入低浓度的氙气即可提高患者的痛阈、延长对听觉刺激的反应时间，对中枢神经系统的作用表现为兴奋和抑制双重作用，其中枢抑制作用强于氧化亚氮。但当氙气吸入浓度＞60％时，可使脑血流量增加，禁用于有颅内高压症状的患者。

2.循环系统

吸入氙气不改变心肌电压依从性离子通道，对肾上腺素诱发的心律失常无易化作用，氙气吸入麻醉对心肌收缩性无影响，且由于氙的镇痛作用使应激反应降低，有利于心血管稳定，可减少术中镇痛药用量。已有研究表明，氙气对肠系膜血管阻力无明显影响。

3.呼吸系统

对呼吸道无刺激性。气管插管后可用 70％氙气＋30％氧气维持麻醉，因为氙气血气分配系数低，所以排出迅速，自主呼吸恢复较快。吸入氙气对肺胸顺应性影响小，用于老年人及慢性肺疾病的患者具有一定的优越性。

4.其他

氙气性质稳定，但氙气能潴留于内脏中空器官、肠腔及脂肪组织中，因而肠梗阻患者应禁止使用。

（四）麻醉实施

采用循环紧闭式环路低流量麻醉可减少氙气的消耗，降低麻醉成本。氙气的利用效率很低，如使用 0.5 L/min 的新鲜气流给患者吸入 70％氙气 2 小时，输送到患者呼吸系统的氙气实际上不到 20％，80％以上的氙气都被作为废气排到大气中。为减少浪费，麻醉期间最好采用电子监控系统持续监测呼吸回路中氙气浓度。需要注意的是，由于氙气的密度较高，可能会降低某些呼吸流量计的准确性。

实际临床应用时，麻醉诱导期必须首先用高流量的纯氧洗出机体组织内的氮气，持续时间至少 5 分钟，同时静脉使用芬太尼 3 μg/kg、异丙酚 2 mg/kg 和肌肉松弛药。气管插管后，将导管与麻醉气体输送系统连接，1.5 分钟后使氙气浓度达到 40％～45％的镇静催眠浓度，8 分钟后将浓度提高到 60％～70％。在手术切皮前追加适量的芬太尼。

（尹莹莹）

第二节　静脉麻醉药

　　静脉麻醉药是通过静脉通路给予,在体内产生麻醉效应的药物,也是麻醉中最为常用的一类药物。随着近年药物发展和药理学进展,使得静脉麻醉药已经不再单纯用于麻醉静脉诱导,而是广泛应用于围术期及诊断和治疗操作中的镇静。

　　静脉麻醉药具有催眠、遗忘、镇痛的作用。理想的静脉麻醉药有以下特点:①起效快,作用强而短效;②在体内包括血液和中枢系统中清除快,苏醒迅速,在体内无蓄积,代谢不依赖肝功能,代谢产物无药理活性;③麻醉调控简便;④对重要脏器有保护作用;⑤对循环和呼吸影响小,不会造成严重不良反应;⑥具有其他一些药理作用,如抗呕吐作用等;⑦能有特异性的拮抗剂;⑧价格便宜等。

　　静脉麻醉药的分类方法有很多,最主要的分类是根据药物的化学结构,粗略的可以将静脉麻醉药分为巴比妥类药和非巴比妥类药。

一、巴比妥类药

　　巴比妥类药是20世纪80年代前应用十分广泛的静脉麻醉药。其中以硫喷妥钠为主要代表,另外还包括至今尚在使用的苯巴比妥钠等。

(一)巴比妥类药的药物代谢特性
　　高脂溶性的巴比妥类药物,静脉给药后迅速分布,达到脑部的时间迅速,其作用时间取决于从中央室向外周的再分布,而与药物的代谢消除关系不大。但低脂溶性的巴比妥药(如戊巴比妥等)分布半衰期较长,这样作用时间就较长。需要引起注意的是药物再分布:一方面,对于老年人而言再分布时间较长,因此容易产生较高的血浆浓度。对于老年患者给药剂量应当适当减少以避免相应的不良反应。另一方面,药物从中枢系统向外周分布后,患者即可苏醒,但由于药物再分布的作用,患者达到完全清醒的时间却比较长。另外,反复给药后会产生蓄积作用,达到完全清醒的时间也会延长。

(二)巴比妥类药的药理作用
　　巴比妥类药主要产生中枢神经系统抑制作用,并呈剂量依赖性,即小剂量镇静,中剂量催眠,大剂量抗惊厥或引起麻醉,过量则呈呼吸、循环抑制状态。抑制兴奋性神经递质的传递,增强抑制性神经递质的传递。诱导后引起中枢神经系统的抑制,表现为从轻度镇静到意识丧失。小剂量产生镇静时可能会有略显躁动的兴奋不安与定向力障碍。巴比妥类药可以通过降低痛阈而表现出镇痛效应。但该类药没有肌松作用,有时还可以表现出不规则的肌肉微颤。

　　巴比妥类药能抑制心血管中枢,诱导剂量会引起血压下降和心率升高。对于控制欠佳的高血压患者需要注意给药后出现明显的血压波动。因此需要减慢注射速度并充分补充血容量。

　　给予诱导剂量的巴比妥类药能降低机体对高二氧化碳和低氧的通气反应从而出现呼吸暂停。镇静剂量的巴比妥类药经常会引起上呼吸道梗阻。对于哮喘患者容易发生支气管痉挛。在浅麻醉下进行气道操作或会阴部的手术时发生喉痉挛的情况不少见,可能与副交感神经兴奋或刺激组胺释放等有关。

巴比妥类药可收缩脑血管降低脑血流和颅内压,但更能降低脑的氧耗量,因此具有一定的脑保护作用。对中枢的抑制程度从轻度镇静到意识丧失呈剂量相关性,可以从脑电图监测上看出波形的变化。巴比妥类药和苯二氮䓬类药均可以控制癫痫发作和局部麻醉药中毒时的中枢症状。

(三)硫喷妥钠

硫喷妥钠是 20 世纪 90 年代丙泊酚出现之前常用的超短效静脉麻醉药,具有起效快,苏醒快,作用强的优势。

1.药物代谢特性

硫喷妥钠静脉注射后经过一次臂-脑循环时间(约 10 秒)便能发挥作用,30 秒脑内即达峰浓度,因而迅速产生中枢神经系统抑制作用。但由于该药迅速从脑内再分布到其他组织,5 分钟后脑内浓度即降至峰浓度的一半,30 分钟后脑内浓度几乎下降 96%。因此,单次注药后患者苏醒迅速。

硫喷妥钠进入血液循环后,72%～86% 与血浆蛋白疏松结合而暂时失去活性。尿毒症、肝硬化等低蛋白血症患者由于血浆蛋白结合率降低,因此药物效应增强,对该药异常敏感。

硫喷妥钠最初再分布的组织是骨骼肌。静脉注射后约 15 分钟骨骼肌中浓度即与血浆浓度达到平衡。该药与脂肪的亲和力高,但由于脂肪的血运差,开始时分布极少,但剂量过大或多次注射,则脂肪将成为药物的储存场所,当血浆内药物浓度降低时,药物从脂肪组织再缓慢释放出来,使苏醒后又有长时间的睡眠。为此,肥胖患者硫喷妥钠用量应以除去脂肪的体重计算,可参照相应身高的标准体重,以免剂量过大导致苏醒延迟。

硫喷妥钠是巴比妥的钠盐,解离常数为 7.6,酸血症时解离程度减少,进入脑组织的药物增多,故酸血症将使该药麻醉加深,碱血症时则相反。

硫喷妥钠主要在肝脏降解,只有极少部分在肾或其他部位降解。肥胖患者由于分布容积增加而致消除半衰期延长;小儿由于肝清除率快而致半衰期缩短。硫喷妥钠易透过胎盘,静脉注射后约 1 分钟脐静脉血药浓度即达峰值,但胎儿血药浓度比母体低很多,脑内药物浓度显著低于脐静脉血药浓度。

2.药理作用

(1)中枢神经系统:硫喷妥钠作用迅速、短暂,静脉注射后 30 秒内意识消失,约 1 分钟可达其最大效应,15～20 分钟出现苏醒,以后继续睡眠 3～5 小时。硫喷妥钠使脑血管收缩,脑血流量减少,从而使颅内压下降,对颅脑手术有利。本药能降低脑氧代谢率和脑氧耗量,其下降幅度大于脑血流量减少,加之颅内压下降后脑灌注压相对增加,因此,对脑有一定保护作用。

(2)循环系统:硫喷妥钠对循环系统有明显的抑制作用。通过抑制延髓血管活动中枢和降低中枢性交感神经活性,使容量血管扩张,回心血量减少,从而导致血压下降;同时还抑制心肌收缩力,使心脏指数降低。在心功能不全、严重高血压、低血容量及正在使用 β 受体阻滞剂的患者使用该药,血压可严重下降。

(3)呼吸系统:硫喷妥钠通过抑制延髓和脑桥呼吸中枢对呼吸产生明显的抑制作用,其程度和持续时间与剂量、注药速度、术前用药有密切关系。表现为呼吸频率减慢,潮气量减小,甚至发生呼吸暂停。在硫喷妥钠浅麻醉下实施气管内插管,或置入通气道与喉罩时,易引发喉痉挛和支气管痉挛,可能与交感神经受抑制而致副交感神经作用相对呈优势有关。

(4)其他:硫喷妥钠临床剂量不引起术后肝功能改变。但肝功能差的患者,麻醉后嗜睡时间可能延长。硫喷妥钠使贲门括约肌松弛,容易引起胃内容物反流导致误吸。

3.临床应用

由于丙泊酚的出现,硫喷妥钠已经很少使用。临床上所用的硫喷妥钠制剂是淡黄色粉剂,混有6%碳酸钠,易溶于水,使用前以注射用水配制成2.5%溶液。药液呈强碱性,不可与酸性药物相混。一旦误注入动脉内,由于其强碱性质,可引起动脉强烈收缩,甚至可造成肢体坏死。因其抑制呼吸和循环,以及苏醒后嗜睡延长,目前主要用于抗惊厥和脑保护,应小剂量(1~2 mg/kg)静脉注射,以免发生低血压。

二、非巴比妥类药

非巴比妥类药包括烷基酚类(丙泊酚、磷丙泊酚),苯二氮䓬类(地西泮、咪达唑仑、劳拉西泮和拮抗剂氟马西尼),咪唑林(依托咪酯和右美托咪定)。

(一)烷基酚类

烷基酚类的代表药物是丙泊酚。它的出现可以说是静脉麻醉药的历史性突破,从其引入临床使用后,静脉麻醉的发展包括药物代谢动力学和药物效应动力学的进展非常迅速。目前丙泊酚已经成为全世界麻醉药中最为常用的静脉麻醉药。

1.丙泊酚

丙泊酚在室温下为油性,不溶于水,但具有高度脂溶性。丙泊酚注射液中含有丙泊酚和脂肪乳溶剂,目前常用的脂肪乳溶剂有长链的大豆油和中链甘油三酯(即中长链脂肪乳)。建议储存在25 ℃以下,但不宜冷冻。

(1)药物代谢特性:静脉注射后到达峰效应的时间为90秒,分布广泛呈三室模型。95%以上与血浆蛋白结合。2分钟后血药浓度达峰值,脑平衡半衰期2.6分钟。初期和慢相分布半衰期分别为1~8分钟和30~70分钟,消除半衰期为4.0~23.5小时。主要在肝经羟化和与葡萄糖醛酸结合降解为水溶性的化合物经肾排出。老年人的清除率低,但中央室容积小。儿童的中央室容积大,且其清除率高。其代谢产物无药理学活性,故适合于连续静脉输注维持麻醉。

(2)药理作用:丙泊酚的作用机制尚未明确,研究表明丙泊酚可能与γ-氨基丁酸受体-氯离子复合物发挥镇静催眠作用。也可能通过α₂受体系统产生间接的镇静作用,或者有可能通过调控钠通道门控对谷氨酸的N-甲基-D-天冬氨酸亚型产生广泛的抑制,进而发挥其中枢神经系统的抑制作用。还有研究发现丙泊酚对脊髓神经元有直接抑制作用。丙泊酚可作用于急性分离的脊髓背角神经元的γ-氨基丁酸受体和甘氨酸受体。

中枢神经系统:丙泊酚是起效迅速、诱导平稳、无肌肉不自主运动、咳嗽、呃逆等不良反应的短效静脉麻醉药,静脉注射2.5 mg/kg,约经一次臂-脑循环时间便可发挥作用,90~100秒作用达峰效应,持续5~10分钟,苏醒快而完全,没有兴奋现象。

丙泊酚可以降低脑血流量和颅内压,因此静脉输注丙泊酚是神经外科手术良好的麻醉选择。从脑电图上看,随着丙泊酚剂量的增加,脑电慢波成分逐渐增加,甚至达到一定程度的暴发性抑制。可以通过BIS来衡量镇静的深度和意识消失的水平。丙泊酚对脑缺血的病灶和癫痫病灶都有很好的保护作用,可用于癫痫发作的控制。丙泊酚具有一定的抗吐作用,因此丙泊酚静脉麻醉术后发生恶心、呕吐的概率较小。

呼吸系统:诱导剂量的丙泊酚对呼吸有明显抑制作用,表现为呼吸频率减慢,潮气量减少,甚至出现呼吸暂停,持续30~60秒,对此应高度重视。丙泊酚静脉持续输注期间,呼吸中枢对CO_2

的反应性减弱。

心血管系统：丙泊酚对心血管系统有明显的抑制作用，在麻醉诱导期间可使心排血量、心脏指数、每搏指数和总外周阻力降低，从而导致动脉压显著下降。该药对心血管系统的抑制作用与患者年龄、一次性注药剂量与注药速度密切相关，缓慢注射时降压不明显，但麻醉效果减弱。其降低血压是由于外周血管扩张与直接心脏抑制的双重作用，且呈剂量依赖性，对老年人的心血管抑制作用更重。

其他：丙泊酚可引起注射部位疼痛和局部静脉炎。也可引起类变态反应，对有药物过敏史、大豆、鸡蛋清过敏者应慎用。丙泊酚溶液有利于细菌生长，尽管目前在其制剂中添加了 0.005% 的依地酸二钠，可以减少或阻止微生物生长，但使用过程中依然要注意无菌技术。

（3）临床应用：丙泊酚作为一新型的快效、短效静脉麻醉药，苏醒迅速而完全，持续输注后不易蓄积，为其他静脉麻醉药所无法比拟，目前普遍用于麻醉诱导、麻醉维持及镇静。

诱导：全麻诱导剂量为 $1.0\sim2.5$ mg/kg，95% 有效量（ED_{95}）成人未给术前药者为 $2.0\sim2.5$ mg/kg，术前给阿片类或苯二氮䓬类药者应酌减。60 岁以上诱导量酌减。儿童诱导量需稍增加，其 ED_{95} 为 $2\sim3$ mg/kg。通常需与镇痛药、肌肉松弛药合用；如果采用靶控输注，单纯应用丙泊酚诱导时靶控血浆浓度一般设定为 $3\sim6$ μg/mL，复合诱导时的靶控浓度一般设定在 $2.5\sim3.5$ μg/mL 待患者意识消失后根据血流动力学变化调节。危重靶控输注患者在丙泊酚诱导时应采用"分步靶控输注"。初始靶浓度降低到 1 μg/mL，每隔 $1\sim2$ 分钟增加靶浓度 $0.5\sim1.0$ μg/mL，直到患者的意识消失。

麻醉维持：丙泊酚麻醉维持可以采用单次间断静脉注射，每隔数分钟追加 $10\sim40$ mg 维持麻醉。也可以采用连续输注，剂量多在 $50\sim150$ μg/(kg·min)，然后根据患者对手术刺激的反应调整。丙泊酚常与氧化亚氮或阿片类药物相复合，则药量宜减少至 $30\sim100$ μg/(kg·min)。当采用靶控输注维持时，靶浓度维持在 $3\sim6$ μg/mL，并且应该随时调整，最好有麻醉镇静深度的监测。

其他：此药还特别适用于门诊患者胃、肠镜诊断性检查、人流等短小手术的麻醉。静脉持续输注丙泊酚 100 μg/(kg·min) 时，潮气量可减少 40%。在人工流产、内镜检查等短小手术时应用该药，必须备有氧源及人工呼吸用具以备急用。也常用于 ICU 患者的镇静。

注意事项：需要注意的是长时间（>48 小时）、大剂量 [>4 mg/(kg·h)] 的丙泊酚输注可能导致丙泊酚输注综合征（Propfol Infusion Syndrome，PIS）。PIS 最初发现于儿童，后来在重症成年患者也观察到这种现象。主要表现为高钾血症、高脂血症、代谢性酸中毒、肝大或肝脏脂肪浸润、横纹肌溶解、不明原因的心律失常、难治性心力衰竭，甚至导致患者死亡，其病死率相当高。发病机制目前还不清楚，可能与丙泊酚对心血管的抑制作用、丙泊酚代谢产物的影响、丙泊酚对线粒体呼吸链的影响及丙泊酚对脂类代谢的影响有关。

2.磷丙泊酚

磷丙泊酚是丙泊酚的水溶性专利前体药物，作为新型的镇静催眠药目前已在美国注册上市。

（1）药物代谢特性：静脉注射磷丙泊酚后，可经内皮细胞碱性磷酸酶快速分解成活性成分丙泊酚。每 1 mmol 的磷丙泊酚可分解丙泊酚 1 mmol。丙泊酚迅速进入脑组织中并达到平衡，从而发挥相应的药理效应。由于磷丙泊酚是前体药，有不易被首过消除的特点。分解后的丙泊酚达峰时间为 $4\sim13$ 分钟。磷丙泊酚和分解的丙泊酚的半衰期分别为 23.9 分钟和 45 分钟。分布容积分别为 0.25 L/kg 和 2.3 L/kg，清除率分别为 46 mL/(kg·min) 和 344 mL/(kg·min)。

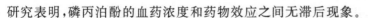

研究表明,磷丙泊酚的血药浓度和药物效应之间无滞后现象。

(2)药理作用:单剂量静脉给予磷丙泊酚可产生明显的镇静作用,并呈剂量依赖性。与传统的丙泊酚相比其有效中浓度小,表明磷丙泊酚的药物效应更强。给予相同剂量时,磷丙泊酚比丙泊酚的血药浓度高,且作用时间长。磷丙泊酚对呼吸的影响较小,但仍可引起呼吸暂停。

(3)临床应用:目前磷丙泊酚已广泛应用于各种内镜检查及小手术的麻醉用药。但对其大样本的临床观察的研究还较少。主要不良反应报道的有呼吸抑制、低氧血症、感觉异常和瘙痒等。

(二)苯二氮䓬类

苯二氮䓬类在中枢有特异性的受体,与受体结合后能易化 γ-氨基丁酸受体功能。在麻醉中多用于静脉全麻诱导和镇静。苯二氮䓬类的优势在于心血管的抑制效应小,对动脉血压、心排血量和外周血管阻力的影响较小。因此对于患有心脏疾病的手术患者是常用的麻醉诱导药。

1.咪达唑仑

咪达唑仑是苯二氮䓬类的代表药物。与苯二氮䓬受体能高度特异性结合,影响 γ-氨基丁酸与中枢系统中 γ-氨基丁酸受体的亲和力,使与受体耦联的氯通道开放,氯离子进入细胞,使细胞超极化,降低了中枢神经系统的兴奋性。

(1)药物代谢特性:咪达唑仑是水溶性的苯二氮䓬类药物,易迅速透过血-脑屏障。单次静脉注射后分布半衰期为(0.31 ± 0.24)小时,消除半衰期为(2.4 ± 0.8)小时。老年人、肥胖者及肝功能障碍者消除半衰期延长,小儿消除半衰期比成人短。咪达唑仑主要在肝代谢,钙通道阻滞药能抑制肝代谢酶,延长咪达唑仑的麻醉作用。肾清除率对全部消除率的影响小,所以肾功能不全患者的清除率变化小。

(2)药理作用。①中枢神经系统:咪达唑仑具有抗焦虑、催眠、抗惊厥、肌松和顺行性遗忘等作用。根据剂量不同,产生不同程度的抗焦虑至意识消失的效应。咪达唑仑可引起脑血流量降低,源于降低脑组织代谢率和直接的血管收缩反应,并有明显的剂量依赖性,但这种量效关系有封顶效应,可能与受体饱和有关。该药降低大脑中动脉的血流速度,增加血管阻力,对颅内顺应性欠佳或颅内压增高的患者,给予 $0.15\sim0.27$ mg/kg 咪达唑仑对脑缺氧有保护作用。②心血管系统:咪达唑仑对正常人的心血管系统影响轻微,表现为心率轻度增快,体循环阻力和平均动脉压轻度下降,以及左心室充盈压和每搏量轻度下降,但对心肌收缩力无影响。③呼吸系统:虽然对呼吸有一定的抑制作用,但程度也与剂量相关。表现为降低潮气量,增快呼吸频率,缩短呼气时间,但不影响功能残气量和剩余肺容量。咪达唑仑主要对呼吸中枢有抑制作用,对呼吸动力几乎无影响,因此和其他中枢抑制药合用时,对呼吸抑制有协同作用。④其他:咪达唑仑本身无镇痛作用,但可增强其他麻醉药的镇痛作用。

(3)临床应用。①麻醉前给药:利用咪达唑仑的催眠和抗焦虑作用,口服、肌内注射、静脉注射和直肠给药均有效。小儿肌内注射为 $0.08\sim0.15$ mg/kg,$10\sim15$ 分钟产生镇静效应,$30\sim40$ 分钟产生最大效应,其具有作用快,镇静作用强,无注射点痛等优点。小儿麻醉前口服剂量为 0.5 mg/kg,也可经直肠注入,剂量为 0.3 mg,最大量为 7.5 mg。成人口服 7.5 mg,患者即可迅速满意入睡,醒后可无困倦和嗜睡感。②麻醉诱导:麻醉诱导可产生睡眠和遗忘,但无镇痛作用。诱导量不超过 0.3 mg/kg。老年及危重患者剂量以 <0.15 mg/kg 为宜。诱导推荐咪达唑仑、丙泊酚及阿片类镇痛药协同诱导,可减少单纯麻醉药用量,降低不良反应,提高麻醉安全性,并有利于麻醉后患者迅速清醒。③麻醉维持:临床上单纯使用咪达唑仑麻醉维持较少,通常复合使用其他阿片类药或其他静脉或吸入麻醉药。可采用静脉分次给药或连续静脉输注。分次给药在麻醉

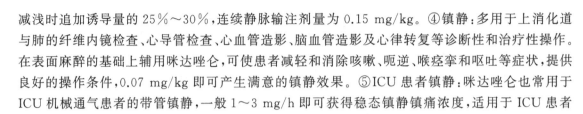

减浅时追加诱导量的 25%～30%,连续静脉输注剂量为 0.15 mg/kg。④镇静:多用于上消化道与肺的纤维内镜检查、心导管检查、心血管造影、脑血管造影及心律转复等诊断性和治疗性操作。在表面麻醉的基础上辅用咪达唑仑,可使患者减轻和消除咳嗽、呃逆、喉痉挛和呕吐等症状,提供良好的操作条件,0.07 mg/kg 即可产生满意的镇静效果。⑤ICU 患者镇静:咪达唑仑也常用于ICU 机械通气患者的带管镇静,一般 1～3 mg/h 即可获得稳态镇静镇痛浓度,适用于 ICU 患者长期镇静。

2.氟马西尼

氟马西尼是苯二氮䓬受体特异性的拮抗剂。1979 年合成,其化学结构与咪达唑仑相似,与后者的主要区别是其苯基被羰基取代,是特异性苯二氮䓬类拮抗剂,能竞争性占据受体位点,因此能迅速有效逆转苯二氮䓬类药在中枢神经的药理作用。

(1)药物代谢特性:静脉注射后 5 分钟血浆浓度即可达峰值。血浆蛋白结合率为 40%～50%。表观分布容积为 1.02～1.20 L/kg。消除半衰期显著短于常用的苯二氮䓬类药,为 48～70 分钟,因此需要注意单次给药的拮抗作用消失后,可再次出现苯二氮䓬类的镇静作用。氟马西尼经肝脏代谢,仅极少量会以原形从尿中排出。

(2)药理作用:氟马西尼主要药理作用是拮抗苯二氮䓬类药的所有中枢抑制效应,从抗焦虑、镇静、遗忘,直到抗惊厥、肌松和催眠。最小有效剂量为 0.007 mg/kg。拮抗程度与氟马西尼剂量有关,也与所用的苯二氮䓬类药剂量有关。但是氟马西尼无内在药理活性,有研究表明单纯给予氟马西尼既不产生苯二氮䓬类的效应,也不产生其相反的效应。

氟马西尼对呼吸和循环系统均无影响。但对苯二氮䓬类药引起的呼吸抑制,有一定的拮抗作用。

(3)临床应用。①解救苯二氮䓬类药物中毒:大量服用苯二氮䓬类药物的患者除基本支持治疗外,可用氟马西尼进行解救。采用小剂量分次静脉注射的方法,每次 0.1～0.2 mg,给药后观察2～3 分钟,没有苏醒可以每次追加 0.1 mg,直至苏醒,总量通常不超过 2 mg。但由于氟马西尼的时效短于苯二氮䓬类药,因此为了维持疗效,可用首次有效量的半量重复注射。对于可疑药物中毒的昏迷患者,也可用氟马西尼鉴别。如果用药后有效,基本上可肯定是苯二氮䓬类药中毒;否则可基本排除。②拮抗麻醉后苯二氮䓬类药的残余作用:对于以苯二氮䓬类药作为复合全麻用药或部位麻醉时镇静用药的手术患者,可用氟马西尼拮抗其残余作用,以获得患者迅速苏醒。首次剂量 0.1～0.2 mg 静脉注射,以后 0.1 mg/min,直至患者清醒,总量不超过 1 mg。③ICU 患者:在 ICU 中长时间用苯二氮䓬类药镇静耐管的呼吸机治疗的患者,在尝试脱机的过程中,可用氟马西尼拮抗苯二氮䓬类药的作用。

(三)其他静脉麻醉药

1.依托咪酯

依托咪酯于 1964 年合成,1972 年 3 月试用于临床。该药有两种异构体,但只有其右旋异构体有镇静、催眠作用。化学结构中的咪唑基团与咪达唑仑一样,在酸性 pH 条件下为水溶性,而在生理性 pH 条件下则成为脂溶性。以前依托咪酯的针剂是含丙二醇的溶液,因此常常有注射部位疼痛和静脉炎发生。现有的依托咪酯制剂为乳剂,是以 20%中长链甘油三酯为溶剂,发生注射痛的概率明显降低。其作用是抑制大脑皮层的网状系统,也有可能作用于 γ-氨基丁酸受体,增加受体亲和力表现出中枢抑制作用。

(1)药物代谢特性:依托咪酯的药物代谢模型呈三室开放模型,即迅速到中央室(脑和血供丰富的器官),然后到周围室。成人静脉注射后 1 分钟内脑组织即达最高浓度,最大效应发生在注药 3 分钟时。然后很快从脑向其他组织转移,患者一般 7～14 分钟即可迅速苏醒。其脑内浓度与催眠效应呈直线关系。血浆蛋白结合率为 76.5%,在肝脏和血浆中主要被酯酶迅速水解,最初30 分钟内水解最快,排泄迅速。初始半衰期为 2.7 分钟,再分布半衰期为 29 分钟,消除半衰期为2.9～5.3 小时。分布容积为 2.5～4.5 L/kg。

(2)药理作用。①中枢神经系统:依托咪酯是目前常用的静脉麻醉药之一,催眠剂量可产生皮层下抑制,出现新皮层样睡眠,脑干网状结构激活和反应处于抑制状态。作用强度强于巴比妥类药。诱导剂量 0.3 mg/kg 经过一次臂-脑循环即可产生催眠作用。可减少脑血流量,降低脑氧代谢率,0.7 mg/kg 可使颅内压增高的患者颅内压急剧下降,对缺氧引起的脑损害有保护作用,并可制止脑缺氧引起的抽搐。②心血管系统:依托咪酯最大的优势在于其麻醉后血流动力学非常稳定,周围血管阻力和冠状动脉血管阻力明显降低,心脏指数增加,且不增加心肌耗氧量,可使左心室耗氧量降低,是心血管疾病良好的麻醉诱导药物。③呼吸系统:依托咪酯对呼吸的影响也较小,只要输注速度不快,对呼吸频率和幅度均无明显影响。对气管平滑肌有舒张作用,对哮喘等气管高反应的患者可安全地选用依托咪酯作为静脉全麻药,并有可能起到一定的治疗作用。术前复合给予芬太尼等阿片类药的患者易发生呼吸抑制。依托咪酯诱导时可发生呃逆或咳嗽。④其他:依托咪酯无镇痛作用。不影响肝、肾功能,不释放组胺,能快速降低眼压,对眼科手术有利。有报道依托咪酯能抑制肾上腺皮质功能。但围术期诱导剂量的依托咪酯所引起的肾上腺皮质抑制,表现为皮质醇水平通常仍在正常低限范围,此为暂时性的且并无临床意义。

(3)临床应用:依托咪酯属于短效静脉麻醉药。因缺乏镇痛、肌松作用,故主要用于麻醉诱导及人工流产等门诊诊断性检查与小手术麻醉,用于麻醉维持须与麻醉性镇痛药、肌肉松弛药复合应用。

麻醉诱导:常用量 0.15～0.30 mg/kg,重危患者可减至 0.1 mg/kg,约 10 秒即可使眼睑反射消失而入睡,因无镇痛作用需要增大阿片类药物的用量,以减少或减轻气管插管时升压反应。

麻醉维持:由于考虑到依托咪酯对肾上腺皮质功能的抑制作用,麻醉维持尚有争议。通常麻醉诱导后的维持剂量为 0.12～0.20 mg/(kg·h),同时复合其他阿片药及吸入麻醉药。多次用药无明显蓄积,睡眠持续时间稍有延长。

有创检查:如内镜检查、介入治疗、人工流产、电击除颤和拔牙等,可单次给药或追加。

危重患者:心血管疾病、反应性气道疾病、颅内高压或合并多种疾病的患者最适合选择依托咪酯诱导。

需要注意的是,依托咪酯诱导可出现注射部位痛,发生率约 20%,可于注药前 1～2 分钟先静脉注射芬太尼,或于药液内加少量利多卡因可减轻疼痛。给药剂量过大或推药速度过快,可发生肌震颤或阵挛。另外,依托咪酯也是引起术后恶心、呕吐的重要因素,呕吐发生率为30%～40%。

2.右美托咪定

右美托咪定是 α_2 受体激动剂,对于 α 受体,右美托咪定对 α_2 受体的选择性远高于 α_1 受体,具有中枢性的镇静、抗焦虑、催眠和镇痛效应。最早用于 ICU 机械通气患者的短期镇静。

(1)药物代谢特性:右美托咪定是外消旋混合物美托咪定的右旋异构体,易溶于水。其蛋白结合率高达 94%,全血和血浆的浓度比约为 0.66。药物代谢模型可以用三室模型来描述,对于肾损害的患者不改变其药物代谢动力学,但镇静效能会由于血浆蛋白结合率降低而明显增强。右美托咪定的起效时间为 10～15 分钟,但需要连续 10 分钟给予负荷剂量。消除半衰期为 2～

3 小时。从 10 分钟到 8 小时的输注其时量半衰期可以从 4 分钟变化到 250 分钟。

(2)药理作用。①中枢神经系统:右美托咪定与蓝斑核上产生去甲肾上腺素的神经元细胞膜 α_2 受体结合,抑制腺苷酸环化酶的活性,减少细胞中 cAMP 的含量,增加细胞内合成代谢过程。神经末梢钙激活的钾离子通道开放,钾离子外流,同时,通过钙通道的钙离子内流减少,导致细胞膜超极化,发生突触后抑制;突触前膜钙离子内流减少,抑制前膜上去甲肾上腺素的释放,发生突触前抑制。上述 2 种机制抑制蓝斑核神经元发出冲动,阻断蓝斑核至皮层下的上行去甲肾上腺素通路的兴奋传导,从而产生镇静催眠作用。简言之,右美托咪定通过作用内源性的睡眠激发通路产生自然睡眠模式,患者容易被唤醒而且能够按照指令配合,没有干扰时又可以进入睡眠状态,且不影响睡眠时的脑血流量。②心血管系统:右美托咪定对心血管系统呈现短暂的两相心血管反应,尤其在输注早期且呈剂量依赖性。1 $\mu g/kg$ 的剂量可引起短暂的血压升高和反射性的心率减慢,在年轻患者或健康志愿者中更常见。血压升高的原因可能是血管平滑肌上的 α_{2B} 受体受到激动。慢速输注或避免一次性大剂量用药可避免血压升高的发生。右美托咪定也能引起低血压,通常在输注 10 分钟之后,可能与中枢交感神经受到抑制有关。需要关注的是,交感神经兴奋减弱,迷走神经活动相对增强而引起的心动过缓,虽然大多数可以自行缓解,但如果采用适当稀释、缓慢输注、补充足够的血容量并加以严密的监护等措施,可以提高使用右美托咪定的安全性。③呼吸系统:右美托咪定对呼吸的影响较小,即使在比较深的镇静状态下,仅表现每分钟通气量减少,而动脉氧分压及二氧化碳通气反应等并未受到影响,即机体对高碳酸血症的觉醒反应维持正常。④其他:右美托咪定具有一定的镇痛作用,但机制尚未明确,可能与刺激脊髓背角的 α_{2C} 受体和 α_{2A} 受体,减少促伤害性介质传递,减少 P 物质和谷氨酸盐,以及介导神经元间超极化等方式直接抑制了疼痛传递有关。临床上可以见到右美托咪定具有节省阿片类药量的作用,右美托咪定作为神经阻滞技术的辅助药物能够延长镇痛时效,可能与抑制 C 纤维和 Aδ 纤维上神经信号的传导有关。

(3)临床应用。①全麻辅助镇静:右美托咪定具有镇静催眠作用,可以用于麻醉诱导期及麻醉维持期,甚至可以用于全麻苏醒期的辅助镇静。麻醉诱导前静脉泵注右美托咪定 0.5～1.0 $\mu g/kg$,维持 10 分钟以上,可以减轻插管反应。但需注意低血压和心动过缓的发生。麻醉维持时可用 0.2～0.5 $\mu g/kg$ 右美托咪定,可以使麻醉过程更加平稳,术后恢复质量更高。特别是在手术结束前 40 分钟,给予右美托咪定 0.2～0.5 $\mu g/kg$,可使患者在全麻苏醒过程中血流动力更加平稳,耐管更好,拔管过程减少呛咳、躁动等反应。但是苏醒时间会延长。②区域阻滞辅助镇静镇痛:在区域阻滞操作前给予右美托咪定 0.2～0.7 $\mu g/kg$,泵注 10～15 分钟,可使患者镇静满意,提高舒适度,且不影响呼吸;同时可以增强区域阻滞的镇痛效果。③有创检查及 ICU 患者的辅助镇静:有创检查包括胃肠镜检查、介入治疗和支气管镜检查等。可给予 0.2～1.0 $\mu g/kg$ 的负荷剂量,泵注时间不少于 10 分钟,之后 0.2～0.8 $\mu g/(kg \cdot h)$ 维持。ICU 患者机械通气镇静可给予 0.4 $\mu g/(kg \cdot h)$ 泵注,并根据镇静深度调整。此方法可以使患者获得满意的镇静,解除焦虑和烦躁,同时可以被唤醒配合检查。④其他:由于右美托咪定产生的镇静类似自然睡眠,且对呼吸不抑制。对于困难气道的患者可以保留自主呼吸镇静下纤支镜引导插管;清醒开颅、保留功能区手术也是右美托咪定较好的适应证,在开颅后泵注右美托咪定负荷剂量 0.5 $\mu g/kg$(15 分钟),然后 0.2～0.5 $\mu g/(kg \cdot h)$ 维持,调整麻醉深度使患者能够被唤醒。另外,脑部深部电极植入术也可以使用右美托咪定维持镇静。

(尹莹莹)

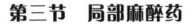

第三节 局部麻醉药

局部麻醉药(简称局麻药)是作用于神经干或神经末梢,可逆且基本无组织损害性地阻断神经冲动的发生或传导,使这些神经支配的相应区域产生麻醉作用,在意识清醒的条件下引起局部感觉丧失的药物。局部麻醉的优点在于简便易行,患者保持清醒,安全性高,并发症少,对患者的生理功能影响较小。局麻药常用于表面麻醉、局部浸润、椎管内麻醉和周围神经阻滞。施行局麻时,要熟悉周围的神经解剖,掌握正确的操作技术,熟悉局麻药的药理性能,避免发生毒性反应。

一、酯类局麻药

(一)普鲁卡因

1.药理作用

普鲁卡因化学结构为对氨基苯二乙胺乙醇,短时效局麻药,时效 45～60 分钟,解离常数高,在生理 pH 范围呈高解离状态,扩散和穿透力都较差。本药具有扩张血管作用,能从注射部位迅速吸收。普鲁卡因经血浆胆碱酯酶水解,半衰期仅 8 分钟。

2.适应证和禁忌证

普鲁卡因可用于浸润麻醉、神经阻滞麻醉和蛛网膜下腔阻滞,一般不用于表面麻醉。持续输注小剂量普鲁卡因可与静脉全麻药、吸入全麻药或麻醉性镇痛药合用施行普鲁卡因静吸复合或静脉复合全麻。

3.剂量和用法

普鲁卡因针剂可用于局麻,粉剂可用于蛛网膜下腔阻滞麻醉。浸润麻醉浓度为 0.25％～1.00％,极量 1 g;神经阻滞浓度为 1.5％～2.0％,极量 1 g;蛛网膜下腔阻滞浓度为 3.0％～5.0％,极量 0.15 g。

(二)丁卡因

1.药理作用

丁卡因化学结构是以丁氨根取代普鲁卡因芳香环上的对氨基,并缩短其烷氨尾链。长时效局麻药,起效时间 10～15 分钟,时效超过 3 小时,药物效应与毒性均为普鲁卡因的 10 倍,常与起效快的局麻药合用。

2.适应证

丁卡因常用于表面麻醉、硬膜外阻滞和蛛网膜下腔阻滞。

3.剂量和用法

表面麻醉时,眼部浓度为 1％;鼻腔、咽喉和气管浓度为 2％,极量 40～60 mg;尿道浓度为 0.1％～0.5％,极量 40～60 mg;硬膜外阻滞时较少单独应用本药,常为 0.1％～0.2％丁卡因与 1.0％～1.5％利多卡因合用。

(三)氯普鲁卡因

1.药理作用

氯普鲁卡因与普鲁卡因相似,短时效局麻药,起效时间 6～12 分钟,时效 30～60 分钟。在血内水解的速度比普鲁卡因快 4 倍,毒性低,胎儿、新生儿血内浓度低。

2.适应证和禁忌证

本药多用于硬膜外阻滞,尤其是产科麻醉,不适用于表面麻醉和神经阻滞。含有防腐剂的氯普鲁卡因制剂不能用于蛛网膜下腔阻滞。

3.剂量和用法

局部浸润浓度为 1%,极量 0.8～1.0 g。

二、酰胺类局麻药

(一)利多卡因

1.药理作用

利多卡因是氨酰基酰氨类中时效局麻药,起效快,时效 60～90 分钟,弥散广,穿透力强,对血管无明显扩张作用。临床应用浓度 0.5%～2.0%。

2.适应证

本药可用于表面麻醉、局部浸润麻醉、神经阻滞、硬膜外阻滞和蛛网膜下腔阻滞,毒性与药液浓度有关。静脉给药可以治疗室性心律失常,血浆浓度 >6 μg/mL 时会出现毒性症状;血浆浓度 >9 μg/mL 时会出现惊厥。

3.剂量和用法

针剂:2% 5 mL、2% 20 mL;气雾剂:每瓶利舒卡总量 25 g,内含利多卡因 1.75 g,每按压一次阀门,约释放利多卡因 4.5 mg。利多卡因和丙胺卡因复合软膏 1 g 含 25 mg 利多卡因和 25 mg 丙胺卡因,用于表面皮肤的镇痛和口鼻黏膜麻醉,尤其是小儿血管内置管时的麻醉,起效时间 45～60 分钟。浸润麻醉浓度为 0.25%～0.50%,极量 0.5 g;神经阻滞浓度为 1.0%～2.0%,极量 0.4 g;硬膜外阻滞浓度为 1.5%～2.0%,极量 0.4～0.5 g;表面麻醉浓度为 2.0%～4.0%,极量 0.2 g。

(二)丙胺卡因

1.药理作用

丙胺卡因起效速度与药物效应较利多卡因稍差,时效稍长。最大的优点是毒性比利多卡因小 40%,是酰胺类局麻药中毒性最低的。

2.适应证

本药常用于浸润麻醉、神经阻滞和硬膜外阻滞、局部静脉麻醉。

3.剂量和用法

本药可能诱发高铁血红蛋白血症,成人用量应控制在 600 mg 以下。

(三)布比卡因和左旋布比卡因

1.药理作用

布比卡因结构与甲哌卡因相似,毒性仅为甲哌卡因的 1/8,但心脏毒性较明显,误注入血管可引起心血管虚脱及严重的心律失常,而且复苏困难,这可能与目前所用的布比卡因是由左旋和右旋镜像体 50:50 组成的消旋混合物有关。等量的布比卡因与左旋布比卡因的感觉和运动阻滞的起效时间、持续时间和肌肉松弛程度相似。左旋布比卡因引起心搏骤停和心律失常的剂量小于罗哌卡因,但显著高于布比卡因。

布比卡因是长时效局麻药,麻醉效能是利多卡因的 4 倍,弥散力与利多卡因相似,对组织穿透力弱,不易通过胎盘。时效因阻滞部位不同而异,产科硬膜外阻滞的时效约为3小时,而外周神经阻滞的时效达16小时。临床常用浓度为0.25%~0.75%,成人安全剂量150 mg,极量为225 mg。胎儿/母体的血浓度比为0.30~0.44,对新生儿无明显的抑制,但有文献报道产妇应用布比卡因产生的心脏毒性难以救治,因此建议产妇慎选布比卡因的浓度和剂量。

布比卡因的特点是可通过改变药液浓度而产生感觉-运动神经阻滞的分离,0.125%~0.250%布比卡因多阻滞交感神经而较少阻滞感觉神经,浓度为0.25%~0.50%时产生最大感觉神经阻滞而运动神经阻滞最小,而0.75%浓度的药液则产生完善的运动神经阻滞。因此布比卡因可单独使用或与麻醉性镇痛药复合用于术后或分娩镇痛。

2.适应证

本药可用于浸润麻醉、神经阻滞、硬膜外阻滞和蛛网膜下腔阻滞,多用于产科麻醉和分娩镇痛。

3.剂量和用法

浸润麻醉浓度为0.125%~0.250%;神经阻滞浓度为0.25%~0.50%;蛛网膜下腔阻滞浓度为0.50%~0.75%;硬膜外阻滞、骶管、上胸段浓度为0.25%~0.50%;下胸段、腰段浓度为0.50%~0.75%;术后镇痛和分娩镇痛浓度为0.125%。一次最大剂量为10~15 mg,成人极量为每次2 mg/kg。

4.长效布比卡因制剂

布比卡因脂质体注射用混悬液是一种单剂量的局部镇痛药,可用于术后镇痛:单剂量注射在手术部位维持时间72小时,能减少阿片类药物用量,不需要导管或泵注。此药利用了储库泡沫技术:储库泡沫是<3%的脂质,能生物降解,具备生物相容性,储库泡沫利用膜成分,这些膜成分来源于自然、耐受良好,能通过正常途径代谢。布比卡因脂质体注射用混悬液能超时释放治疗剂量的布比卡因、压缩药物而不改变药物分子量,然后在所期望的时间内释放。

(四)罗哌卡因

1.药理作用

罗哌卡因是新型长效局麻药,化学结构介于甲哌卡因和布比卡因之间,罗哌卡因是纯的左旋对映异构体,物理和化学性质与布比卡因相似,但脂溶性低于布比卡因,蛋白结合率和解离常数接近布比卡因。

经动物试验和临床广泛应用,证实罗哌卡因不仅具有布比卡因的临床特性,而且还具有以下优点:①高浓度可提供有效、安全的手术麻醉;低浓度时感觉-运动阻滞分离现象明显,可用于镇痛;②心脏毒性低于布比卡因,引起心律失常的阈值高,过量后复苏的成功率高;③具较低的中枢神经系统毒性,致惊厥的阈值高;④具有血管收缩作用,不需要加肾上腺素;⑤对子宫胎盘血流无影响,可用于产科麻醉和镇痛。

2.适应证

本药可用于硬膜外阻滞、外周神经阻滞、术后镇痛和分娩镇痛。

3.剂量和用法

硬膜外阻滞浓度为0.75%~1.00%;外周神经阻滞浓度为0.50%~0.75%;术后镇痛和分娩镇痛浓度0.2%或0.1%和麻醉药合用。

三、局麻药的临床应用

(一)部位麻醉

1.表面麻醉

将渗透性能强的局麻药与局部黏膜接触所产生的无痛状态称为表面麻醉。局麻药可从黏膜迅速吸收入血,尤其是给药部位有感染时,丁卡因和利多卡因从气管黏膜吸收后的血药浓度可与静脉注射相仿。

常用的局麻药:4%～10%的可卡因,1%～2%的丁卡因和2%～4%的利多卡因。

(1)可卡因具有血管收缩作用,可减少术中出血,使术野清晰,用于表面麻醉具有独特的优点。

(2)普鲁卡因和氯普鲁卡因的穿透能力较弱,因此不适用于表面麻醉。

(3)利多卡因气道表面麻醉有轻微的气道扩张作用,可预防气道激惹。

2.局部浸润麻醉

沿手术切口分层注射局麻药,阻滞组织中的神经末梢,称为局部浸润麻醉。局部浸润麻醉药种类的选择取决于麻醉所需的持续时间,利多卡因是进行局部浸润麻醉最常用的局麻药。

3.局部静脉麻醉

在肢体手术区的近端缚止血带,充气后经静脉注射稀释的局麻药,产生迅速起效的镇痛和肌松作用,称为局部静脉麻醉。局部静脉麻醉的时效取决于止血带充气时间,放松止血带,局麻药迅速进入全身循环,麻醉作用即消失。局部静脉麻醉最常用的局麻药为利多卡因和丙胺卡因。

(1)常用0.5%利多卡因40 mL于前臂和手部手术,0.5%利多卡因70 mL于小腿和足部手术。

(2)丙胺卡因毒性比利多卡因小40%,是酰胺类局麻药中毒性最低的,因此适用于局部静脉麻醉,缺点是可能诱发高铁血红蛋白血症,成人用量应控制在600 mg以下。

4.神经阻滞

将局麻药注射至神经干(或丛)旁,暂时阻滞神经的传导功能,称为神经阻滞。因为神经是混合性的,所以不仅感觉神经纤维被阻滞,运动神经纤维和交感、副交感神经纤维也同时不同程度的被阻滞。

5.硬膜外阻滞

将局麻药注入硬膜外间隙阻滞脊神经根,使其支配区域产生暂时性麻痹,称为硬膜外阻滞。

6.蛛网膜下腔阻滞

将局麻药注入蛛网膜下腔阻滞,使脊神经根、背根神经节及脊髓表面部分产生不同程度的阻滞,称为蛛网膜下腔阻滞。

(二)镇痛

静脉注射利多卡因和普鲁卡因有较强的镇痛作用。

(1)研究表明持续小剂量静脉注射利多卡因,使血药浓度维持在$1\sim2~\mu g/mL$,可减轻术后疼痛及减少镇痛所需的麻醉性镇痛药药量,而且无明显不良反应。

(2)利多卡因静脉注射也可降低吸入全麻药的用量,血浆利多卡因的浓度为$1~\mu g/mL$时,可使氟烷的MAC降低40%,但超过这一血药浓度,氟烷MAC无法进一步降低,呈平台效应。

(3)利多卡因静脉注射还可用于围术期镇咳,抑制插管时的呛咳反射。

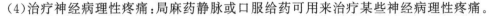

(4)治疗神经病理性疼痛：局麻药静脉或口服给药可用来治疗某些神经病理性疼痛。

(三)预防和治疗颅内压增高

静脉注射利多卡因 1.5 mg/kg 可有效防止插管时的颅内压增高状况，作用与硫喷妥钠相仿。

(四)治疗心律失常

静脉注射利多卡因可预防和治疗室性心律失常，利多卡因对心脏的直接作用是抑制 Na^+ 内流，促进 K^+ 外流，对 I_{K^+} 通道也有明显抑制作用。

1.抗心律失常的药理作用

(1)降低自律性：治疗浓度(2～5 $\mu g/mL$)能降低浦肯野纤维的自律性，对窦房结没有影响。由于 4 相除极速率下降，阈电位提高，降低心肌自律性，又能减少复极的不均一性，故能提高致颤阈。

(2)减慢传导速度：血液趋于酸性时，将增强此药减慢传导的作用。心肌缺血部位细胞外 K^+ 浓度升高且血液偏于酸性，所以利多卡因对此有明显的减慢传导作用。这可能是利多卡因可其防止急性心肌梗死后心室颤动的原因之一。对血 K^+ 降低或部分(牵张)除极者，则因促 K^+ 外流使浦肯野纤维超极化而加速传导速度。高浓度(10 $\mu g/mL$)的利多卡因则明显抑制 0 相上升速率而减慢传导。

(3)缩短不应期：利多卡因缩短浦肯野纤维及心室肌的动作电位时程、有效不应期，且缩短动作电位时程更为显著，故为相对延长有效不应期。这些作用是阻止 2 相小量 Na^+ 内流的结果。

2.体内过程

静脉注射给药作用迅速，仅维持 20 分钟左右。血浆蛋白结合率约 70%，在体内分布广泛迅速，心肌中浓度为血药浓度的 3 倍。表观分布容积为 1 L/kg。有效血药浓度为 1～5 $\mu g/mL$。利多卡因几乎全部在肝中经脱乙基而代谢。仅 10% 以原型经肾排泄，半衰期约 2 小时，作用时间较短，常用静脉滴注以维持疗效。

3.适应范围

利多卡因仅用于室性心律失常，特别适用于治疗急性心肌梗死及强心苷所致的室性期前收缩，室性心动过速及心室颤动。对室上性心律失常无效。由于利多卡因抑制房室旁路的传导及延长旁路的有效不应期，因而对预激综合征患者的室上性心动过速可能有效。治疗剂量利多卡因可促进复极化而不延长 Q-T 间期，因而可用于低血压或脑血管意外所致伴有巨大 U 波的延迟复极性心律失常的治疗。

4.剂量与用法

静脉注射起始剂量为 1～2 mg/kg，20～40 分钟后可重复一次，剂量为首次的一半。总负荷量≤400 mg，继以 1～4 mg/min 的速度持续静脉输注。对心功能不全的患者，利多卡因总负荷量降低，其后的静脉输注速度也应减慢；应测定血药浓度，调整剂量以确保血药浓度在治疗窗范围内(1.5～5.0 $\mu g/mL$)，最大限度地减少毒性。

5.注意事项

常见不良反应为与剂量相关的中枢神经系统毒性：嗜睡、眩晕，大剂量引起语言障碍、惊厥，甚至呼吸抑制，偶见窦性心动过缓、房室阻滞等心脏毒性。此外，可取消心室自发性起搏点的活性，故慎用或禁用于病态窦房结综合征、二度Ⅱ型和三度房室传导阻滞者。

四、局麻药的不良反应及防治

(一)不良反应

1.局部毒性反应

(1)组织毒性反应:局麻药肌内注射可导致骨骼肌损伤。

(2)神经毒性反应:蛛网膜外腔会引起神经毒性反应。

2.全身性毒性反应

临床上局麻药的全身性不良反应主要是由药量过大或使用方法不当引起血药浓度升高所致,主要累及中枢神经系统和循环系统,通常中枢神经系统较循环系统更为敏感。引起中枢神经系统毒性反应的局麻药血药浓度低于引起循环系统毒性反应的浓度。

(1)中枢神经系统毒性反应:局麻药能通过血-脑屏障,中毒剂量的局麻药可引起中枢神经系统兴奋或抑制,表现为舌唇发麻、头晕、紧张不安、烦躁、耳鸣、目眩,也可能出现嗜睡、言语不清、寒战、定向力或意识障碍,进一步发展为肌肉抽搐、意识丧失、惊厥、昏迷和呼吸抑制。治疗原则是出现早期征象时应立即停药给氧。若惊厥持续时间较长,应给予咪达唑仑1～2 mg,或硫喷妥钠50～200 mg,或丙泊酚30～50 mg抗惊厥。一旦影响通气可给予肌肉松弛药并进行气管插管。

(2)心血管系统毒性反应:表现为心肌收缩力减弱、传导减慢、外周血管阻力降低,导致循环衰竭。治疗原则是立即给氧,补充血容量以保持循环稳定,必要时给予血管收缩药或正性肌力药。治疗布比卡因引起的室性心律失常,溴苄铵的效果优于利多卡因。

3.高铁血红蛋白血症

丙胺卡因的代谢产物甲苯胺可使血红蛋白转化为高铁血红蛋白,引起高铁血红蛋白血症,其用量应控制在600 mg以下。丙胺卡因引发的高铁血红蛋白血症可自行逆转或通过静脉给予亚甲蓝进行治疗。

4.变态反应

酯类局麻药的代谢产物对氨基苯甲酸可产生变态反应。

5.超敏反应

局部超敏反应多见,表现为局部红斑、荨麻疹、水肿。全身超敏反应罕见,表现为广泛的红斑、荨麻疹、水肿、支气管痉挛、低血压甚至循环衰竭。治疗原则是对症处理和全身支持疗法。

(二)防治原则

1.局麻药的不良反应的预防原则

(1)掌握局麻药的安全剂量和最低有效浓度,控制总剂量。

(2)在局麻药溶液中加用血管收缩剂,如肾上腺素,以减少局麻药的吸收和延长麻醉时效。

(3)防止局麻药误注入血管内,必须回抽有无血液。可在注入全剂量前先注试验剂量以观察患者反应。

(4)警惕毒性反应的先驱症状,如惊恐、突然入睡、多语或肌肉抽动。

(5)应用巴比妥类药物(1～2 mg/kg)作为麻醉前用药,达到镇静作用、提高惊厥阈。术前口服咪达唑仑5.0～7.5 mg对惊厥有较好的保护作用。

2.局麻药的不良反应的治疗原则

(1)立即停药,给氧,查出原因,严密观察,轻症者短时间内症状可自行消失。

（2）中度毒性反应可静脉注射咪达唑仑 2～3 mg。

（3）重度者应立即面罩给氧,人工呼吸,静脉注射咪达唑仑或丙泊酚,必要时可给予肌肉松弛药并行气管插管和呼吸支持。

（4）当循环系统发生抑制时,首先进行支持疗法,补充体液,并适时使用血管升压药。

（5）如发生心搏骤停,应给予标准的心肺复苏措施。

（6）在复苏困难的布比卡因和左旋布比卡因严重心血管中毒反应时,可经静脉使用脂肪乳剂,文献报道可用 20%的脂肪乳剂 1 mL/kg 缓慢静脉注射(3～5 分钟),也可用 0.5 mL/(kg·min)持续静脉输注,心跳恢复后减量 0.25 mL/(kg·min)。

（尹莹莹）

第四节　肌肉松弛药

肌肉松弛药简称肌松药,又称骨骼肌神经-肌肉阻滞药或神经肌接头阻滞药,是主要作用于神经-肌肉接头后膜上乙酰胆碱受体的药物,但对前膜上乙酰胆碱受体也有作用。肌松药阻滞了神经-肌肉兴奋的正常传递,产生肌肉松弛作用。

自从 1942 年氯筒箭毒碱首次被临床使用以来,其他肌松药也相继进入临床,包括氯二甲箭毒、氯琥珀胆碱、氨酰胆碱、阿库氯铵、加拉碘铵、泮库溴铵、维库溴铵、阿曲库铵、顺阿曲库铵、罗库溴铵、哌库溴铵等。这些肌松药各有优缺点,其中一些还在使用,另一些已被其他性能更好的肌松药取代,目前尚在研发中的新的肌松药有更他氯铵等。最早期肌松药由植物提取研制,以后研制的肌松药均为半合成和完全合成的化合物,如氯筒箭毒碱是在植物中提取的天然生物碱,氯二甲箭毒、阿库氯铵是半合成的肌松药,其余均为合成的肌松药。

一、常用肌松药

（一）琥珀胆碱

1.药理作用

（1）琥珀胆碱是唯一目前常用的去极化肌松药。本药与运动终板膜上的 N_2 胆碱受体相结合,产生与乙酰胆碱相似但较持久的去极化作用,使终板不能对乙酰胆碱起反应,骨骼肌因而松弛。琥珀胆碱还对接头前膜、接头外肌膜受体起作用,使肌纤维之间出现不协调、不同步的肌颤。肌松作用快、短、强,对喉头和气管肌的麻痹尤为彻底。静脉注射琥珀胆碱 1 mg/kg 10～20 秒时,先出现全身肌肉纤维震颤,45 秒至 1 分钟肌松即达高峰,维持 4～5 分钟,肌张力完全恢复为 10～20 分钟。

（2）琥珀胆碱能被血浆胆碱酯酶迅速水解。

（3）反复静脉推注或静脉滴注可发展为脱敏感阻滞。

（4）组胺释放少,对心血管系统影响较轻。

（5）普鲁卡因和利多卡因能显著增强此药的肌松作用,其肌松作用不能被新斯的明所拮抗,反可增强。

（6）不易通过胎盘,是产妇全麻中首选的肌松药之一。

(7)某些疾病如严重肝脏疾病、营养不良、妊娠末期及产后期、慢性肾衰竭、甲状腺功能衰退等可能存在血浆胆碱酯酶浓度或活性较低。有些药物可减弱血浆胆碱酯酶的活性,如新斯的明、溴吡斯的明、普鲁卡因、氯胺酮、异丙嗪、氯丙嗪等药物。无论是血浆胆碱酯酶浓度降低或活性减弱,均可延长或增强琥珀胆碱的作用。

2.适应证

由于本药起效快,临床上常用于气管内插管。

3.不良反应和禁忌证

(1)本药可引起各种心律失常。

(2)对原有高钾血症或肾衰竭致血钾升高的患者常因血钾急剧升高导致高钾性心搏骤停,应引起高度警惕。术前血钾已达5.5 mmol/L时则禁用琥珀胆碱。严重创伤如多发性骨折、四肢躯干组织广泛挫伤、大面积烧伤、严重腹腔感染等在伤后3～8周内血钾升高明显,在此期间内使用琥珀胆碱最为危险。上、下运动神经元损伤或病变和脊髓病变(如截瘫等失去神经支配)的患者,由于肌纤维失去神经支配使接头外肌膜受体大量增生并在肌膜表面异常分布,对琥珀胆碱非常敏感,去极化时细胞内钾离子大量流到细胞外,可引起致命性高钾血症。

(3)本药会导致眼内压、颅内压、胃内压升高。因此,此类患者以及上消化道出血和饱食患者应慎用或禁用。

(4)恶性高热,琥珀胆碱可激发其发生,出现下颌不松、肌肉僵硬、高热、酸中毒、心律失常、肾衰竭。

(5)术后肌痛、肌球蛋白尿等,事先静脉注射地西泮可以消除或减少。

(6)Ⅱ相阻滞:反复静脉注射或长时间静脉滴注以及用量过大,可发生脱敏感阻滞;电解质紊乱、血浆假性胆碱酶异常、重症肌无力患者,以及与恩氟烷等合用时也易发生脱敏感阻滞,使术后肌张力或自主呼吸恢复延迟。最可靠的处理是维持控制呼吸,保证正常呼吸交换量为首要原则,直到阻断作用自行逆转。此间可输新鲜血和冰冻血浆,以补充血浆胆碱酯酶。不宜盲目使用新斯的明拮抗,仅在脱敏感阻滞时方可谨慎试用。

4.剂量和用法

(1)单次静脉注射:主要用于全麻诱导时气管插管,1.0～1.5 mg/kg静脉注射,儿童1.5～2.0 mg/kg静脉注射。静脉注射20秒内出现肌纤维成束收缩(肌震颤),持续10～20秒。注药后50秒肌肉松弛最明显,1分钟左右为气管内插管的最佳时机,2分钟后作用开始减退,作用持续8～12分钟。

(2)间断静脉注射或肌内注射(紧急情况下还可以气管内或舌下给药):用于短小手术,成人首次静脉注射量0.8～1.0 mg/kg,小儿也可按1.5～2.0 mg/kg肌内注射。

(3)静脉滴注:用于长时间手术维持肌松,采用0.1%溶液;如与1%普鲁卡因或0.25%～0.50%利多卡因复合,采用0.02%～0.07%溶液。静脉滴注速度50～100 μg/(kg·min),或小剂量(0.5～1.0 mg/kg)反复静脉注射用于短时间手术麻醉的维持。

(二)泮库溴铵

1.药理作用

(1)泮库溴铵是人工合成的双季铵甾类中长时效肌松药,作用强度约为筒箭毒碱的5倍。ED_{95}为0.07 mg/kg。静脉注射后1分钟即起效,2～3分钟达高峰,维持30分钟。临床肌松时间约120分钟。肌松作用可被新斯的明拮抗。

(2)临床剂量范围内无组胺释放作用、无神经节阻滞作用,不致引起低血压。此药有一定的解迷走神经作用,能促进去甲肾上腺素的释放并抑制其摄取,兴奋心血管系统,导致心率增快、血压升高和心排血量增加。剂量加大至 2~3 倍 ED_{95} 量时心血管兴奋作用更为明显。

(3)代谢产物经肾和肝脏排泄,其 3-羟基代谢产物仍有一定的肌松作用。肾肝功能不良者该药的消除时间延长。本药有很强的抑制胆碱酯酶活性作用,故可延长普鲁卡因等酯类局麻药的作用。反复用药有蓄积性。

2.适应证

本药用于麻醉中辅助肌松。

3.不良反应和禁忌证

(1)本药可引起流涎、出汗和流泪等。

(2)偶有心律失常,反复使用有蓄积作用,长时间手术、多次静脉注射时应递减用量。心动过速、严重高血压病患者禁用,重症肌无力、肾衰竭的患者慎用或禁用,其他同箭毒。

4.剂量和用法

静脉注射 0.12~0.20 mg/kg 90 秒后可作气管内插管,也可 0.08~0.10 mg/kg 静脉注射 2~3 分钟后气管内插管,间隔 50 分钟,可追加 0.04~0.10 mg/kg。静脉麻醉中维持量为 0.015 mg/kg,或用首次剂量的 1/3~1/2。吸入麻醉时,用量为 0.007 mg/kg 静脉注射。

(三)哌库溴铵

1.药理作用

(1)哌库溴铵是长时效甾类非去极化肌松药,其强度为泮库溴铵的 1.0~1.5 倍。

(2)不释放组胺,无解迷走神经作用,对心血管无不良反应,抗胆碱酯酶药可逆转其作用。

(3)主要经肾排出,该药 85% 以原形经肾脏排泄,肾衰竭明显延长其消除半衰期。少量随胆汁排出。消除半衰期为 100 分钟。ED_{95} 为 0.05~0.06 mg/kg,起效时间 5~6 分钟,维持约 90 分钟;恢复指数 30~40 分钟,90%肌颤搐恢复时间 80~90 分钟。

2.适应证

本药用于麻醉中辅助肌松,尤适用于心肌缺血性疾病和长时间手术的患者。

3.不良反应和禁忌证

本药主要由肾排泄,肾功能不全者作用时间延长,过量可致长时间呼吸停止,因此肾衰竭患者禁用。

4.剂量和用法

气管插管量 0.05~0.10 mg/kg,肌松维持静脉麻醉为 0.06 mg/kg,吸入麻醉为 0.04 mg/kg。追加量勿超过首次量的 1/2。

(四)维库溴铵

1.药理作用

(1)维库溴铵是单季铵类中等时效非去极化肌松药,强度为泮库溴铵的 1.5 倍。静脉注射后起效快,时效为泮库溴铵的 1/3~1/2。

(2)无解心脏迷走神经作用,不释放组胺,心血管功能相当稳定。由于该药没有自主神经作用,当应用兴奋迷走神经药、β 受体阻断药或钙通道阻滞剂时,可能易产生心动过缓或心搏骤停。

(3)该药主要在肝脏代谢,50%~60%的代谢产物经胆汁排泄。经肾脏排泄较少,肾衰竭时可通过肝脏消除来代偿,故肾衰竭患者可以应用。重复使用蓄积作用极小,易被抗胆碱酯酶药所拮抗。静脉注射 ED_{95} 剂量 0.05 mg/kg，其恢复指数为 10～15 分钟，90％肌颤搐恢复时间为 30 分钟。增加剂量可缩短起效时间 3 倍和 5 倍 ED_{95} 量时，起效时间可分别缩短至 2.8 分钟和 1.1 分钟。

2.适应证

本药用于麻醉中辅助肌松，尤其适用于心血管手术。

3.不良反应和禁忌证

阻塞性黄疸及在肝硬化患者，作用时程可延长，应减量使用或慎用。过量可致长时间呼吸停止。对该药或溴离子过敏史者禁用。

4.剂量和用法

(1)用于气管内插管，常用剂量为 0.08～0.10 mg/kg，静脉注射 90～120 秒即可气管内插管，维持时间 20～30 分钟。

(2)用于麻醉维持，神经安定镇痛麻醉 0.02 mg/kg，吸入麻醉为 0.015 mg/kg，间隔 20～30 分钟或 1～2 $\mu g/(kg \cdot min)$ 持续静脉滴注。

(五)罗库溴铵

1.药理作用

(1)罗库溴铵是较理想的甾类非去极化肌松药，是非去极化肌松药中起效最快的一种药物，起效较维库溴铵迅速。作用强度仅为维库溴铵的 1/7，阿曲库铵的 1/5。

(2)对心血管影响轻微，临床应用剂量血压和心率无变化，也无组胺释放。

(3)消除方式主要以原形水解或代谢产物经胆汁排出，肾脏其次，肝功能障碍时可能延长其时效，肾功能改变不影响其作用。ED_{95} 为 0.3 mg/kg，起效时间 3～4 分钟，维持 10～15 分钟，90％肌颤搐恢复时间 30 分钟。气管内插管剂量为 0.6 mg/kg，注药 90 秒可行气管内插管。剂量增至 1 mg/kg 时，注药 60 秒即可行气管内插管。临床肌松维持时间约 45 分钟。

2.适应证

本药用于麻醉中辅助肌松，适用于琥珀胆碱禁用时做气管插管。

3.不良反应和禁忌证

肝功能不全时时效延长，老年患者应减量，过量可致长时间呼吸停止。对该药过敏者禁用。

4.剂量和用法

(1)气管插管用量：0.6～1.0 mg/kg 静脉注射，尤其适用于禁忌使用琥珀胆碱者 90 秒可插管。临床肌松维持 45 分钟，剂量 1.0 mg/kg，静脉注射 60 秒即可插管，肌松维持 75 分钟。

(2)维持量：0.15 mg/kg 静脉注射，维持 15～20 分钟，或 5～10 $\mu g/(kg \cdot min)$ 静脉滴注。

(六)阿曲库铵

1.药理作用

(1)阿曲库铵为合成双季铵酯型的苄异喹啉类中效肌松药，其优点在体内生理 pH 和体温下主要经霍夫曼消除自行降解，还可通过血浆中酯酶进行酶性分解，不易蓄积。肝肾功能不全及假性胆碱酯异常的患者亦可使用。

(2)对心血管影响小。临床剂量时无解迷走神经的心血管效应，仅有轻度的相当于 1/3 筒箭毒碱引起的组胺作用。剂量增大至 0.8 mg/kg 时血中组胺浓度明显升高，可出现皮肤潮红及皮疹等反应，甚至于诱发支气管痉挛，低血压等不良反应，控制用量及给予 H_1 和 H_2 受体拮抗剂可防治组胺释放反应。

(3)该药的 ED_{95} 为 0.2 mg/kg,起效时间 4～5 分钟,维持 15～30 分钟,恢复指数 10～15 分钟,90%肌颤搐恢复时间为 30 分钟。增加剂量可缩短起效时间和延长时效。反复用药或持续静脉滴注无蓄积作用。

(4)肌松作用易被抗胆碱酯酶药拮抗。

2.适应证

本药用于麻醉中辅助肌松,尤适用于其他肌松药有禁忌证者,如肝、肾功能不良者,重症肌无力患者,假性胆碱酯酶活性异常等患者,嗜铬细胞瘤手术,体外循环手术及短小手术(如关节复位)。

3.不良反应和禁忌证

(1)有轻度的组胺释放,可出现皮疹、潮红、少数患者出现低血压、支气管痉挛,但严重变态反应罕见。对该药过敏者及严重支气管哮喘禁用。

(2)不良反应在低温及酸中毒时作用增强,宜减量。

(3)剂量过大可对心血管有一定影响,可致长时间呼吸停止。过量阿曲库铵的一种降解产物 N-甲基四氢罂粟碱可透过血-脑屏障。高浓度的 N-甲基四氢罂粟碱有中枢兴奋作用。但在人类,即使是长时间滴注阿曲库铵,N-甲基四氢罂粟碱的浓度仍远远低于可致惊厥的水平。

(4)不宜与硫喷妥钠等碱性药物混合。

4.剂量和用法

(1)气管插管量为 0.4～0.5 mg/kg,时效维持 25～40 分钟,追加量在静脉麻醉为 0.1 mg/kg,吸入麻醉为 0.07 mg/kg。

(2)儿童与老年人的恢复与成人一样,不因持续用药而降低药量或延长注药间隔时间。

(七)顺阿曲库铵

1.药理作用

(1)顺阿曲库铵是中时效肌松药,是阿曲库铵的同分异构体,效力是其 2～3 倍。

(2)在体内生理 pH 和体温下主要经霍夫曼消除,还可通过血浆中酯酶进行酶性分解,不易蓄积。肝肾功能不全及假性胆碱酯异常的患者亦可使用。

(3)用药后血浆组胺水平不随剂量升高而增加。临床剂量时无解迷走神经的心血管效应。

(4)该药安全范围大,以高达 8 倍于其 ED_{95} 的剂量(即 0.4 mg/kg)快速注射后亦无血流动力学不良反应。该药的 ED_{95} 为 0.05 mg/kg。反复用药或持续静脉滴注无蓄积作用。

(5)肌松作用易被抗胆碱酯酶药拮抗。

(6)该药需冷藏。

2.适应证

本药用于麻醉中辅助肌松,尤适用于其他肌松药有禁忌证者,如肝肾功能不良者、重症肌无力患者、假性胆碱酯酶活性异常等患者,嗜铬细胞瘤手术,体外循环手术及短小手术(如关节复位)。临床上目前逐步取代阿曲库铵。

3.不良反应和禁忌证

(1)低温及酸中毒时作用增强,宜减量。

(2)不宜与硫喷妥钠等碱性药物混合。

(3)过量可致长时间呼吸停止。

(4)对该药过敏者。

4.剂量和用法

(1)气管内插管:用量为 0.15～0.20 mg/kg。1.5～3.0 分钟起效,维持 40～75 分钟。增加剂量可缩短起效时间和延长时效。

(2)麻醉维持:神经安定镇痛麻醉时为 0.05 mg/kg,吸入麻醉时一般为 0.03～0.04 mg/kg 静脉注射间隔 30～45 分钟或 1～2 μg/(kg·min)静脉滴注。

(八)米库氯铵

1.药理作用

(1)米库氯铵是短时效非去极化肌松药,起效快,作用时间短,无蓄积作用,适用于静脉滴注。

(2)其消除半衰期约 2 分钟,在体内迅速被血浆胆碱酯酶分解,小量经肾和肝消除,消除半减期约 2 分钟。

(3)该药对循环影响轻微,与阿曲库铵相似。

(4)ED_{95}剂量为 0.08 mg/kg,3～6 分钟起效,临床肌松维持 15～20 分钟,90%肌颤搐恢复时间为 25 分钟,恢复指数为 6～8 分钟。

2.适应证

本药适用于停药后需肌张力迅速恢复,而不希望用抗胆碱酯酶药拮抗的患者。小儿起效及时效较成人快,老年人起效稍慢,时效延长 20%～30%。本药主要用于需气管插管的短时间手术、喉罩麻醉、日间手术及小儿手术等。

3.不良反应和禁忌证

(1)与阿曲库铵相似,2.5～3.0 倍 ED_{95} 量因释放组胺可致一过性低血压及面部红斑。

(2)肝肾功能不良者可影响分解米库氯铵的血浆胆碱酯酶,应避免使用该药。

(3)血浆胆碱酯酶活性低下者时效延长,使用抗胆碱酯酶药的患者禁用。

4.剂量和用法

气管插管量为 0.2 mg/kg 静脉注射,90 秒可做气管插管,维持 15～20 分钟。持续静脉输注给药速度维持在 3～15 μg/(kg·min)。不论输注时间多长,肌颤搐从 5%恢复到 95%的时间约为 15 分钟,无蓄积趋势。停药后肌力迅速恢复,而不需要用抗胆碱酯酶药拮抗。

二、肌松药的拮抗

非去极化肌松药可用抗胆碱酯酶药拮抗。去极化肌松药至今尚无满意而有效的拮抗剂。抗胆碱酯酶药及更他氯铵均不能拮抗去极化肌松药作用,但当去采化肌松药引起去极化阻滞,应用人工通气保证足够有效的每分通气量,避免呼吸性酸中毒和维护循环系统功能稳定,待肌张力自然恢复。对非典型性假性胆碱酯酶患者,应用琥珀胆碱所引起的肌张力长期不能恢复,可输新鲜全血或血浆。

(一)抗胆碱酯酶药

1.药理作用

拮抗剂物为抗胆碱酯酶药,主要包括新斯的明、溴吡斯的明和依酚氯铵。当用抗胆碱酯酶药后,乙酰胆碱酯酶活性受抑制,乙酰胆碱存在时间延长,有足够时间可反复参与肌松药竞争受体使终板电位总量增加,超过激发肌纤维动作电位的阈值,从而逆转非去极化肌松药的阻滞作用。但肌松药仍残留在神经-肌肉接头内,其最终消失作用有赖于肌松药进入循环而被清除。依酚氯铵借阳电荷氮原子与乙酰胆碱分子中阴电荷结合,从而防止乙酰胆碱酯酶与乙酰胆碱作用而起到拮抗作用。起效时间:依酚氯铵小于 5 分钟,新斯的明 7～10 分钟,溴吡斯的明 10～15 分钟。

2.适应证

拮抗非去极化肌松药。

3.不良反应和禁忌证

(1)应用抗胆碱酯酶药拮抗残余肌松药作用时,可引起暂时性心律失常,如心动过缓、房性心律失常、室性期前收缩、房室传导阻滞等,以及瞳孔缩小、支气管收缩和分泌增多以及胃肠蠕动增快等。应加强监测和及时处理。

(2)支气管哮喘、心脏传导阻滞、血压过低、窦性心动过缓、胃肠吻合术患者禁用。

4.剂量和用法

(1)新斯的明:0.04～0.07 mg/kg,一次最大量不应超过 5 mg。新斯的明起效时间 7 分钟,从起效至峰值效应时间为 7～10 分钟。溴吡斯的明剂量 0.15～0.25 mg/kg(总量不超过 20 mg/次)。起效时间 12 分钟,高峰值效应时间 10～15 分钟。如果新斯的明、溴吡斯的明和依酚氯铵的药量分别超过了各自的最大剂量,而拮抗效果仍不明显时,不宜再继续给拮抗剂,应认真分析影响抗胆碱酯酶药效果的因素。

(2)阿托品:阿托品的剂量 0.01～0.02 mg/kg。静脉注射后 2 分钟起效,至峰值效应时间不超过 5 分钟。等效剂量的新斯的明(0.04 mg/kg),溴吡斯的明(0.2 mg/kg)需用相同剂量的阿托品(0.015 mg/kg),由于阿托品峰值时间在 47～65 秒,而新斯的明显效时间为 6～10 分钟,两药同时注射可出现心率先快后慢现象。因此,宜先与新斯的明同时静脉注射 1/3 量的阿托品,4 分钟后再追加预计值的 2/3,可有效地拮抗新斯的明对窦房结的抑制作用。依酚氯铵的拮抗强度仅为新斯的明的 1/15,有直接刺激终板的作用,毒蕈碱样不良反应小,依酚氯铵最好和阿托品一起使用,两药起效的时间较快。可同时或先静脉注射阿托品 0.02 mg/kg 或格隆溴铵 0.01 mg/kg。

5.注意事项

(1)在决定应用拮抗剂前,首先应明确拮抗剂只适用于周围性呼吸抑制而不是中枢性呼吸抑制的患者,用于术毕尚有残余肌松作用的患者。术毕肌张力恢复不够,如苏醒患者面无表情、上睑下垂、下颌松弛、不能伸舌、抬头不能持续 5 秒、每分通气量不足、4 个成串刺激(train-of-four ratio,TOF)的比值<0.7 等均可应用拮抗剂。

(2)抗胆碱酯酶药所引起的毒蕈碱样不良反应,包括心动过缓、瞳孔缩小、支气管收缩和分泌增多以及胃肠蠕动增快等。为消除该不良反应常需配伍使用抗胆碱药,如阿托品或格隆溴铵。新斯的明和溴吡斯的明的起效和时效在时间上与格隆溴铵相一致,所以拮抗上述两药的不良反应时,主张合用格隆溴铵来替代起效快和时效短的阿托品。

(3)用抗胆碱酯酶药拮抗残余肌松作用,用量取决于肌松深度。抗胆碱酯酶药作用有一极限药量,如果新斯的明、溴吡斯的明和依酚氯铵的药量分别达 0.07 mg/kg、0.28 mg/kg 和 1 mg/kg 时拮抗效果仍不明显,必须要考虑是否有其他影响抗胆碱酯酶药作用的因素存在或者体内残存肌松药过多。继续加大拮抗剂的药量不仅不能取得进一步拮抗效果,相反可能增加不良反应,因为神经-肌肉接头部位的胆碱酯酶此时已经基本被完全抑制。当 TOF 出现四次反应时用拮抗剂,用药 10 分钟内 TOF 比值即可达到 0.7。因此,应恰当掌握给拮抗剂的时机,不能在神经-肌肉阻滞作用较强时给药,否则易导致"再箭毒化"的不良后果。

(4)呼吸性酸中毒、代谢性酸中毒、低钾血症和高镁血症等酸碱和电解质失衡可影响抗胆碱酯酶药的作用。

(5)低温也影响其拮抗效果。低温可致外周血管收缩,影响肌松药在体内的再分布和肌肉血流灌注。肌松药难以从神经-肌肉接头部移出,抗胆碱酯酶药也难以进入神经-肌肉接头,同样影响拮抗效果。

(6)老年人应用抗胆碱酯酶药应谨慎,尤其是对应用了心血管系统药物的患者,如使用洋地黄、β-受体阻滞药和三环类抑郁药的患者,抗胆碱酯酶药易引起心动过缓和心律失常。

(7)拮抗抗生素增强肌松药作用的机制较为复杂。新霉素、链霉素、妥布霉素、庆大霉素的作用可被钙和抗胆碱酯酶药拮抗;钙和新斯的明只能部分拮抗林可霉素和克林霉素的非去极化肌松作用。多黏菌素所致的肌松作用不能用钙和新斯的明拮抗,用 4-氨基吡啶有一定拮抗效果。考虑到有抗生素增强肌松作用的因素存在时,最好维持人工通气,使其自然恢复肌张力。

(二)甾类肌松药特异性拮抗剂——更他氯铵

1.药理作用

(1)更他氯铵是一种经修饰的 γ-环糊精,无生物活性,结构上属于环糊精家族。环糊精是一组寡糖,具有亲脂内核心和亲水外端的圆柱体胶囊。其分子孔径以及它结构上与罗库溴铵的疏水甾体分子骨架互补,包裹外来分子,如罗库溴铵以 1:1 形成宿主-外来分子螯合物,为无活性的紧密复合物。影响甾类肌松药再分布,加速甾类肌松药与烟碱样乙酰胆碱受体分离,具有肌松作用的游离肌松药分子浓度急剧下降,直接消除肌松药的作用,从而拮抗神经-肌肉阻滞。复合物主要分布在中央室(血浆)和细胞外液中,并以原形在尿液中排出。

(2)更他氯铵能包裹甾类肌松药,避免肌松药与乙酰胆碱受体作用,故在理论上能将其血浆浓度降低至零,可以拮抗甾类肌松药的深度阻滞作用。

(3)不牵涉神经-肌肉接头传导相关的酶和受体。不需要用 M 受体阻滞剂预处理,能够拮抗深度神经-肌肉阻滞。

(4)更他氯铵有拮抗作用的选择性:它只可以有效地拮抗甾类肌松药,对非甾类肌松药和琥珀胆碱无拮抗作用。

(5)更他氯铵能高度选择性地迅速消除罗库溴铵肌松效应,静脉注射罗库溴铵 0.6 mg/kg 后 TOF 恢复到第二抽动出现时,给予更他氯铵 2 mg/kg,重复给予罗库溴铵维持深肌松,当强直后刺激计数为 1~2 时给予更他氯铵 ≥4 mg/kg,3 分钟神经-肌肉传导功能能够恢复;静脉注射罗库溴铵 1.2 mg/kg 后,即刻给予更他氯铵 16 mg/kg,能够立即扭转罗库溴铵的肌松作用。更他氯铵已经在我国进行临床注册验证,不久将会在国内临床麻醉中应用,但更他氯铵也有局限性,仅对罗库溴铵和维库溴铵有拮抗作用。罗库溴铵静脉注射后遇困难插管时应用更他氯铵后可使肌松作用消失,为临床麻醉术中应用肌松药和术后肌松作用的消退提供了安全保证。

2.不良反应和注意事项

(1)研究表明,动物试验及临床研究均未发现环糊精引起的血压、心率等心血管系统明显变化;也没有发现类似应用胆碱酯酶抑制药导致其他组织的 M 受体、N 受体激动所引起呼吸系统和消化系统的不良反应,但有发生变态反应的报道,有待进一步临床观察。

(2)根据不同肌松药阻滞程度选定更他氯铵的给药剂量,当深度阻滞强直后刺激计数为 1~2 时给予更他氯铵 ≥4 mg/kg。

(3)应用更他氯铵逆转罗库溴铵的作用后,应间隔 6 小时后才能再用更他氯铵有效,或改用苄异喹啉类药。

(尹莹莹)

第六章	术前详细评估与麻醉前准备

第一节　麻醉危险性详细评估

一、访视与检查

麻醉前要对病历资料进行系统性复习,尽可能做到全面详细的了解。

(一)个人史

个人史包括劳动能力,能否胜任较重的体力劳动和剧烈活动,是否出现心慌气短;有无饮酒、吸烟嗜好,每天量多少,有无长期咳嗽、咳痰、气短史;有无吸毒成瘾史;有无长期服用安眠药等历史;有无怀孕等。

(1)吸烟与嗜酒:必须询问每天的摄取数量和持续时间。吸烟可产生某些不利作用,包括黏膜分泌与清除能力减弱、小气道口径缩小、免疫反应改变等。术前应劝说患者至少停止吸烟2个月,即使术前停止吸烟不到24小时,对心血管生理也可能有益。

(2)依赖性药物应用史:术前应询问是否应用违禁药品或毒品,是否已形成习惯使用,对这类病例应列入高危病例,因有可能感染人类免疫缺陷病毒,需进行鉴别诊断试验。一旦确定患者已有依赖性药物应用史(无论是规定处方药或违禁药),围术期都应对戒断综合征采取预防或治疗措施。

(3)对已出现戒断综合征的患者,除非急诊,应延期麻醉和手术。对术前因治疗而使用阿片类药,或因滥用阿片类药的患者,术中和术后应用阿片类药时应考虑增加剂量。

(4)对运动员患者应询问是否应用促蛋白合成甾体类药,因这类药物对肝脏可产生显著的不良反应,可出现胆汁性黄疸。

(二)既往史

了解以往疾病史,特别注意与麻醉有关的疾病(如抽搐、癫痫、高血压、脑血管意外、心脏病、冠心病、心肌梗死、肺结核、哮喘、慢性支气管炎、肝炎、肾病、疟疾、脊柱疾病、过敏性疾病或出血性疾病等),同时询问曾否出现过心肺功能不全或休克等症状,近期是否还存在有关征象,特别对心前区疼痛、心悸、头晕、昏厥、活动后呼吸困难、夜间憋醒、长期咳嗽多痰等征象应引起重视,还需判断目前的心肺功能状况。

(三)过敏史

(1)患者的变态反应史具有重要性,但对变态反应与不良反应,应予以明确鉴别。对以往任何药物过敏史,都应该有详细的文字记录,应对变态反应的真实性质(是变态反应还是不良反应)有所判定,以利于为以后的处理提供判断参考。例如,可待因可引起呕吐(是不良反应)或瘙痒性皮疹(为过敏症状),两者都习惯被称为患者"过敏"。又如,牙科应用含肾上腺素的利多卡因施行局麻,患者常出现心动过速的不良反应,而患者常会主诉对局麻药过敏。

(2)真性变态反应是客观存在的,青霉素与头孢菌素之间的交叉变态反应率可达 10%～15%。如果患者曾有注射青霉素出现即刻高敏反应史(表现过敏性休克、血管性水肿和荨麻疹)者,就不能改用头孢菌素作替代。如果患者有青霉素延迟型变态反应史者,则可考虑改用头孢菌素。对碘过敏的患者,应避用含碘的麻醉药(如碘甲筒箭毒、加拉碘铵);如果因在放射科必须应用含碘对比剂静脉注射,则应预防性使用皮质激素和抗组胺药,一般能减轻或避免变态反应。

(3)患者对麻醉药的真性变态反应极为罕见。酯类局麻药变态反应,可能为其分解代谢产物对氨基苯甲酸所引起。酰胺类局麻药也曾有真性变态反应的报道,但比酯类局麻药者更为罕见。对有麻醉药过敏史的患者,在择期手术或神经阻滞麻醉前,有必要邀请过敏学专家会诊指导,慎重施行皮内过敏试验。

(四)治疗用药史

有些手术患者因治疗需要,常已应用降压药、β受体阻滞剂、糖皮质激素、洋地黄、利尿药、抗生素、降糖药、抗癌药、镇静安定药、单胺氧化酶抑制药、三环类抗抑郁药等药,应了解其药名,用药持续时间和用药剂量,有无特殊反应。

(五)外科疾病史

明确患者当前患有哪几种外科疾病。麻醉处理取决于拟施行的手术类型,也取决于术前的治疗和准备程度,同时要指出麻醉处理的危险所在,还需要做哪些补充检查和治疗。例如,颅骨骨折施行气脑检查后的患者,禁忌采用氧化亚氮麻醉;拟取坐位姿势施行后颅窝手术的患者,要警惕静脉空气栓塞的危险,尽可能施行中心静脉穿刺置管、监测心前区多普勒超声检查和呼气末CO_2。又如伴有高钙血症的甲状旁腺手术患者,要警惕发生术前未能诊断出的多发性内分泌腺瘤综合征的可能。

(六)以往麻醉手术史

(1)以往做过哪种手术,用过何种麻醉药和麻醉方法,麻醉中及麻醉后是否出现特殊情况,有无意外、并发症和后遗症,有无药物过敏史,家庭成员中是否也发生过类似的麻醉严重问题。

(2)以往手术可能影响麻醉方案,例如,以往颈椎固定手术史患者,对其麻醉处理就不同于正常颈椎和呼吸道的患者。又如对正在进行动静脉瘘血液透析的患者,应避免在患肢上施行静脉穿刺置管或缚扎血压充气套囊。

(3)了解以往对某些麻醉药的不良药物反应(如患者对琥珀胆碱曾出现异常肌松延长史,或恶性高热史),今次麻醉需避免再采用。

(4)重点询问麻醉后的并发症问题,在上次麻醉后是否出现过异常情况,如果患者答复是:"我对琥珀胆碱过敏"或"术后恶心呕吐难受"。这样,今次麻醉方案就要据此进行改变,例如,改用其他肌松药或区域阻滞麻醉,选用以丙泊酚为主的麻醉方法,尽早使用抗呕吐药等。

(七)今次手术情况

麻醉前访视中需与手术医师交谈,了解手术意图、目的、部位、切口、切除脏器范围、手术难易程度、出血程度、手术需时长短、手术危险所在,以及是否需要专门麻醉技术(如低温、控制性低血压等)配合。此外,还需了解手术的急缓程度。

（1）对择期手术（如胃溃疡胃部分切除术、肾结核肾切除术等），手术时机无严格限定者，理应做好充分的麻醉前准备，使手术能在最安全的条件下进行。

（2）对限期手术（如甲亢已用碘剂准备者、胃幽门梗阻已进行洗胃及纠正电解质紊乱者、各种癌症等），手术时间虽可选择，但不宜拖延过久，应抓紧术前有限的时间，尽可能做好各项准备，以保证手术安全施行。

（3）对急症手术，虽病情紧急，生理紊乱重，全身情况差，手术时机不容延误，但需要尽最大的努力调整全身情况和脏器功能，以提高患者对手术麻醉的耐受力，一般可在诊断与观察的同时，抓紧术前1～2小时有限的时间开始补液、输血、吸氧等调整全身情况的措施。

（八）内科疾病史

许多内科疾病从麻醉处理角度看属高危病例，与麻醉手术预后有密切关系，需从病史中获得所需的有关资料。

1.心血管系统

（1）高血压、瓣膜病、缺血性心脏病、周围血管病病史应列为重点；重点询问风湿热史和心脏杂音史，是否出现过昏厥史，后者常发生于二尖瓣脱垂病和肥厚性心肌病患者。对高血压病应了解患病的时间、接受何种治疗、治疗时间、是否有效等问题。合并高血压未经治疗或治疗不恰当的患者，围术期血流动力学波动幅度大，危险性倍增，死亡率较高。对中年以上冠状动脉病患者，应询问是否有心绞痛史、陈旧性心肌梗死史或充血性心力衰竭史。据报道，术前伴心肌梗死不足6个月（称近期心肌梗死）的非心脏手术患者，其围术期的再心肌梗死率和死亡率都显著增高。因此，对近期心肌梗死患者的择期手术应予以推迟；如系急诊手术，围术期应加强血流动力学监测，手术全过程要时刻警惕再发心肌梗死，需要有心脏科医师协助诊治。此外，要核对当前所用的治疗药物；记录静息无疼痛期的心率和血压；记录运动诱发心绞痛时的心率-收缩压乘积；明确是否存在肺动脉高压和充血性心力衰竭。冠心病患者常伴有焦虑，应利用术前药、麻醉处理和其他方法使患者充分安静休息，防止儿茶酚胺大量释放。手术前晚应使患者充分睡眠。术前药宜用地西泮或劳拉西泮（0.15 mg/kg）诱导前1小时口服，及吗啡（0.1 mg/kg）和东莨菪碱（0.2～0.5 mg）肌内注射。患者入手术室后，在诱导前只限于安置血压计袖套、心电图极板和开放外周静脉通路，不可施行其他疼痛性操作，因疼痛可促发心肌缺血。心血管疾病常合并糖尿病，尽可能避用全麻，因与全麻药之间存在相互不良作用。局麻的恶心呕吐发生率低，术后可迅速恢复经口饮食和服药，对糖尿病患者特别有益。

（2）心律失常：重点注意心律失常的性质与类型，是否已安装心脏起搏器。衡量患者的脉搏和神志的关系。症状性心律失常同样具有重要性。术前指诊摸出室性期前收缩的患者，择期手术前应加以治疗。有心动过速史的患者，手术期间可能出现阵发性室上性心动过速。某些心律失常（包括非窦性心律、房性期前收缩和每分钟超过5次的室性期前收缩），围术期可能发生心脏意外。

（3）心脏起搏器：需要安置起搏器的患者，提示已确诊存在严重心血管系疾病，同时还可能并存其他器官退行性病变。因此，术前除需要估计和调整心功能外，还必须处理其他器官系统功能衰竭。术前需要测定患者的清醒程度，这不仅与脑灌注有关，也反映心排血量现状。需牢记，起搏器电极与心脏直接相连，且心脏完全依靠它才能较正常的跳动。因此，术前必须了解起搏器的类型与安装部位；在安置体位时，要特别注意防止起搏器电极与心脏脱开，同时必须将起搏器系统与任何电器设备隔绝，严格防止外界电源误传至心脏而引起心室颤动意外。手术中使用电灼，可干涉起搏器的功能,因此,术前有必要更换为非同步型起搏器,后者不受电灼干扰。明确起搏器安装部位的另一个理由是,便于事先设计安置电灼极板的恰当位置,使电灼电流尽可能少地经过起搏器。刚安置起搏器的患者,多数主诉不舒适,这与较长时间躺卧硬板床保持不动的姿势有关,有时需用镇痛药以减轻其不适感。鉴于安置起搏器的患者多数为老年人,药物代谢慢,镇痛药剂量必须减小,建议分次使用芬太尼,每次剂量 $10\sim20\ \mu g$,用药后必须吸氧,同时监测呼吸。应避免使用影响神志清晰度的药物。有些镇静催眠药具有抑制心肌(如巴比妥)或改变外周血管阻力(如氟哌利多、吩噻嗪)的作用,老年人耐受力差,容易出现低血压,应慎用。不少患者给予镇静催眠药后,可能诱发阵发性激动和心前区疼痛,无迅速逆转的拮抗药,抑制状态维持时间过长,故不适用。事实证明,医师对激动和不舒适的患者,如果采取关怀和体贴的措施,其效果常比使用药物更为安全且有效。

2.肺脏系统

重点在对肺气肿、支气管炎、哮喘、近期上呼吸道感染、经常性或非经常性咳嗽,以及鼻窦炎患者进行估计。

(1)需了解患者的日常活动能力,通过询问即可初步获知。但心脏病同样也可发生呼吸困难,需加以鉴别。

(2)对慢性阻塞性肺疾病患者应了解每天咳痰量;如果每天痰量增多或痰颜色与平时不一样,提示患者已合并急性呼吸道感染,此时,择期手术应推迟,直至感染痊愈以后2周再进行。

(3)患者突发不能控制的剧咳,往往是哮喘或胃内容物反流和误吸的唯一征象。

(4)患有鼻窦炎或鼻息肉的患者,应禁用经鼻气管内插管。

3.胃肠系统

胃内容物误吸是麻醉期间最危险的并发症之一。麻醉前对患者是否面临反流误吸危险,必须作出明确的判断。下列因素如疼痛、近期损伤、禁食时间不足、糖尿病、肥胖、妊娠,或应用麻醉性镇痛药、β受体药物或抗胆碱药等,均可延迟胃内容物排空,或改变食管下端括约肌张力,显然会增加误吸的机会。食管裂孔疝患者是误吸危险性病例,其胃灼热症状往往比食管裂孔疝本身更具有诊断意义。对肝病患者应询问输血史、肝炎史、呕血史,慢性肝病如肝硬化和低血浆清蛋白史,这类病例的药物药代学和药效学常发生明显改变。此外,肝功能不全患者常出现凝血机制异常。

4.泌尿生殖系统

(1)肾功能不全,也可能来自泌尿系统以外的其他器官疾病,如糖尿病、结缔组织病、高血压或周围血管病等,应详细询问肾功能不全的症状和体征。对慢性肾衰竭患者应明确最后一次血液透析的时间,因透析前后体内的血容量和血浆钾浓度常会发生显著改变。

(2)应询问患者近期是否有慢性泌尿系统感染史。

(3)对生育年龄妇女应询问近期是否怀孕。

5.内分泌系统

(1)对每一例患者都应常规询问是否有糖尿病史。因糖尿病常合并静息性心肌缺血、自主神经系统疾病和胃麻痹症,应重点注意心血管系统和其他器官系统改变。

(2)肾上腺功能抑制与使用皮质激素有关。对经常使用皮质激素治疗的患者(如哮喘、溃疡性结肠炎和风湿性关节炎等),应询问其用药剂量和最后一次用药时间。肾上腺皮质功能抑制不能预测,取决于激素的用药剂量、药效和频度,以及激素治疗时间的长短。泼尼松累积剂量

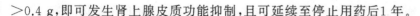

＞0.4 g,即可发生肾上腺皮质功能抑制,且可延续至停止用药后1年。

(3)甲状腺疾病有甲状腺素补充型(甲状腺功能低下)或抗甲状腺素型(甲状腺功能亢进)两类。近年资料表明,对稳定型的甲状腺功能低下患者,允许施行择期麻醉和手术,但为慎重计,也可推迟择期手术,其间适当补充甲状腺素治疗。

(4)其他内分泌疾病如甲状旁腺功能亢进,提示患者存在多发性内分泌赘生物综合征,需进一步排除其他内分泌异常,如嗜铬细胞瘤或甲状腺髓体癌。

6.神经系统

询问患者是否患有中枢和周围神经系统疾病,颅内压改变情况。①颅内病变可并发颅内高压。②垂体瘤可引起内分泌异常,围术期需特别小心处理。③近期曾有脑缺血发作史者,术前必须对其神经系统情况进行仔细评估,大致可分为3类:一过性缺血发作,其症状和体征的持续时间一般不超过24小时;可逆性缺血损害,其症状和体征持续一般不超过72小时;完全性脑缺血,如脑血管意外,遗留永久性体征。④有癫痫史者,应询问癫痫病史,包括癫痫的类型、发作频度、最后一次发作时间,以及是否已用抗癫痫药治疗。⑤有脊髓损伤史者,必须测定其神经损害平面;损害平面超过T7者,给以持续性皮下刺激或内脏膨胀刺激可诱发自主神经系反射亢进发作。近期脊髓损伤者应避用琥珀胆碱,因去极化过程可促使细胞内钾大量释出而引起高血钾。⑥肌肉骨骼系统改变常见于类风湿关节炎史患者,可引起麻醉问题,应预先估计,如喉头解剖学改变,颈椎、颞颌关节活动度受限等可致呼吸管理发生困难;颈椎不稳定常发生于寰枢关节,气管插管期对头位的要求,需加倍谨慎处理;因类风湿关节炎致关节活动显著受限时,麻醉诱导后安置和固定手术体位常可能遇到困难。

7.体壁系统

近期烧伤患者应禁忌使用去极化肌松药,因有发生高血钾的危险,需要急诊手术者,要特别重视呼吸道管理,以及适宜的输液扩容治疗。

8.血液系统

询问患者以往是否有异常出血病史,是否需要经常输血,初步判断在围术期是否会出现异常出血。如果术前有足够的时间,应考虑采用自体输血技术。已证实对这类患者采用自体输血是有效地节约用血措施。应用红细胞生成素可增加术前自体采血的有效性和采血量。

二、ASA 体格情况分级

根据麻醉前访视结果,将病史、体格检查和实验室检查资料,联系手术麻醉的安危,进行综合分析,可对患者的全身情况和麻醉手术耐受力作出比较全面的估计。麻醉死亡的发生率介于0.01％～0.000 5％,此数据只是原发于麻醉死亡的总发生率,不单纯指医源性原因的麻醉死亡。1941 年 Saklad 首先提出根据患者全身健康情况与疾病严重程度,对患者术前情况进行7级评估分级,以后于 1963 年由 Dripps 对上述评估分级加以修订为5级,并被 ASA 引用,定名为"ASA 体格情况分级",见表 6-1。尽管不同的观察者在运用 ASA 体格情况分级上存在着判断上的差异性和含糊性,但许多学者指出,ASA 体格情况分级对非心脏性死亡的预测是一个良好指标,适用于整体死亡的评估,但用于预测与麻醉有关的死亡则缺乏敏感性。一般讲,I、II 级患者对麻醉的耐受力均良好,麻醉经过平稳;III 级患者接受麻醉存在一定危险,麻醉前需尽可能做好充分准备,对麻醉中和麻醉后可能发生的并发症要采取有效措施,积极预防;IV、V 级患者的麻醉危险性极大,更需要充分细致的麻醉前准备。ASA 分级法沿用至今已数十年,对临床工作确有其一定的指导意义和实际应用价值,但其标准仍较笼统,在掌握上可能遇到欠正确的具体问题。

表 6-1　ASA 体格情况评估分级

分级	评估标准
Ⅰ	健康患者
Ⅱ	轻度系统性疾病,无功能受损
Ⅲ	重度系统性疾病,有一定的功能受损
Ⅳ	重度系统性疾病,终身需要不间断的治疗
Ⅴ	濒死患者,不论手术与否,在 24 小时内不太可能存活

　　我国临床根据患者对手术麻醉耐受力的实践经验,将患者的全身情况归纳为两类四级,详见表 6-2。对第Ⅰ类患者,术前无须特殊处理,或仅做一般性准备,可接受任何类型手术和麻醉;对第Ⅱ类患者必须对营养状况、中枢神经、心血管、呼吸、血液(凝血功能)、代谢(水、电解质代谢)及肝、肾功能等做好全面的特殊准备工作,方可施行麻醉和手术,必要时宜采取分期手术,即先做简单的紧急手术,例如,大出血止血、窒息气管造口、坏死肠袢外置等,待全身情况得到改善后再进行根治性手术。

表 6-2　我国手术患者全身情况分级

类、级	全身情况	外科病变	重要生命器官	耐受性
1类1	良好	局限,不影响全身	无器质性病变	良好
1类2	好	轻度全身影响,易纠正	早期病变,代偿	好
2类1	较差	全身明显影响,代偿	明显器质性病变,代偿	差
2类2	很差	全身严重影响,失代偿	严重器质性病变,失代偿	劣

（孙晋玉）

第二节　气 道 评 估

一、常规评估

(一)张口度

正常应大于三指宽(6 cm),小于两指则无法置入常规成人喉镜片。

(二)张口可见度

Mallampati 分级(图 6-1)。

(三)甲颏距离

正常为三指宽(6 cm),较短时(小下颌,声门高)很可能出现咽部暴露困难。

(四)颈部活动度

正常应该后仰＞30°,后仰受限时影响声门的暴露。

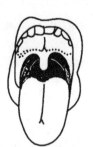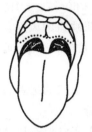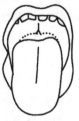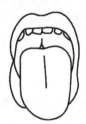

图 6-1 Mallampati 分级

(五)下颌前移活动度

下颌前移受限时将影响声门暴露。

(六)牙齿

牙齿活动、缺齿也可增加插管难度。

二、其他评估

（1）对于拟行鼻插管的患者应了解其鼻中隔是否有偏移或其他异常,同时应了解哪侧鼻孔更为通畅。

（2）生长激素异常增多患者可能伴有咽部软组织增生,导致面罩通气和插管困难。

（3）了解患者是否存在睡眠呼吸暂停和严重打鼾史有助于了解气道梗阻情况。

（4）对于有气道肿物、胸腔肿物或巨大腹部肿物而影响呼吸的患者,应询问最舒适的体位,以便在诱导前或必要时采取该体位,减轻气道压迫。

三、常规术前检查

对于常规术前检查,各个医院都有自己的规定和常规。术前检查的目的是在手术和麻醉前提供必需的信息,帮助了解患者主要脏器功能,以便评估风险并针对病情设计麻醉和手术方案。术前检查项目及相对指征见表 6-3。

表 6-3 术前检查项目及相对指征

检查项目	相对指征	检查项目	相对指征
血常规	较大的手术		糖尿病患者
	疑有贫血	心电图	年龄>50 岁
	所有女性及年龄>40 岁的男性		有心脏功能异常症状者
肝、肾功能	较大的手术		高血压和周围血管病变患者
	临床表现提示肝、肾功能障碍		有严重肺部疾病的患者
	使用利尿剂		有严重贫血、电解质紊乱的患者
	糖尿病患者	胸片	心血管病史
凝血功能	较大的手术		呼吸系统病史
	有出血倾向		有近期呼吸功能异常表现
尿常规	较大的手术		甲状腺肿物有气管受压表现

(1)缺血性心血管疾病的患者可耐受血红蛋白 60~70 g/L(6~7 g/dL),而冠状动脉疾病患者应维持血红蛋白>90 g/L(9 g/dL),以减少心肌缺血的风险。

(2)无电解质紊乱症状和相关诱因(利尿、肠道准备、禁食、呕吐等)的患者,术前不必常规测定电解质。

(3)尿常规很少作为常规术前检查用于无相关症状的患者。

(4)对育龄妇女怀疑妊娠的应该接受妊娠试验。

(5)运动试验(运动心电图)多用于静态心电图正常但有运动时心肌缺血症状的患者,以明确是否存在心肌缺血。运动试验阳性提示心肌对缺血缺氧的耐受性差,发生心血管意外的风险较大。

(6)超声心动图能确定心脏解剖改变,了解心室功能(射血分数)、局部心肌运动情况、瓣膜功能、肺动脉压力等。

(7)术前冠状动脉造影指征:①无创检查结果提示大面积心肌梗死。②充分药物治疗下仍有不稳定心绞痛。③Ⅲ级和Ⅳ级心绞痛。④拟行中、高危手术的不稳定心绞痛患者。⑤急性心肌梗死恢复期内拟行急诊非心脏手术。

(8)肺功能检查:①在较严重肺部疾病患者应进行肺功能检查,第一秒用力呼气量(FEV_1)(%)和第一秒用力呼气量(FEV_1)/用力肺活量(FVC)是用来评估气道阻塞程度的主要指标,同时还提供弥散功能指标。②对于接受肺叶和一侧肺切除的患者,肺功能有助于评估术后耐受,决定是否能拔管。③动脉血气的测量可帮助了解肺功能代偿情况,与单纯血氧饱和度比较还可提供二氧化碳浓度以及酸碱平衡情况。

(孙晋玉)

第三节　脏器功能评估

一、心血管系统的评估

对于心肌缺血、充血性心力衰竭、心脏瓣膜病变、心律失常、高血压等方面的评估尤为重要。

(一)冠心病

(1)对于冠心病患者术前需要明确的主要问题是:心肌受损的面积和程度、心肌缺血的诱发阈值、心室功能、粥样斑块稳定程度。

(2)不稳定心绞痛患者围术期心肌梗死的风险明显增加。

(3)心肌梗死 6 周内是梗死心肌的恢复期,6 周后再次心肌梗死决定于冠状动脉的稳定性。如果没有心肌缺血的症状,择期手术可考虑在心肌梗死 6 周后进行。

(4)对于非恶性或非急症手术,建议在心肌梗死后 6 个月再进行手术,可显著降低再次发生心肌梗死的风险。

(5)经皮冠状动脉腔内成形术(PTCA)后,治疗部位的血管恢复需要 1 周,而再狭窄一般在 6~8 周后发生,所以在接受 PTCA 1 周后、6~8 周内接受手术比较合适。

(6)冠状动脉支架置入后 2 周内容易发生血栓,8 周后容易发生再狭窄,支架内再狭窄一般发生在介入治疗后 8~12 个月内。因此,冠状动脉支架置入术后 2 周以后、8 周以内,或 1 年后行非心脏手术比较安全。

(二)心力衰竭

术前可以通过以下主要指标来评估心脏功能情况。

(1)运动耐量:代谢当量。

(2)典型心力衰竭症状:肺水肿、夜间阵发性呼吸困难、外周水肿、双肺啰音、第三心音、X 线显示肺血管再分布等。

(3)药物治疗效果。

(4)超声心动图显示的射血分数、心脏扩大程度和肺动脉压力等。

心力衰竭的发生说明患者心脏疾病到了失代偿的程度,围术期严重心血管事件的发生率显著升高,死亡率也显著升高。

(三)心脏瓣膜病变

(1)超声心动图显示的瓣膜狭窄或反流程度、是否发生相关临床症状、是否引起心力衰竭和肺动脉高压是判断心脏瓣膜病变的重要因素。

(2)心脏瓣膜患者常并发心力衰竭、房颤、心房血栓等。

(3)接受过机械瓣膜置换者长期服用抗凝药物如华法林,应考虑其对凝血功能的影响,必要时改用短效抗凝药物(如低分子肝素)。

(四)心律失常

(1)心律失常对麻醉和手术耐受性的影响决定于其发生频率、性质以及是否影响循环,必要时进行 Holter 动态监测。

(2)室性心律失常如果没有症状,即不影响循环,则不显著增加围术期的心脏风险。

(3)室上性心动过速可能显著增加心肌耗氧量,加重心肌缺血,术前需要进行治疗。

(五)高血压

(1)对于高血压患者应了解高血压对其心脏、血管、脑、肾脏等靶器官的损害程度(如脑血管意外的发生,心肌肥厚、心律失常或心力衰竭,以及肾动脉狭窄、肾衰竭等)。

(2)某些降压药物(如苯磺酸氨氯地平、利血平)与麻醉药物协同作用可导致顽固性低血压,对升压药反应差,应引起重视。

(3)对于其他类的降压药物可考虑继续服用至术日清晨,以降低术前焦虑和插管引起的心血管反应。

(4)术前高血压如果是 3 级以下[收缩压低于 24.0 kPa(180 mmHg),舒张压低于 14.7 kPa(110 mmHg)],且无严重靶器官损害,则不显著增加围术期的心脏风险。

(5)高血压 3 级及以上的患者,接受择期手术时,术前应先控制血压。比较保守的标准是收缩压高于 21.3 kPa(160 mmHg),舒张压高于 13.3 kPa(100 mmHg)时推迟择期手术。

二、呼吸系统的评估

对呼吸功能的评估可以通过运动耐量、氧饱和度、肺功能检查和血气检查等进行分析。对于哮喘、严重慢性阻塞性肺疾病(chronic obstructive pulmonary diseases,COPD)和阻塞型睡眠呼吸暂停低通气综合征(obstructive sleep apnea hypopnea syndrome,OSAHS)患者的呼吸系统应进行重点评估。术前加强呼吸功能的优化:①禁烟至少 8 周;②治疗气道阻塞(COPD 和哮喘患者);③治疗呼吸道感染,必要时延期手术;④呼吸锻炼。

(一)哮喘患者

判断哮喘患者的病情主要通过下列因素。

(1)是否曾因哮喘发作住院。

(2)目前双肺听诊是否存在哮鸣音。

(3)哮喘发作时对药物的反应性。

(4)是否使用激素。

(5)是否合并肺部感染或心血管病变。

围术期多种刺激都可能诱发哮喘的发作,如精神紧张、寒冷、环境变化、各种穿刺、气管插管、拔管以及术后疼痛等。对于哮喘没有得到控制的患者(双肺明显哮鸣音)或频繁发作哮喘的患者,在外科情况允许的条件下,应首先接受内科治疗,改善肺功能,然后再接受手术。

(二)COPD 患者

(1)肺功能中正常人 $FEV_1(\%)$ 和 FEV_1/FVC 均有助了解 COPD 的严重程度。

(2)COPD 患者常合并心血管疾病(肺心病),应结合起来分析。

(三)OSAHS 患者

OSAHS 患者应预计有困难气道的可能。

三、内分泌系统

(1)对糖尿病患者应了解当前用药方案和血糖控制情况,空腹血糖应控制于(7.77 mmol/L)以内,餐后 2 小时血糖应低于(11.1 mmol/L)。

(2)控制不佳的甲亢患者有发生围术期甲亢危象的可能,死亡率很高,术前应了解甲亢控制情况。甲状腺的肿大可能压迫气管或使气管移位,应结合体检、是否存在憋气症状以及气管像进行气道评估。

(3)嗜铬细胞瘤患者术前准备十分重要,应通过以下主要指标评估术前准备是否充分:①头痛、冷汗和心悸"三联征"的发作是否有显著减少;②血压和心率是否得到有效控制;③直立性低血压症状是否有减轻;④体重是否增长;⑤血细胞比容是否降低;⑥是否出现鼻塞症状。

四、其他脏器功能

(1)肝脏功能:蛋白异常和肝脏功能异常将影响药代动力学,导致麻醉药物起效时间和作用时间的变化。

(2)肾脏功能:肾脏功能的异常也会导致药物代谢特点的变化,应根据肾脏功能的损害程度选择用药和剂量。同时应注意电解质平衡和液体管理。

(3)神经系统:神经系统功能障碍和有相关病史的患者围术期发生心血管意外和认知功能障碍的风险显著增加。术前应仔细记录神经系统障碍情况,麻醉恢复后进行比较。

(4)对于有强直性脊柱炎、颈椎病、外伤患者应了解颈部活动情况和张口度。

(孙晋玉)

第四节　麻 醉 选 择

麻醉方法的选择,根据手术病种、手术方法、患者的病情或年龄的不同,其麻醉方式的选择有所不同。

一、病情与麻醉选择

凡体格健壮、重要器官无明显疾病,几乎所有的麻醉方法都可以适应。凡体格基本健康,但合并程度较轻的器官疾病者,只要在术前将其全身情况和器官功能适当改善,也不存在麻醉选择问题。凡合并有重要的全身性或器官病变的手术患者,除在麻醉前尽可能改善全身情况外,麻醉的选择首先重视安全,选择对全身影响最轻、麻醉者最熟悉的麻醉方法。如果病情严重达垂危程度,但又必需施行手术治疗时,在改善全身情况的同时,应选择对全身影响最小的麻醉方法。如局麻、神经阻滞;如果选择全麻,必须施行浅麻醉;如果选择椎管内麻醉,必须小量、分次使用局麻药。

二、手术要求与麻醉选择

麻醉的主要任务是在保证患者安全的前提下,满足镇静、镇痛、肌肉松弛和消除内脏牵拉反应等手术要求。根据手术部位不同,选择不同麻醉,如颅脑手术选用全麻、局麻或强化局麻;上肢手术选择臂丛神经阻滞麻醉;胸腔内手术选用气管内插管全麻。腹腔或盆腔手术选用椎管内麻醉或全麻等。根据肌肉松弛要求程度不同,麻醉选择不同,如腹腔、盆腔手术,某些大关节矫形或脱臼复位,都需要良好的肌肉松弛,可选择臂丛阻滞、椎管内麻醉或全麻并用肌松药。根据手术时间的长短选择不同的麻醉,如短于 1 小时的手术,可选用局麻、单次脊麻、氯胺酮静脉麻醉等。长于 1 小时的手术,可选用连续硬膜外麻醉,长效局麻药的神经阻滞,或气管插管全麻等。根据手术创伤和刺激性大小、出血多少选择麻醉,如对复杂而创伤性极大或易出血的手术,应选择全麻,而不宜选择容易引起血压下降的椎管内麻醉。

目前,许多医院将局麻或椎管内麻醉与全身麻醉联合应用进行联合麻醉,取长补短,利用各种麻醉方法的优点,使患者受益,尽量减少一些药物对身体的危害,减少麻醉后并发症,促进患者尽快地康复。

(孙晋玉)

第五节　麻醉前患者准备

一、麻醉前一般准备

(一)精神状态准备

(1)术前患者存在种种思想顾虑,如恐惧、紧张等,均可以导致中枢神经或交感神经系统过度活动,由此足以削弱对麻醉和手术的耐受力,术中术后容易出现休克。

(2)术前应解释、鼓励、安慰患者,设法解除患者的思想顾虑和焦急情绪,取得信任,争取合作。

(3)过度紧张而不能自控的患者,手术前数天即开始服用适量的安定类药物,晚间给催眠药。

(二)营养状态准备

(1)营养不良导致蛋白质和某些维生素不足,进而常伴有低血容量、贫血、组织水肿和营养代谢异常,可以明显降低对麻醉和手术的耐受力,术中容易出现循环功能或凝血功能异常,术后抗感染能力低下。

(2)营养不良的患者,手术前如果时间允许,应尽可能经口补充营养;如果时间不充裕,或患者不能或不愿经口饮食,可通过小量多次输血及注射水解蛋白和维生素等进行纠正,蛋白低下者,最好给浓缩清蛋白注射液。

(三)适应手术后需要的训练

有关术后饮食、体位、大小便、切口疼痛或其他不适,以及可能需要较长时间输液、吸氧、胃肠减压、导尿及各种引流等情况。手术前应该向患者解释说明,以争取配合;必要时,手术前进行锻炼。

(四)胃肠道准备

择期手术中,除用局麻做小手术外,不论采用何种麻醉方式都必须常规排空胃,目的在于防止手术中或手术后反流、呕吐,避免误吸或窒息等意外。为此,成人一般应在麻醉前至少8小时,最好12小时开始禁食、禁饮以保证胃彻底排空;小儿术前也应该至少禁饮、禁食8小时,但哺乳婴儿术前4小时可喂1次葡萄糖水。

(五)膀胱的准备

患者进入手术室前应嘱其排空膀胱,以防止术中尿床和术后尿潴留;危重患者或复杂大手术,均需要安置留置导尿管,以便观察尿量。

(六)口腔卫生的准备

患者住院后应早晚刷牙,饭后漱口;进手术室前应将活动假牙摘下,以防麻醉时脱落,甚或被误吸入气管或嵌顿于食管。

(七)输液输血的准备

(1)行中等以上的手术前,应检查患者的血型,准备一定数量的全血。

(2)凡有水、电解质或酸碱失衡者,术前均应常规输液,尽可能作补充和纠正。

(八)治疗药物的检查

病情复杂的患者,术前常已经接受一系列药物治疗;麻醉前除要全面检查药物的治疗效果外,还应重点考虑某些药物与麻醉药物之间存在相互作用的问题,有些容易在麻醉中引起不良反应。为此,对某些药物要确定是否继续使用、调整剂量再用或停止使用。

(九)手术前晚的检查

手术前晚应对全部准备工作进行复查。如临时发现患者感冒、发热、妇女月经来潮等情况时,除非急症,手术应推迟施行;手术前晚宜给患者服用安定镇静药,以保证有充足的睡眠。

二、不同病情的准备

(一)心血管系疾病

(1)长期应用利尿药和低盐饮食患者,有可能并发低血容量、低血钾和低血钠,术中容易发生心律失常和休克。低血钾时,洋地黄和非去极化肌松药等的药效将增强。应用利尿保钾药螺内酯后,如果再用去极化肌松药琥珀胆碱,易出现高血钾危象。因此,术前均应做血电解质检查,保持血清钾水平在 3.5~5.5 mmol/L;术前一般宜停用利尿药 48 小时;对能保持平卧而无症状者,可输液补钠、钾,但需严密观察并严格控制输液速度,谨防发作呼吸困难、端坐呼吸、肺部啰音或静脉压升高等危象。

(2)心脏病患者如伴有失血或严重贫血,携氧能力减弱,可影响心肌供氧,术前应少量多次输血。为避免增加心脏负担,除控制输血量和速度外,输用红细胞悬液优于全血。

(3)对正在进行的药物治疗,需进行复查。对有心力衰竭史、心脏扩大、心电图示心肌劳损或冠状动脉供血不足者,术前可考虑使用少量强心苷,如口服地高辛 0.25 mg,每天 1~2 次。

(4)对并存严重冠心病、主动脉瓣狭窄或高度房室传导阻滞而必须施行紧急手术者,需做到以下几点:①桡动脉插管测直接动脉压;②插 Swan-Ganz 导管测肺毛细血管楔压;③定时查动脉血气分析;④经静脉置入带电极导管,除用作监测外,可随时施行心脏起搏;⑤准备血管扩张药(硝普钠、硝酸甘油)、正性变力药(多巴胺、多巴酚丁胺)、利多卡因、肾上腺素等;⑥准备电击除颤器;⑦重视麻醉选择与麻醉管理。

(二)呼吸系疾病

麻醉患者合并呼吸道疾病者较多,尤其以老年患者为然。麻醉前必须做好以下准备。

(1)禁烟至少两周。

(2)避免继续吸入刺激性气体。

(3)彻底控制急慢性肺感染,术前 3~5 天应用有效的抗生素,做体位引流,控制痰量至最低程度。

(4)练习深呼吸和咳嗽,做胸部体疗以改善肺通气功能。

(5)对阻塞性肺功能不全或听诊有支气管痉挛性哮鸣音者,需雾化吸入麻黄碱、氨茶碱、肾上腺素或异丙肾上腺素等支气管扩张药治疗,可利用 FEV_1 试验衡量用药效果。

(6)痰液黏稠者,应用蒸气吸入或口服氯化铵或碘化钾以稀释痰液。

(7)经常发作哮喘者,可应用肾上腺皮质激素,以减轻支气管黏膜水肿,如可的松 25 mg,口服,每天 3 次,或地塞米松 0.75 mg,口服,每天 3 次。

(8)对肺心病失代偿性右心衰竭者,需用洋地黄、利尿药、吸氧和降低肺血管阻力药进行治疗。

(9)麻醉前用药以小剂量为原则,哌替啶比吗啡好,因有支气管解痉作用,阿托品应等待体位引流结合咳嗽排痰后再使用,剂量要适中,以防痰液黏稠而不易咳出或吸出。

一般讲,伴肺功能减退的呼吸系统疾病,除非存在肺外因素,通常经过上述综合治疗,肺功能都能得到明显改善,这样,在麻醉期只要切实做好呼吸管理,其肺氧合和通气功能仍均能保持良好。这类患者的安危关键在手术后近期,仍然较易发生肺功能减退而出现缺氧、CO_2 蓄积和肺不张、肺炎等严重并发症。因此,必须重点加强手术后近期的监测和处理。

(三)内分泌系疾病

并存内分泌系疾病的患者,麻醉前需做好以下准备工作。

1.血压和循环功能

有些内分泌病可促使血压显著增高,但实际血容量恰是明显减少的,常见情况如下。

(1)嗜铬细胞瘤,由于周围血管剧烈收缩致血管内液体外渗,实际是处于低血容量状态,一旦肿瘤血运完全切断时,可立即出现顽固性低血压,因此在术前必须做专门的术前准备,包括:术前数天开始服用酚苄明(每次 10 mg,每天2 次),适当配用 β 受体阻滞剂以控制高血压和心律失常,应用适量地西泮(10~20 mg 口服)以控制焦虑,术中做到及时补充血液和清蛋白以尽快恢复血容量。做到这些措施,往往就可完全避免术后顽固性低血压并发症。

(2)肾上腺皮质功能不全时,由于钠、水经尿道和肠道异常丢失过多,可致血容量减少,术前必须至少两天输注生理盐水,并口服氟氢可的松 0.1~0.2 mg,手术当天还需至少每 6 小时肌内注射可溶性磷酸氢化可的松或半琥珀酸盐可的松 50 mg。

(3)尿崩症患者,由于大量排尿,可出现显著的血液浓缩、血容量减少和电解质紊乱,应在术前每 4 小时肌内注射抗利尿激素 10~20 单位,或静脉滴注 5% 葡萄糖溶液 1 000 mL,待血浆渗透压降达正常后再施手术。

2.呼吸通气

进行性黏液水肿患者,呼吸通气量明显减少,手术应推迟,需先用甲状腺素治疗;如果手术必须在 1 周内施行者,可口服三碘甲状腺原氨酸(T_3),每天 50~100 μg;如果手术允许推迟到 1 个月以后进行者,可口服甲状腺素(T_4),每天0.1~0.4 mg。服药期间可能出现心绞痛或心律失常,剂量应减少或暂停。内分泌病并存过度肥胖者,呼吸通气量也明显减少,术中与术后必须给以全面的呼吸支持治疗以策安全。

3.麻醉耐受性

未经治疗的肾上腺皮质功能不全、脑垂体功能不全或垂体促肾上腺皮质激素分泌不足的患者,机体的应激反应已消失或接近消失,对麻醉期间的任何血管扩张,都容易发生循环虚脱,有生命危险。由于对这类意外事先难以预测,估计有可能发生者,术前可预防性肌内注射磷酸氢化可的松 100 mg。

4.渗血

库欣综合征患者的肾上腺糖皮质激素活性显著增高,可使小动脉和较大血管的收缩功能严重丧失,因此可出现手术野渗血,止血困难,失血量增多。此时只有通过谨慎结扎血管以求止血。

5.感染

库欣综合征患者的肾上腺糖皮质激素分泌过多,机体防御功能显著减弱,又因吞噬作用和抗体形成不完全,切口容易感染。未经治疗的糖尿病患者,其吞噬作用也显著减弱,切口也容易感染,均需注意预防,以选用杀菌性抗生素比抑菌性抗生素为佳。

6.镇痛药耐量

库欣综合征患者常处于警醒和焦虑状态,因此需用较大剂量镇静药。未经治疗的阿狄森患者,对镇静药特别敏感,故需慎用。甲亢患者因基础代谢率高,甲状旁腺功能低下患者因神经肌肉应激性增高,故镇静药和镇痛药均需加量。甲状腺功能低下患者,对镇静药和镇痛药特别敏感,均需减量。

（四）肾脏疾病

麻醉前准备的基本原则是保护肾功能,维持正常的肾血流量和肾小球滤过率,具体应尽可能做到以下几点。

（1）术前补足血容量,防止因血容量不足所致的低血压和肾脏缺血。

（2）避免使用缩血管药,大多数该类药易导致肾血流量锐减,加重肾功能损害,尤其以长时间大量使用时为严重,必要时只能选用多巴胺和美芬丁胺。

（3）保持尿量充分,术前均需静脉补液,必要时同时并用甘露醇或呋喃胺酸以利尿。

（4）纠正水、电解质和酸碱代谢失衡。

（5）避免使用对肾脏有明显毒害的药物,如汞剂利尿药、磺胺药、抗生素、止痛药(非那西丁)、降糖药(盐酸苯乙双胍)和麻醉药(甲氧氟烷)等,尤其是某些抗生素的肾脏毒最强,如庆大霉素、甲氧苯青霉素、四环素、两性霉素 B 等均需禁用。某些抗生素本身并无肾脏毒性,但如果复合应用,则肾脏毒性增高,例如,头孢菌素单独用并无肾脏毒性,若与庆大霉素并用则可能导致急性肾衰竭。

（6）避免使用完全通过肾脏排泄的药物,如肌松药戈拉碘铵和氨酰胆碱,强心药地高辛等,否则药效延长,难以处理。

（7）有尿路感染者,术前必须有效控制炎症。

（五）肝脏疾病

肝功能损害患者的麻醉前准备特别重要。肝功能损害患者经过一段时间保肝治疗,多数可获得明显改善,对手术和麻醉的耐受力也相应提高。保肝常用治疗方法如下。

（1）高碳水化合物、高蛋白质饮食,以增加糖原储备和改善全身情况,必要时每天静脉滴注极化液(10%葡萄糖液 500 mL 加胰岛素 10 U,氯化钾 1 g)。

（2）低蛋白血症时,间断给 25%浓缩清蛋白液 20 mL,稀释成 5%溶液静脉滴注。

（3）小量多次输新鲜全血,以纠正贫血和提供凝血因子。

（4）应用大剂量 B 族维生素、维生素 C、维生素 K。

（5）改善肺通气,若并存胸腔积液、腹水或水肿,限制钠盐,应用利尿药和抗醛固酮药,必要时术前放出适量胸腔积液、腹水,引流速度必须掌握缓慢、分次、小量的原则,同时注意水和电解质平衡,并补充血容量。

（六）血液病

1.慢性贫血

慢性贫血的原因很多,主要为缺铁性贫血和各种先天性或后天性溶血性贫血。中度贫血者,术前经补充铁剂、叶酸和维生素 B_{12},一般纠正尚无困难,术前只要维持足够的血容量水平,并不会增加麻醉的危险性;必要时术前给以小量多次输新鲜血,纠正可较迅速,不仅提高血红蛋白和调整血容量,还可增加红细胞携氧和释放氧所必需的 2,3-二磷酸甘油酯。于急症手术前通过输红细胞悬液也较易纠正。

2.巨母细胞贫血

巨母细胞贫血多见于恶性贫血和叶酸缺乏,手术宜推迟,待叶酸和维生素 B_{12} 得到纠正,一般需 1～2 周后方能手术。

3.镰刀状细胞贫血

镰刀状细胞贫血易发生栓塞并发症,特别容易发生肺栓塞,尤其在面临缺氧或酸中毒时,镰刀状细胞增多,栓塞更易形成,手术和麻醉有相当危险。对这类患者术前均应输以全血,直至血红蛋白恢复正常后再手术。输全血还有相对稀释镰刀状细胞,阻止其堆集成柱而堵塞小血管的功效。

4.血小板减少

只要保持 $(30\sim50)\times10^9/L$ ($30\ 000\sim50\ 000/mm^3$),即可有正常的凝血功能,但当低于 $30\times10^9/L$,或伴血小板功能减退时,可出现皮肤和黏膜出血征象,手术伤口呈广泛渗血和凝血障碍。遗传性血小板减少较罕见,需输浓缩血小板治疗。获得性血小板减少较为多见,需根据病因进行术前纠正,如狼疮性红斑、特发性血小板减少性紫癜或尿毒症等引起者,可给予泼尼松类激素进行治疗。此外,大多数获得性血小板减少与使用某种药物有密切关系,如阿司匹林等,有时血小板功能减退可达 1 周,术前需至少停药 8 天方能纠正。已发现有血小板功能减退时,一个 70 kg 患者只需输注 2～5 单元浓缩血小板,就可使凝血异常获得纠正。每输一单元浓缩血小板可增高血小板 $(4\sim20)\times10^9/L$,但血小板的半衰期约为 8 小时。

5.非血小板减少性紫癜

非血小板减少性紫癜可表现为紫癜、血尿,偶尔因血液渗入肠壁而引起急性腹痛,常可继发肠套叠而需急症手术。为防止手术野出血和渗血,术前可试用泼尼松和浓缩血小板治疗。

6.恶性血液病

恶性血液病如白血病、淋巴瘤或骨髓瘤患者,偶尔需手术治疗,其主要危险在于术中出血和渗血不止及血栓形成。如果疾病正处于缓解期,手术危险性不大;处于部分缓解期时,手术也相对安全。

(1)急性白血病时,如果白细胞总数增高不过多,血红蛋白尚在 100 g/L,血小板接近 $100\times10^9/L$,无临床出血征象时,手术危险性也不增高。但当贫血或血小板减少较重时,术前应输全血和浓缩血小板做准备。

(2)慢性粒细胞性白血病,如果血小板超过 $1\ 000\times10^9/L$ 或白细胞总数超过 $100\times10^9/L$,术中可能遇到难以控制的出血,危险性很大。

(3)慢性淋巴细胞性白血病,如果血小板计数正常,即使白细胞总数超过 $100\times10^9/L$,也非手术禁忌证。

(4)真性红细胞增多症时,术中易致出血和栓塞并发症,当血细胞比积增高达 60%,可出现凝血酶原时间延长、部分凝血活酶时间显著延长和纤维蛋白原显著降低。这类患者需经过放血术、放射疗法或化学疗法,待红细胞总数恢复正常后方可手术,但并发症仍然多见。

(七)阻塞型睡眠呼吸暂停通气综合征(OSAHS)的麻醉前准备

(1)OSAHS 常见于肥胖患者,在睡眠中保持呼吸道通畅存在有相当的困难性。长期的呼吸道不通畅,可致肺容量减少,对 $PaCO_2$ 增高的通气增强反射显著迟钝。术后容易并发肺部并发症;围术期应用镇痛药和肌松药,以及悬雍垂腭咽成形术后的呼吸道水肿,都可加重肺部并发症的危险程度。

(2)值得重视的是许多 OSAHS 患者在术前往往得不到确诊。因此,如果患者或其家属提供白天昏昏欲睡的主诉时,应引起警惕,需请呼吸科和神经科专家术前会诊,以明确睡眠呼吸暂停问题,并听取围术期处理的建议。为全面估计病情,需做肺功能测定和动脉血气分析,重视静息期 $PaCO_2$ 升高,因其术后肺部并发症将显著增高。需仔细评估早期肺心病的可能性,其并发症和死亡率将显著增高。

(八)先兆子痫/子痫的麻醉前准备

1.典型表现

典型的先兆子痫表现为高血压、周围水肿、蛋白尿,一般发生于妊娠 20 周后至分娩 48 小时后,主诉头痛、畏光和视物模糊,出现神志状态改变、恶心、呕吐。对具有典型征象的子痫患者应做进一步神经系统检查。对先兆子痫/子痫患者出现昏迷,应作头颅 CT 检查,以排除需要手术处理的病变,如颅内血肿、颅后窝水肿致导水管阻塞性脑积水;同时应采取降低颅内压增高的措施。但对非典型的子痫患者并无 CT 检查的需要。

2.预兆征象

先兆子痫患者常于胎儿娩出后发生子痫抽搐,而很少于妊娠 20 周以前或娩出 48 小时后发生。抽搐发作前常有某些预兆征象,包括头痛持续而加剧、视物模糊、畏光、频繁呕吐、深腱反射亢进伴抽搐。治疗子痫抽搐,首先需要保持通气和氧合良好,防止呕吐物误吸,预防抽搐期外伤。可用硫酸镁控制抽搐,首剂单次静脉注射 4~6 g,继以静脉滴注 1~2 g/h;如果仍抽搐,再在 5 分钟内经静脉推注 2~4 g。对硫酸镁治疗抽搐目前仍存在争议,有人发现硫酸镁不是抗抽搐药,用于子痫主要基于其有效而不良反应极小的传统经验,但临床研究有些抽搐患者虽然抽搐,但血浆镁浓度仍属正常。其他抗抽搐药有静脉注射劳拉西泮1~2 mg,或地西泮 5~10 mg,或咪达唑仑 2~5 mg,待抽搐停止后,继以静脉滴注苯妥英钠 10 mg/kg(25 mg/min),滴注期间应监测心电图和血压。如果不能经静脉用药,肌内注射咪达唑仑 10 mg 也可制止抽搐。当抽搐被制止,氧合恰当,呼吸和血压维持稳定后,再进一步做控制血压和胎儿娩出处理。

(九)癫痫(抽搐)的麻醉前准备

(1)对正在接受抗癫痫药治疗的抽搐患者,应明确其抽搐的类型、发作的频率、治疗药物的血药浓度。如果抽搐已被很好控制,即可手术,围术期不必更动抗抽搐药使用方案。如果抽搐频率增加或常出现全身强直痉挛性抽搐,应查明抽搐加剧的潜在原因。常见的原因有药物不匹配、饮酒和患有其他疾病,需做电解质、肌酐、血浆蛋白、血细胞计数及分类和尿液分析,同时测定抗抽搐药血药浓度,如果低于治疗水平,应适当追加药量,手术应推迟直至抽搐被有效控制时。但患者在术中仍可能发生抽搐,仅是被全身麻醉神经肌接头作用及肌松药的作用所掩盖而已,故仍不能忽视有关抽搐的治疗。术后频繁抽搐的结果是手术伤口裂开、呼吸道不通畅、呼吸循环衰竭。

(2)围术期常用的抗抽搐药物见表 6-4。一般经口服用药都能维持有效的血药浓度,术前禁食与术后禁食期间,可鼻饲用药,也可改用苯妥英钠或苯巴比妥静脉用药。术前如果口服药吸收不佳,可在术前数周换用静脉用药以达到血药稳态,术前一般无须追加静脉负荷剂量。丙戊酸经直肠灌注用于小儿,吸收良好,但用药前需清洁灌肠以保证有效吸收。抗抽搐药的半衰期一般都较长,如果术前将最后一次口服剂量加倍,血药有效浓度可维持手术当天一整天,因此可省略 1~2 次用药。

表 6-4　抗抽搐药的一般药理

药物	血浆半衰期(h)	有效血药浓度(ng/mL)	剂量相关的不良反应
苯妥英钠	24±12	10~20	眼球震颤,共济失调,萎靡
苯巴比妥	96±12	15~40	萎靡,眼球震颤,共济失调
氨甲酰氮	12±3	12~28	萎靡,复视,视物模糊
扑痫酮	12±6	5~12	萎靡,眼球震颤,共济失调

续表

药物	血浆半衰期(h)	有效血药浓度(ng/mL)	剂量相关的不良反应
乙琥胺	30±6	40～100	呃逆,头痛,昏睡,恶心呕吐
丙戊酸	12±6	50～100	恶心,呕吐,昏睡,抽搐隐蔽
氯硝西泮	22～32	5～50	镇静,耐药,行为改变

(3)麻醉方案考虑:局部麻醉药达中毒剂量可诱发抽搐,但抽搐患者施行常规硬膜外麻醉或臂丛阻滞麻醉仍属安全。采用脊髓麻醉较好,因局麻药用量可很小。常用的静脉或吸入全麻药有增高或抑制抽搐活性的作用,取决于剂量大小和当时的患者情况。氯胺酮(特别与茶碱并用)容易诱发癫痫患者发作抽搐。恩氟烷在较高浓度(>2.5%)用药及过度通气 $PaCO_2$<3.3 kPa(25 mmHg)情况下,脑电图可出现癫痫样激动波,因此,应维持较低浓度用药和保持 $PaCO_2$ 正常水平。氟烷可影响肝脏线粒体酶活性,在体内代谢较多,肝脏毒性的发生率较高。异氟烷具有强力抗抽搐作用。镇静药的不良反应可影响肝脏代谢和蛋白结合。长时间应用苯妥英钠和氨甲酰氮治疗可引起对非去极化肌松药的耐药性。麻醉中需监测脑电生理,必要时请神经专科医师协助。脑电生理监测方法如下。

脑电图的 16 电极通道记录原始脑电压,分析脑电波(赫兹)的频率和幅度,可推测脑活动与代谢状况,见表 6-5。例如,抽搐激活期或应用小剂量巴比妥和氯胺酮时,脑电波频率增加;麻醉性镇痛药和深度吸入麻醉时,脑电波频率减慢、幅度增加;缺氧、缺血、大剂量巴比妥时,脑电波频率减慢、幅度降低;脑死亡、深度低温、深度低灌注、巴比妥性昏迷和异氟烷 2 MAC 水平时,脑电波呈等电位线。近年来已采用先进的压缩频谱显示仪,将复杂的原始脑电图信息,通过计算机处理,转换为振幅与频率,使复杂的原始脑电图转变为简单而可理解的图谱资料和波幅、频率曲线面积(正常值占总面积的 85%～99%,平均 97%)。但压缩频谱显示仪监测有时可能不能发现大脑半球的局部缺血。

表 6-5 脑电图波形、特点与解释

节律	频率(Hz)	意识状况
Delta	0～4	昏迷,低氧/缺血,深麻醉
Theta	4～8	入睡,外科麻醉期
Alpha	8～13	松弛,闭眼,浅麻醉
Beta	13～30	清醒,警觉,小剂量巴比妥镇静

EP 可测定中枢神经系统对刺激周围神经所引发的电位变化。根据不同的刺激模式,可将 EP 分为:①躯体感觉诱发电位,刺激手或腿的周围神经,记录头皮、脊柱、棘间韧带或硬膜外腔产生的神经冲动电位;②脑干听觉诱发电位,用测听棒刺激第 8 对脑神经,记录颅后窝脑干部位产生的电位;③视觉诱发电位,用闪光刺激,记录颅前窝的诱发电位。通过分析 EP 的变化,可了解某特定感觉通路与皮质代表区的功能状态,由此诊断中枢神经系统疾病、监测术中的脑和神经功能。影响躯体感觉诱发电位最轻的麻醉方法是芬太尼伴<60% N_2O 或<1%异氟烷吸入,对周围性躯体感觉诱发电位(即颈躯体感觉诱发电位)或短潜伏期的脑干听觉诱发电位的影响很小。为获得一份可以说明问题的诱发电位记录,需要尽量排除一些影响因素,其中维持稳定的麻醉深度水平是正确记录诱发电位的最重要因素,同时要求麻醉方法与临床环境生命指标如体温、

酸碱状态、红细胞比积和血压等不能有丝毫改变,必须保持在恒定状态。

肌电图和神经传导速度监测,可判断手术解剖近侧组织的运动与脑神经通路的完整性,以保证手术操作无失误。

脑电生理监测对下列手术具有特殊指征,麻醉前需做好一切仪器物品的准备:①颈动脉内膜剥脱术或其他可能引起脑缺血危险的手术,可监测脑电图、4-通道脑电图(电极置于两侧大脑半球的前和后区)及躯体感觉诱发电位。②异常脑组织切除术,可直接在手术显露的脑皮质上测定脑皮质图,适用于癫痫手术中有助于判定异常脑组织或活组织检查的最佳切除范围。大多数静脉和吸入麻醉药对躯体感觉诱发电位和脑干听觉诱发电位都产生不同程度的影响,对经颅皮质测定结果的影响比经皮质下测定结果的影响为明显。巴比妥引起轻度潜伏期延长和幅度减小,但即使皮质脑电图已处于等电位线,躯体感觉诱发电位仍不会消失。吸入麻醉药和 N_2O 对皮质躯体感觉诱发电位潜伏期延长和幅度减小的影响最显著。阿片类药有延长潜伏期和减小幅度的倾向,但即使应用大剂量麻醉性镇痛药麻醉时仍可测得躯体感觉诱发电位。依托咪酯、氯胺酮和异丙酚可明显增强躯体感觉诱发电位。③颅后窝手术期间施行脑干听觉诱发电位及刺激面神经(第 7 对脑神经)监测肌电图,可明确颅神经功能不全的压迫、牵拉或缺血等原因。④脊柱手术特别是脊柱侧弯矫形手术、神经外科脊髓手术,胸主动脉横夹手术都有施行躯体感觉诱发电位监测的指征。⑤周围神经移植或切除术采用肌电图和神经传导速度测定,可确定已损伤的周围神经或需要施行移植的周围神经;于手术分离神经过程中可判断神经通路及其功能,避免可能发生的神经牵拉、压迫或切断等损伤,以提高安全性和有效性。⑥其他指征:利用脑电图和躯体感觉诱发电位可监测麻醉深度;了解控制性低血压期间脑和脊髓的血流灌注适宜程度;面临脑缺血危险时可及时获得脑等电位线的信息。

(孙晋玉)

第六节　患者的体液管理

一、与体液相关的基础知识

(一)正常液体分布

(1)体液占总体重的 45%～65%,成年男性约 60%,女性约 55%,计算单位为升。

(2)体液分布:细胞内液占体重 40%;细胞外液占体重 20%(5% 为血管内液,15% 为组织间液)。

(3)功能性细胞外液(18%):血管内液和紧靠毛细血管和淋巴管的组织间液。

(4)非功能性细胞外液(2%):非功能性细胞外液又称第三间隙。手术创伤和外科疾病可导致其大量增加。第一间隙为组织间液,第二间隙指血浆。

(二)血浆渗透压

正常情况下,血浆总渗透压为 280～290 mOsm/L。其中胶体渗透压仅占一小部分,但它是决定毛细血管与组织间隙间液体移动的重要因素。液体的这种移动遵循 Starling 定律,即液体渗出量与毛细血管、组织间隙的静水压和胶体渗透压相关。

(三)液体平衡的调节

液体平衡调节的主要器官是肾脏,并受神经和内分泌反应的影响。抗利尿激素分泌与细胞外液渗透压变化相关联,通过肾远曲小管和集合管使机体水分保持动态平衡。

二、术前体液变化评估

(一)禁食水缺失量

根据禁食水时间和生理需要量估计(表6-6)。

表6-6　每天生理维持量的计算

体重	液体容量(mL/kg)	速度
1~10 kg	100	4 mL/(kg·h)
10~20 kg	50	加2 mL/(kg·h)
以后每个10 kg	20	加1 mL/(kg·h)

例如,70 kg患者,禁食8小时后液体缺失量计算:液体缺失量=(4×10+2×10+1×50)mL/h×8 h=880 mL。

(二)术前非正常体液丢失

呕吐、腹泻、利尿、体腔引流、发热、出汗等。术前体液的丢失应在麻醉前或麻醉初期给予补充,所用液体采用与丢失液近似的体液成分。

(三)术前高容量状态

高容量状态的表现为组织水肿、高血压和心血管功能不全等。心脏病患者术前可能会存在不同程度的心功能不全,围术期的许多因素均可能导致严重的心功能不全。肝硬化患者门静脉压力增加,肝脏合成蛋白减少,有效血容量减少,促使醛固酮继发分泌过多导致水钠潴留,主要积聚于腹腔形成腹水。

(四)术前低容量状态

(1)经胃肠道液体丢失:常见原因为呕吐、腹泻及胃肠减压,常伴随混合型酸碱紊乱和低血钾。

(2)第三间隙体液积聚:常见于严重肠梗阻、出血坏死性胰腺炎、腹膜炎、严重挤压伤等。体液积聚在胸腹腔、皮下组织等处,表现为血容量不足。

(3)水摄入减少:术前存在的慢性充血性心力衰竭导致的肺和胃肠道淤血,影响食欲,水摄入减少。

(五)液体状态的监测

(1)动脉压测量:低血容量时动脉压降低,伴脉搏加快。

(2)中心静脉压监测:需与动脉压相结合进行综合判断。

(3)尿量监测:成人每天尿量<500 mL为少尿,>2 400 mL为多尿。判断尿量时应排除应激或肾脏因素。

(4)血细胞比容和血红蛋白。

三、术前液体治疗

与麻醉相比,手术创伤导致的体液变化更明显,如术前存在机体体液的异常,则术中可能会进一步加剧。因此,术前应尽可能调整体液状态。然而,术前血容量和细胞外液的定量评估有很大困难,更多的是根据相关的病史、体征和检查进行综合分析。术前补液的主要目的是补充有效循环血容量,纠正休克、水和电解质紊乱、特别是要调整机体脱水和细胞外液的容量不足。

首先应考虑补充功能性的细胞外液的缺失,选择以乳酸钠林格注射液为主的晶体液。其次从保证和维持容量的角度考虑,再选择输注贺斯、万汶、血定安等胶体液。晶胶比一般为(1～3):1。必要时应输注红细胞、血浆等血液制品,以保证组织氧供和维持正常的凝血功能。

四、常用液体种类

(一)晶体液

1.乳酸钠林格

电解质浓度与细胞外液相似,Na^+浓度低于生理盐水,故形成渗透压比生理盐水低。乳酸钠经肝代谢产生的HCO_3^-可缓冲酸性物质。作用为降低血液黏稠度、稀释血液、利于微循环灌注、扩容、纠正酸中毒、保护肾功能。常用晶体液的组成成分见表6-7。

表 6-7　各种晶体液的组成成分

晶体液	5%葡萄糖	0.9%生理盐水	乳酸林格液	勃脉力
钠(mmol/L)		154	130	140
钾(mmol/L)			4	5
氯(mmol/L)		154	109	98
钙(mmol/L)			1.5	
葡萄糖(g/d)	5			23
乳酸盐(mmol/L)			28	
碳酸氢根(mmol/L)				50
渗透压(mOsmol/L)	253	308	273	294
镁(mmol/L)				1.5
乙酸根(mmol/L)				13.5

2.勃脉力 A

勃脉力 A 的电解质含量、pH 和渗透压更接近血浆,可有效补充功能性细胞外液。氯离子浓度低于生理盐水和乳酸林格液,大量使用不会导致高氯酸中毒。所含的乙酸根和葡萄糖酸根作为抗酸缓冲物质,避免了肝肾功能不良时大量使用乳酸林格液导致的血浆乳酸根浓度增加。适合术中液体治疗、失血性休克液体复苏及代谢性酸中毒的防治。

3.生理盐水

(1)优点:等渗等张;不含缓冲剂和其他电解质,对脑外伤、代谢性碱中毒或低钠血症患者,较乳酸林格液优越;不含钾,适合高钾患者。

(2)缺点:氯离子含量超过细胞外液。主要补充细胞外液丢失和扩容。

4.高张盐溶液

钠离子浓度250～1 200 mmol/L,特点为较小容量获得较好复苏效果,减轻组织水肿。常用制剂 3%、5%、7.5%和高张复方乳酸钠溶液。输入量根据血浆钠缺失量而定,速度 50 mmol/h以下,过量可引起细胞内脱水,细胞外液增加,增加循环负担。

5.5%葡萄糖溶液

特点:不含电解质、等渗。

健康成年人4小时内中小手术可不输葡萄糖,超过4小时中大手术可补充25～50 g葡萄糖。主要用于纠正高钠血症和因胰岛素治疗导致的血糖偏低。

(二)胶体液

1.清蛋白

清蛋白属天然血液制品。5%清蛋白接近生理胶体渗透压,适于血浆蛋白丢失患者。25%清蛋白多用于脑水肿、新生儿及低血容量并有组织间隙水肿患者,与强利尿剂合用效果较好。

2.羟乙基淀粉

(1)贺斯(HES):6%HES(200 000/0.5)为中分子量低取代级羟乙基淀粉。用于血液稀释和扩容,在血浆清蛋白>3 g/dL时,可替代清蛋白,维持胶体渗透压。为避免干扰凝血机制,建议每天用量控制在2 500 mL。

(2)万汶:相对分子质量130 000,取代级为0.4。每天使用量50 mL/kg。

3.明胶溶液

(1)琥珀明胶:平均分子量为35 000,血管内停留时间2～3小时。主要经肾小球滤过排除。不引起血小板聚集,对凝血系统无明显影响。

(2)尿联明胶:平均相对分子质量为35 000,扩容能力与琥珀明胶相似,但钙浓度较高,心脏手术中应用需注意。

(孙晋玉)

第七章　局部麻醉与神经阻滞

第一节　静脉局部麻醉

一、常用局麻药

利多卡因为最常用的局麻药,为避免药物达到极量又能使静脉系统充盈,可采用大容量稀释的局麻药。以 70 kg 的患者为例,上肢手术可用 0.5%利多卡因 50 mL,下肢手术可用 0.25%利多卡因 60~80 mL,一般总剂量不要超过 3 mg/kg。丙胺卡因和丁哌卡因也成功用于静脉局部麻醉。0.25%丁哌卡因用于 Bier 阻滞,松止血带后常可维持一定程度镇痛,但有报道因心脏毒性而致死亡的病例。丙胺卡因结构与利多卡因相似,且入血后易分解,故其 0.5%溶液亦为合理的选择。氯普鲁卡因效果亦好,且松止血带后氯普鲁卡因可被迅速水解而失活,但约 10%的患者可出现静脉炎。

二、操作方法

(1)在肢体近端缚两套止血带。

(2)肢体远端静脉穿刺置管:据 Sorbie 统计,选择静脉部位与麻醉失败率之间关系为肘前>前臂中部、小腿>手、腕、足。

(3)抬高肢体 2~3 分钟,用弹力绷带自肢体远端紧绕至近端以驱除肢体血液。

(4)先将肢体近端止血带充气至压力超过该侧肢体收缩压 13.3 kPa(100 mmHg),然后放平肢体,解除弹力绷带。充气后严密观察压力表,谨防漏气使局麻药进入全身循环而导致局麻药中毒反应。

(5)经已建立的静脉通道注入稀释局麻药,缓慢注射(90 秒以上)以减轻注射时疼痛,一般在 3~10 分钟后产生麻醉作用。

(6)多数患者在止血带充气 30~45 分钟以后出现止血带部位疼痛。此时可将远端止血带(所缚皮肤已被麻醉)充气至压力达前述标准,然后将近端止血带(所缚皮肤未被麻醉)放松。无论在何情况下,注药后 20 分钟内不可放松止血带。整个止血带充气时间不宜超过 1.5 小时。

若手术在 60~90 分钟内尚未完成,而麻醉已消退,此时须暂时放松止血带,最好采用间歇放气,以提高安全性。恢复肢体循环 1 分钟后,再次充气并注射1/2首次量的局麻药。

三、注意事项

(1)多数患者在止血带充气后 30~45 分钟将出现止血带疼痛,宜在疼痛发生之前,将位于麻醉上的第二套止血带充气,压力同前。然后放松第一套止血带,整个充血带充气时间不能超过 1.5 小时。

(2)在 1~1.5 小时内手术尚未完成者,可暂时放松止血带,以恢复肢体循环 1 分钟后再次充气并注射 1/2 首次量的局麻药。

(3)禁忌骤然放松止血带,否则大量局麻药进入全身循环,有发生局麻药中毒的危险,尤其避免在注射局麻药 15 分钟内放松止血带,放松止血带应采取间歇放气法,以提高安全性。

(陈菲菲)

第二节 表 面 麻 醉

一、常用的表面麻醉药

临床上常用的表面局麻药有丁卡因、利多卡因。根据给药方法的不同可分为滴入法、喷雾法和灌入法。

二、操作方法

(一)眼部表面麻醉

一般采用滴入法,将局麻药滴在眼结膜表面后闭眼,每次滴 2~3 滴,每隔 2 分钟滴 1 次,重复 3~5 次,即可使眼结膜和角膜麻醉。常用 0.25%~0.5%丁卡因或 1%~2%利多卡因。

(二)咽喉、气管及气管内表面麻醉

一般采用喷雾法,先令患者张口,对舌面及咽部喷雾 3~4 下,2~3 分钟后患者咽部出现麻木感,将患者舌体拉出,向咽喉部黏膜喷雾 3~4 次,最后可借用喉镜显露声门,于患者吸气时对准声门喷雾 3~4 下,每隔 3~4 分钟重复 2~3 次。该方法多用于咽喉或气管及支气管插管术的表面麻醉。

环甲膜穿刺表面麻醉法是在患者平卧头后仰,在环状软骨与甲状软骨间的环甲膜做标记,用 22 G 的 3.5 cm 针垂直刺环甲膜入气管内,穿刺针有突破感,经抽吸有气证实针尖位置正确后,即令患者闭气,然后快速注入 2%~4%的利多卡因 2~3 mL 或 1%丁卡因 2~3 mL。拔出针头,让患者咳嗽,使药分布均匀,3~5 分钟后,气管上部、咽及喉下部便出现局麻作用。为避免刺伤声门下组织或声带,有人主张将穿刺点下移到环状软骨与第二气管环之间的间隙。此法在小儿气管异物取出术中应用最广,实用性较强,效果良好。

(三)滴鼻

一般采用滴入法,用 5 mL 注射器抽取 1%丁卡因 2 mL 加 1%的麻黄素 1 mL 混合后从鼻腔滴入 2~3 滴,捏鼻使局麻药充分接触鼻腔黏膜,本方法适用于鼻腔手术及鼻腔气管插管术。能明显减轻手术及插管操作时的刺激并能减少鼻腔出血。

(四)尿道表面麻醉

常采用灌注法,男性患者使用1‰丁卡因5～6 mL,用灌注器注入尿道,让药液滞留5～6分钟,即可达到表面麻醉作用,女性患者可用浸有局麻药的细棉棒在尿道黏膜表面涂抹,持续3～5分钟即可。

三、注意事项

(1)不同部位的黏膜,吸收局麻药物的速度不同,经研究,黏膜吸收局麻药的速度与静脉注射者相等。尤以气管及支气管喷雾法,局麻药吸收最快,应控制剂量。

(2)表面麻醉前须注射阿托品,使黏膜干燥,避免唾液或分泌物妨碍局麻药与黏膜的接触。

(陈菲菲)

第三节　局部浸润麻醉

一、常用局麻药

根据手术时间长短,选择应用于局部浸润麻醉的局麻药,可采用短时效(普鲁卡因或氯普鲁卡因);中等时效(利多卡因、甲哌卡因或丙胺卡因)或长时效局麻药(丁哌卡因或依替卡因)。

二、操作方法

取24～25 G皮内注射针,针头斜而紧贴皮肤,进入皮内以后推注局麻药液,造成白色的橘皮样皮丘,然后经皮丘刺入,分层注药。注射局麻药时应加压,使其在组织内形成张力性浸润,达到与神经末梢广泛接触,以增强麻醉效果。

三、注意事项

(1)每次注药前应抽吸,防止局麻药误入血管。

(2)穿刺进针应缓慢,改变穿刺针方向时应先退针至皮下,避免针头弯曲或折断。

(3)感染或肿瘤部位不宜做局部浸润麻醉,以防止扩散转移。

(狄英杰)

第四节　颈神经丛阻滞

一、药物及药物配制

由于颈部供血丰富,颈神经丛阻滞较其他部位神经阻滞持续时间短,因此在局麻药安全剂量范围内选用中效或长效局麻药。采用两种局麻药混合液以求达到起效迅速,维持时间长,如

1%利多卡因与0.15%丁卡因混合液,1%利多卡因与0.25%丁哌卡因混合液。颈深神经丛阻滞常采用较高浓度局麻药,如1.5%利多卡因或0.5%丁哌卡因,以取得较好的运动阻滞。亦可在局麻药中加用1:200 000肾上腺素,延长作用时间。

二、适应证

颈浅神经丛阻滞可用于锁骨上颈部表浅手术,而颈部较深手术,如甲状腺手术、颈动脉内膜剥脱术等,尚需行颈深神经丛阻滞。但由于颈部尚有后4对脑神经支配,故单纯行颈神经丛阻滞效果不完善,可用辅助药物以减轻疼痛。

三、标志

C_6横突结节是颈椎横突中最突出者,位于环状软骨水平,可以扪及。由乳突尖至C_6横突做一连线,在此连线上乳突下约1.5 cm为C_2横突,C_2横下约3 cm为C_4横突,位于颈外静脉与胸锁乳突肌后缘交叉点附近,C_3横突位于$C_{2\sim4}$横突。

四、操作步骤

(一)颈深神经丛阻滞

(1)患者仰卧去枕,头偏向对侧,分别在$C_{2,3,4}$横突处做标记,常规消毒皮肤后在横突标记处做皮丘。

(2)先从C_4横突开始,用22 G长3.5 cm穿刺针从颈椎侧面经皮丘垂直穿刺,方向轻微偏尾侧以避免损伤椎动脉、椎静脉,若遇有坚实骨质感而进针深度为2～3 cm表明已触及横突,此时患者有酸胀感,回抽无血或脑脊液,即可注入3～4 mL局麻药。

(3)以同样方法在$C_{2,3}$横突面上各注3～4 mL局麻药,若手术不涉及颈上部和颌下部可不阻滞C_2神经。

(二)颈浅神经丛阻滞

(1)于C_4横突处做标记,或采取颈外静脉与胸锁乳头肌后缘交点,常规消毒后在标记处做皮丘。

(2)由标记处垂直刺入皮肤,缓慢进针,遇一刺破纸样落空感后表明针尖已穿过颈阔肌,将局麻药注射至颈阔肌和皮下,亦可在颈阔肌表面向横突、锁骨和颈前方做浸润注射,以阻滞颈浅丛各分支,一般每侧药量10 mL左右。

(三)肌间沟阻滞法

在甲状软骨上缘平面,扪及胸锁乳突肌外侧缘,手指下滑至前斜角肌上缘,再向外即可摸及前中斜角肌的肌间沟。穿刺针由肌间沟垂直刺入,方向略向后向下,遇异物感即可停止进针,若无异物感,调整方向再行探刺,但穿刺方向不宜超过横突水平。出现异物感后回抽无血或脑脊液即可注入局麻药,为促使药液向上扩散而阻滞颈神经丛,可采取头低位或压迫穿刺针下方的肌间沟。

(狄英杰)

第五节　臂神经丛阻滞

一、药物及药物配制

1％～1.5％利多卡因可提供 3～4 小时麻醉,若手术时间长,丁哌卡因或罗哌卡因可提供 4～8 小时麻醉,若加用 1∶200 000 肾上腺素,麻醉时间可延长至 8～12 小时。臂丛阻滞药物不必用太高浓度,而较大容量(40～50 mL)便于药物鞘内扩散,50 mL 1％利多卡因或 0.5％丁哌卡因是成人可用最大量。

二、经颈路臂丛阻滞法

(1)体位:仰卧去枕,头偏向对侧,手贴体旁。

(2)定位:令患者抬头,暴露胸锁乳突肌,在锁骨上 4 cm 及胸锁乳突肌外缘 2 cm 交叉点,为穿刺点。经此穿刺点垂直皮肤刺入即可探及异物感,若未出现异物感,则调整方向在该穿刺点四周环外半径 0.5 cm 范围内可探到异物感。

(3)探及异物感,回抽无血即可注入 30 mL 局麻药。注药后患者可诉整个上肢发麻、无力,麻醉范围包括肩及肱骨上段区。

(4)优缺点:①优点,易于掌握;小容量药液可阻滞上臂及肩部;异物感表浅;不易出现中毒反应;不会出现气胸;不会引起硬膜外及蛛网膜下腔阻滞;颈下部手术也可应用。②缺点,尺神经有时阻滞起效延迟;不宜同时双侧阻滞;可出现一过性 Horner 综合征;少数患者可出现膈神经阻滞。

三、肌间沟阻滞法

(一)体位
仰卧去枕,头偏向对侧,手臂贴体旁,手尽量下垂以暴露颈部。

(二)定位
颈神经丛肌间沟阻滞法关键是要找到前、中斜角肌间的肌间沟,肌间沟上窄下宽,沿沟向下,于锁骨上约 1 cm 处可触及细条横向走行肌肉,即肩胛舌骨肌,该肌与前、中斜角肌共同构成一个三角,该三角靠肩胛舌骨肌处即为穿刺点。遇有肥胖颈短肩胛舌骨肌不清楚,可以锁骨上 2 cm 的肌间沟为穿刺点或经环状软骨水平线与肌间沟交点为穿刺点。若沿沟下摸,在锁骨上窝触及锁骨下动脉搏动,并向间沟内深压,患者诉手臂麻木、酸胀或异物感,进一步证实定位无误。

(三)操作
常规消毒,穿刺点处做皮丘,以 3～4 cm 的 22 G 穿刺针垂直刺入,略向脚侧推进,直至出现异物感或触及横突为止,回抽无血和脑脊液,注入 25～30 mL 局麻药。注药时压迫穿刺点上部肌间沟,可促使药液向下扩散,则尺神经阻滞可较完善。

(四)优缺点

1.优点

易于掌握,对肥胖或不合作小儿也适用;上臂、肩部及桡侧阻滞好;高位阻滞不会引起气胸。

2.缺点

尺神经阻滞起效慢,有时需增加药液容量才被阻滞;有误入蛛网膜下腔或硬膜外间隙的危险;有损伤椎动脉可能;不宜同时双侧阻滞,以免双侧膈神经或喉返神经被阻滞。

四、锁骨上臂丛阻滞法

(一)传统锁骨上阻滞法

1.定位

仰卧位患侧肩下垫一薄枕,头偏向对侧,上肢紧贴体旁并尽量下垂,锁骨中点上方1.0～1.5 cm处即穿刺点。

2.操作

穿刺针刺入皮肤后水平进针直到上肢出现异物感或触及第1肋骨,然后穿刺针沿第1肋骨骨面前后移动寻找异物感,出现异物感后回抽无血、气体,即可注入20 mL局麻药。由于臂丛在此处神经干最粗大,故阻滞完善但起效慢。

3.优缺点

定位简单,但血胸、气胸发生率高。

(二)锁骨下血管旁阻滞法

该法为 Winnie 于 1964 年根据臂丛鞘解剖对传统锁骨上入路的改进。Winnie 认为传统锁骨上入路经锁骨中点上 1 cm 进针,在第 1 肋面上寻找异物感,容易产生气胸(发生率可达 1%);传统方法针刺方向为向内、向脚端及向后,从臂丛鞘的解剖关系分析也不尽合理,因为锁骨下血管旁间隙在第 1 肋上方为一扁三角腔,传统方法进针正好经过该腔最狭窄处,注射过程中只轻微移动,便会使穿刺针脱出鞘外,使局麻药阻滞膈神经、迷走神经及喉返神经;传统方法利用穿刺针沿第 1 肋不同部位寻找异物感也不合理,因为臂丛神经干是上下重叠越过第 1 肋,并不是水平排列在第 1 肋面上。

1.定位

体位同传统方法,摸及前中斜角肌间隙向下移动于锁骨上窝处可及锁骨下动脉搏动。

2.操作

从锁骨下动脉搏动点外侧朝下肢方向直刺,方向不向内也不向后,沿中斜角肌内侧缘缓慢推进可体会到刺破臂丛鞘感觉并可探及异物感。若无异物感,可调整方向,使针稍偏内偏后,即针刺方向偏向对侧足跟,常易获异物感。回抽无血或气体即可注药。

3.优缺点

可以较小剂量局麻药取得较高水平臂丛阻滞;并有上肢外展困难者穿刺中不必移动上肢;误注入血管可能性小;不致发生误入硬膜外间隙或蛛网膜下腔。但该方法仍有气胸可能,不能同时进行双侧阻滞,穿刺时若无异物感,失败率可高达 15%。

(三)铅锤法

该法是根据臂神经丛经过第 1 肋时位于锁骨下动脉后上方及肺尖上方,这样经锁骨上方向垂直于水平面穿刺,往往在触及第 1 肋或肺尖前先探及异物感。体位同传统锁骨上入路,以锁骨上胸锁乳突肌外侧缘为穿刺点,垂直缓慢刺入,即可找到异物感,因形成铅锤重力线故得名。若未探及异物感,可调整方向,偏头侧约20°刺入,仍无异物感可将穿刺针偏脚侧约20°刺入探及异物感,若未探及异物感而触及第1肋,则可用传统锁骨上径路。

五、锁骨下臂丛阻滞法

1.体位

仰卧去枕,头偏向对侧,阻滞侧上肢外展90°。

2.定位

C₆横突结节与腋动脉连线代表臂神经丛在锁骨下部的走向,此连线多经过锁骨中点附近。

3.操作

以锁骨中点下缘2.5 cm为穿刺点,用10 cm长22 G穿刺针往穿刺点刺入,然后沿臂丛神经走向,向外、向后,稍向脚侧刺入,直至探及异物感或用神经刺激仪定位。穿刺深度与患者体形及针方向有关。若体形瘦小且穿刺针与皮肤角度大,深度2.5～3.0 cm;若身材高大肥胖或穿刺针角度小,深度可达10 cm。一旦定位准确,回抽无血,可注入局麻药25～30 mL,亦可放置留置针或导管行连续阻滞。

六、腋路臂丛阻滞法

(一)体位

仰卧头偏向对侧,阻滞侧上肢外展90°,肘屈曲,前臂外旋,手背贴床且靠近头部作行军礼状,以充分暴露腋窝。

(二)定位

先在腋窝触摸腋动脉搏动,再沿动脉上行摸到胸大肌下缘动脉搏动消失处,略向下取动脉搏动最高点作穿刺点。

(三)操作

取4.5 cm长22 G穿刺针在腋动脉搏动最高点与动脉呈10°～20°刺入皮肤,然后缓慢进针直至出现刺破鞘膜的落空感。松开持针手指,针随动脉搏动而摆动,即认为针已入腋鞘内。此时患者若有异物感可更明确,但不必强求异物感。注射器回抽无血后可注入30～35 mL局麻药。若穿刺针刺入动脉,此时可继续进针穿过动脉后壁直至回吸无血,注入局麻药20～40 mL,每注入5 mL应回抽1次,此法易至血管痉挛及血肿形成。

经腋路阻滞时肌皮神经和肋间臂神经常不能阻滞。故在上述注药完毕后,改变穿刺针方向,使针头位于腋动脉上方并与皮肤垂直进针,直至触及肱骨,然后针尖向上移动30°,呈扇形注入局麻药5 mL,以阻滞喙肱肌内的肌皮神经;或注药时应用橡胶止血带扎于腋鞘的远端,加以压迫,然后注入较大容量局麻药(40 mL),注药完毕后立即收回上肢,以利局麻药上行扩散,即使如此仍有25%肌皮神经阻滞不完善。将5 mL局麻药注入腋动脉下方腋窝下缘皮下即可阻滞肋间臂神经,该神经阻滞对成功应用止血带是至关重要的。

(四)成功标志

(1)针随腋动脉搏动而摆动。

(2)回抽无血。

(3)注药后呈梭形扩散。

（4）患者诉上肢发麻。

（5）上肢尤其前臂不能抬起。

（6）皮肤表面血管扩张。

(五)优缺点

1.优点

位置表浅,动脉搏动明显,易于阻滞;不会引起气胸;不会阻滞膈神经、迷走神经、喉返神经;无误入硬膜外间隙或蛛网膜下腔危险;三角肌以下手术较好;可放入留置针或导管行连续阻滞。

2.缺点

上肢不能外展、骨折无法移动或腋窝有感染、肿瘤的患者不能应用本法;局麻药毒性反应发生率较其他入路高,可达 1％～10％;不可进行双侧同时阻滞;个别病例可产生动静脉瘘。

（庄　科）

第六节　躯干神经阻滞

一、肋间神经阻滞

(一)后路肋间神经阻滞

（1）体位:一侧阻滞可采用侧卧位,阻滞侧在上;双侧阻滞宜选俯卧位,前胸处垫枕,双下肢垂于手术台边或举臂抱头。

（2）定位:距脊柱中线旁开 8 cm 处做与脊柱平行的直线,在此线上摸清肋骨,在肋骨接近下缘处做皮丘。

（3）操作:取长 3 cm 的 22 G 穿刺针由皮丘直刺肋骨骨面,并注入 0.5 mL 局麻药。然后将穿刺针沿肋骨面向肋骨下缘移动,使针尖滑过肋骨下缘,再入针 0.2～0.3 cm 即穿过肋间肌,此时有落空感,令患者屏气,回抽无血和气体后注入局麻药 3～4 mL。

（4）按手术所需阻滞相应肋间神经,胸壁手术需阻滞双侧 T_6～T_{12} 肋间神经,若须开胸手术,尚须行腹腔神经节阻滞。

(二)腋中线肋间神经阻滞

腋中线肋间神经阻滞主要适用于不能侧卧或俯卧患者,具体操作同后路。

二、胸膜腔麻醉

(一)体位

侧卧位,阻滞侧在上。

(二)定位

先摸清第 7、8 肋,在第 7 肋下缘找到肋角,定位于第 11 肋上缘的肋角处,距中线 7～8 cm。

(三)操作

由上述标记处刺入皮肤,与皮肤呈 40°,刺向中线略朝向第 7 肋下缘,缓慢进针,刺破肋间肌群到达肋间内膜及胸内筋膜时有微弱阻力,稍用力有突破感,停止进针,固定针身,拔出针芯,接

5 mL 注射器,内装 2 mL 生理盐水,稍稍深入则穿破壁层胸膜进入胸膜腔,此时可出现注射器内液面自行下降。固定针与注射器,注药时无阻力,进一步确证在胸膜腔,可注入局麻药 20～30 mL。

（四）连续胸膜腔阻滞

采用 18 G 硬膜外穿刺针,操作方法同上,到达胸膜腔后,置入硬膜外导管入胸膜腔 5～8 cm,置管过程中尽量减少空气进入胸膜腔。

三、椎旁神经阻滞

（一）胸部椎旁阻滞

1.定位

标记出需阻滞神经根上一椎体棘突,在此棘突上缘旁开 3 cm 做皮丘。

2.操作

以 10 cm 的 22 G 穿刺针经皮丘垂直刺向肋骨或横突,待针尖遇骨质感后,将针干向头侧倾斜 45°,即向内向下推进。可以将带空气的注射器接于针尾,若有阻力消失感则表明已突破韧带进入椎旁间隙,回抽无血、液体及气体即可注入局麻药 5～8 mL。

（二）腰部椎旁阻滞

1.定位

标记出需阻滞神经根棘突,平棘突上缘旁开 3～4 cm 处做皮丘。

2.操作

取 10 cm 的 22 G 穿刺针由皮丘刺入,偏向头侧 10°～30°,进针2.5～3.5 cm 可触及横突,此时退至皮下,穿刺针稍向尾侧刺入(较前方向更垂直于皮肤),进针深度较触横突深度深 1～2 cm 即达椎旁间隙,抽吸无血或液体即可注入局麻药 5～10 mL。

四、阴部神经阻滞

（一）经会阴阻滞

取截石位,摸及坐骨结节的内侧缘做皮丘。取长 8～12 cm 22 G 穿刺针,在坐骨结节后内缘进针,刺入 2.5 cm 注入局麻药 5 mL,再前进直抵达坐骨直肠窝注局麻药 10 mL。

（二）经阴道阻滞

手指伸入阴道摸出坐骨棘及骶棘韧带,以两者交界处为穿刺目标。穿刺针沿手指外侧刺进阴道黏膜,抵达坐骨棘,注入局麻药 2～3 mL。再将针向内侧,在坐骨棘后向前刺过韧带达其后面的疏松组织,注入局麻药 8～10 mL。

（三）阴部神经阻滞的并发症

阴部神经阻滞的并发症:①针刺入直肠;②血肿形成;③大量局麻药误入血管内引起毒性反应。

（陈　宇）

第七节　上肢神经阻滞

一、尺神经阻滞

(一)肘部尺神经阻滞

(1)标志:前臂屈曲90°,在尺神经沟内可扪及尺神经,按压尺神经患者多有异物感。

(2)操作:在尺神经沟下缘相当于尺神经部位做皮丘,取 23 G 穿刺针刺入皮肤,针保持于神经干平行,沿沟向心推进,遇异物感后即可注入局麻药5~10 mL。

(二)腕部尺神经阻滞

(1)定位:从尺骨茎突水平横过画一直线,相当于第2腕横纹,此线于尺侧腕屈肌桡侧交点即为穿刺点,患者掌心向上收缩屈腕肌时该肌腹部最明显。

(2)操作:在上述穿刺点做皮丘,取 23 G 穿刺针垂直刺入出现异物感即可注入局部麻药5 mL,若无异物感,在肌腱尺侧穿刺,或向尺侧腕屈肌深面注药,但不能注入肌腱内。

二、正中神经阻滞

(一)肘部正中神经阻滞

(1)标志:肘部正中神经在肱二头肌筋膜之下,肱骨内髁与二头肌腱内侧之中点穿过肘窝。肱骨内、外上髁之间画一横线,该线与肱动脉交叉点的内侧0.7 cm处即正中神经所在部位,相当于肱二头肌腱的外缘与内上髁间的中点,在此处做皮丘。

(2)操作:取 22 G 穿刺针经皮丘垂直刺入,直至出现异物感,或作扇形穿刺以探及异物感,出现异物感后即可注入局麻药 5 mL。

(二)腕部正中神经阻滞

(1)标志:腕部桡骨茎突平面横过腕关节画一连线,横线上桡侧腕屈肌腱和掌长肌腱之间即为穿刺点,握拳屈腕时,该二肌腱更清楚。

(2)操作:取 22 G 穿刺针经穿刺点垂直刺入,进针穿过前臂深筋膜,继续进针约 0.5 cm,即出现异物感,并放射至桡侧,注局麻药 5 mL。

三、桡神经阻滞

(一)肘部桡神经阻滞

(1)标志:在肱骨内、外上髁做一连线,该横线上肱二头肌腱外侧的处即为穿刺点。

(2)操作:取 23 G 穿刺针经穿刺点垂直刺入,刺向肱骨,寻找异物感,必要时行扇形穿刺,以寻找异物感,探及异物感即可注入局麻药 5 mL。

(二)腕部桡神经阻滞

腕部桡神经并非一支,分支细而多,可在桡骨茎突前端作皮下浸润,并向掌面及背面分别注药,在腕部形成半环状浸润即可。

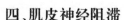

四、肌皮神经阻滞

肘部肌皮神经阻滞:利用桡神经阻滞与桡神经阻滞完毕后,将穿刺针稍向外拔出,刺向肱二头肌腱与肱桡肌之间,注入局麻药 10 mL。

五、指间神经阻滞

(1)操作:在指间以 25 G 穿刺针刺入手指根部,靠近骨膜缘边抽边注,缓慢注药 2～3 mL。一般针由手指侧部穿入再逐步进入近手掌部,注药由近掌部到手背部,在穿刺时避免感觉异常,因感觉异常是神经受压表现。药液中禁止加用肾上腺素,为防止血管收缩导致缺血。

(2)应用指征:可用手指手术或单个手指再造术,也可用于臂丛阻滞不全时的辅助阻滞。一般需 10～15 分钟阻滞完善。

(张　璐)

第八节　下肢神经阻滞

一、坐骨神经阻滞

(一)定位
患者侧卧,患肢在上,自股骨大转子到髂后上棘做一连线,再与此线的中点作一直线,该垂直线与股骨大转子到骶裂孔的连线相交处即为穿刺点。

(二)操作
皮肤消毒,穿刺点做皮丘,取长 8～10 cm 的 22 G 穿刺针,经皮丘垂直刺入,缓慢推进直到出现异物感,若无异物感可退针少许,向上或向下斜穿刺,出现异物感后注入局麻药。

二、股神经阻滞

(一)定位
患者平卧,髋关节伸直,在腹股沟韧带下方摸到股动脉搏动,股动脉的外侧缘处即为穿刺点。

(二)操作
患者取仰卧位,在腹股沟韧带下方触及股动脉搏动所在处,于腹股沟韧带下方一横指处股动脉外侧垂直进针,刺入 1～2 cm 即有异物感,回吸无血即可注入0.5%利多卡因或 0.25%丁哌卡因 10～15 mL。

(张　璐)

第八章　全身麻醉

第一节　静脉全麻

将药物经静脉注入,通过血液循环作用于中枢神经系统而产生全身麻醉的方法称静脉全麻。静脉全麻具有诱导迅速,对呼吸道无刺激,患者舒适,无污染及操作方便等优点。但静脉麻醉药多数镇痛不强,肌松较差,一旦过量,只能依靠机体缓慢解毒为其缺点。

一、静脉麻醉方法

静脉麻醉的方法通常可以按给药方式分类,或按药物的具体应用方法分类,如硫喷妥钠静脉麻醉、羟丁酸钠静脉麻醉、氯胺酮静脉麻醉、丙泊酚静脉麻醉、阿片类静脉麻醉及静脉联合麻醉等。

静脉麻醉的给药方式包括单次给药、间断给药和连续给药,后者又包括人工设置和计算机设置给药速度。

理想的静脉麻醉的给药方式应该是起效快、维持平稳、恢复迅速。目标是达到预期和满意的药物作用和时间过程。理想的静脉全麻药必须具备以下条件。

(1)麻醉诱导迅速、平顺,一次臂-脑循环即可发挥作用,无肌肉活动和肌张力增高现象。

(2)对循环和呼吸无明显抑制作用。

(3)亚麻醉剂量应具有镇痛作用。

(4)麻醉停止后意识恢复快而平稳,无兴奋现象。

(5)无高敏反应。

(6)对胃肠道、肝、肾无不良影响,不增高颅内压,对脑代谢的降低应超过对脑血流量的减少。

(7)清除快,代谢产物无活性或毒性,长时间用药无蓄积。

(8)理化性质稳定。

(9)麻醉恢复期无不良反应。

单次静脉麻醉用药只能完成一些短小手术;间断给药是早年的常用静脉麻醉方法,缺点是血药浓度上下波动,注药后瞬间产生血药的峰值浓度,然后持续下降直至下一次注药,造成麻醉忽深忽浅。持续给药一般经过4~5个半衰期可以达到一个稳态血药浓度,问题是如何达到和控制血药浓度在一个满意的治疗(麻醉)水平。借助药代动力学模型和理论,完全可以计算出达到满意和期望的血药浓度时间过程的所需给药剂量。这就是靶控输注(TCI)。

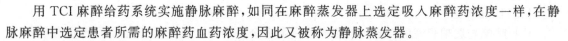

用 TCI 麻醉给药系统实施静脉麻醉,如同在麻醉蒸发器上选定吸入麻醉药浓度一样,在静脉麻醉中选定患者所需的麻醉药血药浓度,因此又被称为静脉蒸发器。

TCI 是以药代动力学和药效动力学原理为基础,以血浆或效应室的药物浓度为指标,由计算机控制给药输注速率的变化。达到按临床需要调节麻醉、镇静和镇痛深度的目的。计算机的参与使复杂的运算变得较为简单。给药的同时可以显示目标血浆药物浓度、效应室药物浓度、给药时间和累计剂量等。使静脉麻醉的控制变得简便易行。

二、麻醉诱导

诱导前打开氧气,氧气流量>5 L/min,将面罩轻柔地放在患者面部以供氧,随后静脉注入麻醉性镇痛药(芬太尼、舒芬太尼或阿芬太尼等)和静脉麻醉药(丙泊酚、依托咪酯、硫喷妥钠或氯胺酮等)。患者意识消失后,应继续给予静脉麻醉药和/或吸入麻醉药,同时根据手术需要决定是否给予肌松药。患者可能持续自主通气或需辅助通气。

(一)丙泊酚

成人剂量 1.5～2.0 mg/kg。静脉滴注 30 秒起效,术前使用麻醉性镇痛药能增强诱导效果,但呼吸抑制机会增多,小剂量诱导时需配伍其他药物。

据一个多中心的临床报道,丙泊酚 TCI 诱导与人工诱导进行比较。562 例患者,年龄 18～85 岁,来自 29 个医疗中心。以对口头指令反应丧失为意识消失的指征。人工诱导组采用注射泵以 1200 mL/h 的速度注射丙泊酚。TCI 诱导组,血浆靶浓度根据麻醉医师经验来选择。结果 TCI 组平均靶浓度为 5.7 μg/mL(2.5～12.0 μg/mL)。意识消失时丙泊酚用量为(1.69±0.50) mg/kg,明显低于人工诱导组的丙泊酚用量,(2.31±0.75) mg/kg($P<0.01$)。意识消失时间,TCI 诱导组为(71±54)秒,高于人工诱导组(61±31)秒,($P<0.05$)。患者麻醉前 ASA 分级不同明显影响 TCI 靶浓度(表 8-1)。

表 8-1　患者 ASA 分级与 TCI 丙泊酚诱导靶浓度

分级	TCI 血浆浓度(μg/mL)
平均	5.7(2.5～12)
ASA Ⅰ	6.07
ASA Ⅱ	5.08
ASA Ⅲ	4.46

丙泊酚 TCI 静脉诱导意识消失所需的时间长短与所选的靶浓度有关。来自国内的经验,将丙泊酚诱导靶浓度分别设置为 4 μg/mL、5 μg/mL、6 μg/mL3 组,在与咪达唑仑(0.02 mg/kg)和芬太尼(2 μg/kg)联合诱导下,意识消失所需时间随所设靶浓度的增高而减少。意识消失时三组患者的效应室浓度都尚未达到预定靶浓度,均<3 μg/mL。而丙泊酚的用量三组大体相近,BIS也均降至 60 左右。3 分钟后行气管插管,此时三组效应室浓度已接近该组的预设靶浓度,BIS 也降至 45 左右。尽管三组效应室浓度不同,但是三组均无气管插管的心血管反应(血压、心率)。

(二)咪达唑仑

静脉滴注咪达唑仑可用于全麻诱导,主要用于不宜作硫喷妥钠诱导的患者,其剂量受到多种影响,自 0.1～0.4 mg/kg。对高龄、体弱及配伍镇痛药者剂量酌减。

(三) 依托咪酯

依托咪酯与琥珀胆碱配合施行气管插管应用于全麻诱导。此药对心血管系统很少影响,冠状循环保持稳定,心肌耗氧减少。常用于心脏和大血管手术的诱导。

三、麻醉维持

(一) 静脉麻醉维持期间靶浓度的调节

(1) 手术伤害性刺激对 TCI 靶浓度的影响手术的伤害性刺激程度在手术中并非一成不变的,不同程度的伤害性刺激,如气管插管、切皮等,所需的血浆靶浓度也不同。TCI 系统只能帮助你计算和快速达到你所选定的靶浓度,术中伤害性刺激的变化、患者的反应性变化,都要麻醉医师随时观察,及时调整靶浓度。表 8-2 列出手术中不同条件下常用静脉麻醉药所需的血浆浓度范围。应该注意的是,提前预防性地改变靶浓度来对抗伤害性刺激,比伤害性刺激后机体出现反应才处理要平稳得多,对机体的干扰和影响也小得多。

表 8-2 外科手术时所需麻醉药血浆浓度

药物	切皮	大手术	小手术	自主呼吸	清醒	镇痛或镇静
苏芬太尼(ng/mL)	1~3	2~5	1~3	<0.2	—	0.02~0.20
雷米芬太尼(ng/mL)	4~8	4~8	2~4	<3	—	1~2
丙泊酚(μg/mL)	2~6	2.5~7.5	2~6	—	0.8~1.8	1.0~3.0
依托咪酯(ng/mL)	400~600	500~1 000	300~600	—	200~350	100~300
氯胺酮(μg/mL)	—	—	1~2	—	—	0.1~1.0
阿芬太尼(ng/mL)	200~300	250~450	100~300	<250	—	50~100

(2) TCI 系统如何降低靶浓度:TCI 系统提高靶浓度比较好实现,计算机根据药代动力学原理,计算出给药模式和泵速,很快可以达到麻醉医师预期设置的靶浓度。然而用 TCI 系统降低靶浓度,计算机所能做的工作就是停泵,然后完全依赖该药在体内的重新分布与代谢。根据药代动力学参数,计算出何时下降到麻醉医师预期设置的靶浓度,再重新开启注射泵维持该靶浓度。这方面,TCI 不如吸入麻醉可以人工干预,通过加快药物从呼吸道的排除,来降低吸入麻醉药的靶浓度。

药物在体内下降的快慢过去认为主要取决于药物消除半衰期的长短。理论上,一般经过4~5 个半衰期,体内的药物基本排除。目前又提出一个新的概念药物持续输注后半衰期。

(3) 持续输注后半衰期:持续输注后半衰期是指维持恒定血药浓度一定时间后停止输注,中央室的药物浓度下降50%所需的时间。其意义在于它不同于药物消除半衰期($t_{1/2}\beta$)。研究表明,某些具有较长的 $t_{1/2}\beta$ 的药物可以具有较短的持续输注后半衰期。例如,苏芬太尼的 $t_{1/2}\beta$ 比阿芬太尼要长,但如持续输注 8 小时,停止输注后,苏芬太尼较阿芬太尼恢复要快,即持续输注后半衰期要短,反之亦然。从图 8-1 中可以看出常用的静脉麻醉药的持续输注后半衰期随输注时间的延长而变化。芬太尼和硫喷妥钠明显不适于长时间输注。

(二) 麻醉性镇痛药的应用

镇痛是全麻中重要组分,也是全凭静脉麻醉中的重要成分。TCI 静脉麻醉中同样需要应用麻醉性镇痛药和肌松药。至于麻醉性镇痛药的用法,可以根据经验和临床需要单次或分次注射,也可以持续输注。目前已有 TCI 系统应用麻醉性镇痛药的方法。

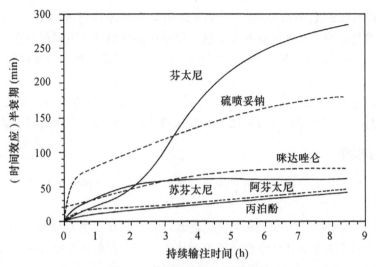

图 8-1　药物持续输注后半衰期

1.适用于 TCI 系统的理想镇痛药

适用于 TCI 系统的理想镇痛药应该具有以下条件。

(1)在血与效应室之间的转运非常迅速。

(2)停药后药物浓度迅速下降。

(3)达到患者清醒和不抑制呼吸的水平。

2.阿片类药持续输注

阿片类药持续输注较间断给药的益处如下。

(1)减少总用药量。

(2)血流动力学稳定。

(3)减少不良反应。

(4)减少追加。

(5)意识恢复迅速。

3.雷米芬太尼

雷米芬太尼是近年阿片类药药理学上的新发展。雷米芬太尼有独特的代谢机制——被非特异性的水解酶持续水解,因此其恢复几乎不受持续输入时间的影响。雷米芬太尼持续输入长达10 小时,其持续输注后半衰期始终不变,在长时间输注后恢复方面,它较其他几个阿片类药有很大优势。雷米芬太尼镇痛效能不减,术后无呼吸抑制。相反由于代谢过于迅速,停药后镇痛作用很快消失,没有术后镇痛作用成为其缺点。

(三)静脉麻醉中知晓

麻醉中知晓包括外显记忆和内隐记忆,一般来说,麻醉下记忆的丧失是呈剂量相关的,患者术中的记忆功能随着麻醉药剂量的增加逐渐下降。镇静浓度的丙泊酚尚不能完全消除外显记忆,更不能消除内隐记忆。文献报道,丙泊酚输注速率达 110 $\mu g/(kg\cdot min)$,患者意识消失。但有学者报道,一组患者用丙泊酚 110 $\mu g/(kg\cdot min)$ 联合硬膜外阻滞维持麻醉,根据患者 BIS 的反应,分成 BIS＜60 组和 BIS＞60 组。两组的 BIS 有显著性差异(72 ± 10.51 与 56 ± 11.86,$P＜0.05$),但是无论 BIS 大于或小于 60,两组患者麻醉中的内隐记忆都存在。已经证实,临床认为满意的静脉麻醉,BIS 维持在 60～40,大脑处理听信息的过程仍可发生。大脑仍能接受听刺激,并在一个相当复杂的水平处理这些听信息。即临床满意的麻醉下仍可存在某些形式的记忆,特别是内隐记忆。新近功能型脑成像技术已开始揭示内隐记忆的解剖学基础和证据。

然而记忆只能靠术后调查才能发现。如何在麻醉中确保患者没有记忆,没有知晓,目前,一个重要的发现就是中潜伏期听觉诱发电位与麻醉下内隐记忆之间的联系。听觉诱发电位可以作为麻醉下内隐记忆的一个监测指标,它比 BIS 在反映意识的转变和有无记忆方面要更加精确。

四、麻醉的苏醒

在这一阶段,患者从无意识状态向清醒状态转变并恢复完整的保护性反射。

(一)目标

患者应当清醒,保护性反射和肌张力完全恢复,此时,拔除气管导管后气道梗阻和误吸的危险将减至最小,有利于立刻对神经系统功能进行评估。当患者患有心血管疾病时,应注意保持苏醒和拔除气管期间的血流动力的稳定。

(二)技术

当手术快结束时,随着手术刺激的减小,麻醉深度也应减浅,以利于术后迅速苏醒。对残余的肌松药作用进行拮抗,患者可恢复自主呼吸。在苏醒前给予麻醉性镇痛药要注意用量,以免影响呼吸和苏醒。

(三)环境

手术室温度不应过低。在手术期间,要注意患者体温的监测并保暖,避免低体温,影响苏醒。

(四)体位

患者在拔管前通常恢复仰卧位。如果麻醉医师能确保患者的气道通畅并能保护气道,可以在侧卧或俯卧位拔管。必须保证可快速将患者恢复到仰卧位。

(五)面罩通气

在拔除气管导管或喉罩后,使用面罩通气应吸入纯氧。在患者意识没有完全恢复前,患者处于浅麻醉状态,在保证呼吸道通畅和气体交换充分的情况下,应避免刺激,因为刺激(比如气道刺激)可能诱发喉痉挛。当患者已经完全清醒能遵从口令,并保证足够的通气和氧合时,可以移动患者。

(六)拔管

拔管是关键时刻。当患者呼吸衰竭、低体温、延迟清醒、血流动力学不稳定或气道严重受损时(如广泛的口腔手术),应当在手术后保留导管直至上述情况好转后再拔管。

1.清醒拔管

通常在患者已清醒并完全恢复了保护性反射后才拔除气管内导管。清醒拔管适用于饱胃、困难气道和刚刚进行了气管或颌面部手术的患者。①标准:拔管前,患者必须清醒,血流动力学稳定,肌力完全恢复,可听从简单的口令(如抬头)并能自主呼吸,氧合和通气在正常的范围内。在浅麻醉状态下拔管可能引发喉痉挛。②技术:气管内导管可能成为从麻醉到苏醒过程中一个刺激物。利多卡因(0.5～1.0 mg/kg 静脉滴注)可以用来抑制咳嗽,但可能延迟苏醒。给患者吸入纯氧,并进行口咽部吸引。在保持气管导管内轻度正压,气道压 2.0 kPa(20 cmH$_2$O)的条件下套囊放气并拔出气管导管,经面罩吸入纯氧。拔出气管导管后,麻醉医师重点关注患者的意识、呼吸和循环,直到患者完全清醒、恢复了气道保护性反射、呼吸和氧合良好、血流动力学稳定为

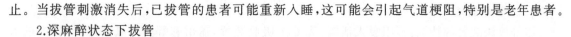

止。当拔管刺激消失后,已拔管的患者可能重新入睡,这可能会引起气道梗阻,特别是老年患者。

2.深麻醉状态下拔管

在苏醒过程中导管的刺激引起的气道反射可以通过在深麻醉状态(第三期)下拔管来避免。深麻醉状态下拔管可以减少喉痉挛和支气管痉挛的发生,因此可以应用于严重哮喘病患者。深麻醉状态下拔管也可避免中耳手术、眼内手术、腹腔和腹股沟疝缝合术后因咳嗽和屏气而导致的不良影响。

(1)标准:深麻醉下拔管的禁忌证包括饱胃、困难气道、刚刚进行了气管或口咽部或颌面部手术的患者。麻醉深度一定要足以防止引起气道反射。可以通过单次静脉注射小剂量静脉麻醉药或者吸入高浓度挥发性麻醉药来加深麻醉。

(2)技术:拔除气管导管前要准备好必要的气道管理设备和药物。患者的体位必须保证麻醉医师可以不受限制地接触其头部以管理气道。口咽部要进行充分吸引,将套囊放气,如果套囊放气时患者无反应,则可拔管。可用面罩控制或辅助呼吸,直到患者完全清醒、恢复了气道保护性反射、呼吸和氧合良好、血流动力学稳定为止。深麻醉状态下拔管要注意保护患者的呼吸道通畅,防止反流和误吸的发生。

(七)躁动

在全身麻醉苏醒过程中偶尔会出现严重躁动情况,尤其是青少年和老年患者。首先必须排除生理性原因,比如:缺氧、高碳酸血症、气道梗阻和膀胱充盈。疼痛是引起躁动的常见原因,可给予小剂量麻醉性镇痛药(如芬太尼 25 μg 或吗啡 2 mg 静脉滴注)来治疗。

(八)延迟清醒

如患者在全身麻醉后不能迅速清醒,必须继续辅助呼吸和保护气道,并同时查找引起延迟清醒或不清醒的原因。

（吴　雪）

第二节　吸入性全麻

吸入性麻醉是指挥发性麻醉药或麻醉气体经呼吸系统吸收入血,抑制中枢神经系统而产生的全身麻醉的方法。在麻醉史上吸入麻醉是应用最早的麻醉方法,而在今天吸入麻醉已经发展成为实施全身麻醉的主要方法。吸入麻醉药在体内代谢、分解少,大部分以原形从肺排出体外,因此吸入麻醉具有较高的可控性、安全性及有效性。

一、吸入性全麻方法

吸入麻醉按重复吸入程度及 CO_2 吸收装置的有无分为开放、半开放、半紧闭、紧闭法 4 种。

(一)开放法

用带边槽的金属网面罩,覆以 4~8 层纱布,直接将挥发性麻醉药(如乙醚)滴在纱布上。或者用金属口钩挂于患者口唇内侧,将 O_2 和吸入麻醉药的混合气体直接吹入口腔、咽部或气管内。这种方法所用的设备简单,操作简便,但不易有效控制麻醉药量及麻醉深度,且造成环境污染,目前已很少应用。

(二)半开放法

半开放法装置的特点:不用吸入活瓣,无CO_2吸收装置,输出麻醉药与氧的混合气体,进入贮气囊和螺纹管供患者吸入。呼出气大部分通过"逸气活瓣"排至外界大气,仅很小一部分呼气被再吸入。这种装置称"不用CO_2吸收的半紧闭法",又称"半开放法"。

(三)半紧闭法

半紧闭法指呼出气体的一部分排入大气中,另一部分通过CO_2吸收装置吸收CO_2后,再重新流入到吸入气流中。由于环路中安装CO_2吸收装置,CO_2潴留的可能性比半开放式更小。这是目前最常用的麻醉方法之一,使用的环路为循环式呼吸环路。

(四)紧闭法

紧闭法指呼出的麻醉气体被患者再吸收而反复利用,CO_2经吸收装置全部被吸收,O_2流量<1 L/min(仅略大于或等于患者麻醉期间的代谢需要),此法的优点是吸入气体温度及湿度接近体内,不使气道黏膜干燥;因麻醉药重复吸入、耗量很少,且不污染室内空气;还便于施行辅助或控制呼吸。

二、吸入麻醉药的吸收、分布与清除

吸入麻醉药在肺泡被吸收后由血液循环带入中枢神经系统,作用于一些关键部位而产生全身麻醉作用。因此,吸入麻醉药在脑中的分压是决定其麻醉深度的主要因素。脑组织内麻醉药的分压又决定于麻醉药在肺泡气中的浓度。肺泡气吸入麻醉药浓度的高低是通气向肺泡运送吸入麻醉药与血液从肺中摄取麻醉药的平衡结果。其决定因素与以下几点有关。

(一)麻醉药吸入的浓度

吸入气麻醉药浓度越高,进入肺泡的吸入麻醉药越多,肺泡气麻醉药浓度上升越快。

(二)每分钟肺泡通气量的大小

肺泡通气量愈大,则在单位时间内进入肺泡气吸入麻醉药浓度愈大。

(三)血/气分配系数

吸入麻醉药的血/气分配系数越大,流经肺毛细血管的单位体积血液能从肺泡中摄取更多的吸入麻醉药,肺泡气的麻醉药浓度上升越慢。吸入麻醉药的可控性与在血液中溶解度的大小呈反比。

(四)每分钟肺灌流量的大小

理想的肺通气/灌流比率为0.82,心排血量越大,单位时间里流经肺泡的血液越多,血液从肺泡摄取的吸入麻醉药总量越多,肺泡气的麻醉药浓度上升越慢。

(五)肺泡气混合静脉血麻醉药分压差

此分压差越大,吸入麻醉药从肺泡气向血中转运的速度越快,肺泡气的麻醉药浓度上升越慢。

吸入麻醉药在血液和组织之间也存在分压差,其决定因素为组织/血气分配系数,组织的体积、组织的血流量以及动脉血与组织中的吸入麻醉药的分压差。前两者之积是组织对吸入麻醉药的容量,后二者是决定血液向组织供应吸入麻醉药速度的因素。总容量与供药速度之间的平衡是决定血液和组织间分压差的主要因素。混合静脉血吸入麻醉药分压决定于组织从动脉血对吸入麻醉药的摄取量,组织/血分配系数越大,组织血流量越大,动脉血/组织的吸入麻醉药分压差越大,组织从动脉血中摄取麻醉药越快。该组织的静脉血中吸入麻醉药分压越低。

吸入麻醉药的清除大部分从肺呼出,仅有很少部分可由皮肤黏膜和肠道溢出体外或在体内进行代谢。其在体内代谢的程度随不同的麻醉药物而有很大的差别。从肺呼出的速度也基于吸入麻醉药吸收时的几个因素。通气量愈大,则吸入麻醉药的清除愈快。吸入麻醉药溶解度愈大,则清除愈缓慢。吸入麻醉维持的时间越长,则清除率越慢。

三、吸入性麻醉的实施

(一)麻醉前处理

吸入性麻醉的实施与其他全身麻醉相同,主要包括患者身体与心理的准备、麻醉前评估、麻醉方法的选择、相应设备的准备和检查,以及合理的麻醉前用药。此外还应根据吸入麻醉诱导本身特点向患者做好解释工作及呼吸道的准备。

(二)吸入麻醉的诱导

麻醉诱导即是使用药物使患者从清醒状态转入深度意识抑制状态。在麻醉诱导之前,要对患者进行吸氧去氮(即让患者吸入纯氧 1～5 分钟),目的是增加体内的氧储备,去除氮气,提高血红蛋白氧饱和度,血中氧溶解量及肺泡中功能余气量的含量。

1.静脉快速诱导法

静脉快速诱导是最常用的诱导方法,本法诱导迅速、平稳,患者舒适,乐于接受。静脉诱导常以硫喷妥钠 6 mg/kg,或丙泊酚 2.0～2.5 mg/kg,琥珀胆碱 1～2 mg/kg,进行快速诱导。

2.吸入麻醉诱导法

吸入麻醉诱导法适用于不能建立静脉通路的患者的诱导。吸氧去氮完成后,开始给予低浓度的麻醉药,也可联合吸入空气,吸入麻醉药的选择以氟烷为最佳,也可选用其他吸入麻醉药。维持患者呼吸平稳和通畅,每 2～3 次呼吸,增加吸入麻醉药浓度 0.5%,直至最低肺泡有效浓度达 1 时,患者意识消失。

(三)维持

麻醉诱导完成后即进入麻醉的维持阶段。此期间应满足手术要求,维持患者无痛,无意识,肌肉松弛及器官功能正常,应激反应得到抑制,水、电解质及酸碱保持平衡,血液丢失得到及时补充。平稳的麻醉要求了解手术操作步骤,掌握麻醉药物的药理学特性,能提前 3～5 分钟预测手术刺激,以及时调整麻醉深度。如果为控制呼吸,气管插管后应立即给予肌松药,同时可吸入 65% N_2O、35% O_2 及 0.8～1.2 MAC 挥发性麻醉药。目前低流量吸入麻醉是维持麻醉的主要方法。术中应根据手术特点,术前用药情况以及患者对麻醉和手术刺激的反应来调节麻醉深度。在不改变患者的分钟通气量时,改变麻醉深度主要是通过调节挥发罐开启浓度和增加新鲜气流量来实现。MAC 常用来判断吸入麻醉的深度,1.3 MAC 相当于 ED95 水平。

尽管吸入麻醉药本身就产生肌松作用,但为了获得重大手术所需的完善肌松,往往需要静脉给予肌松药,以避免为增强肌松作用而单纯增加吸入浓度而引起的循环抑制。挥发性麻醉药可明显增强非去极化肌松药的阻滞作用,二者合用时应注意减少肌松药的用量。

(四)苏醒及恢复

吸入麻醉患者的苏醒过程与诱导过程相反,可以看作是吸入麻醉药的洗出过程。由于回路内气体的低流量,无法迅速把麻醉药洗出,因此在手术结束时应比高流量麻醉更早关闭挥发罐,N_2O λB/G 值很低,可以晚些停用。整个手术操作结束后,用高流量纯氧来快速冲洗患者及回路里的残余麻醉药。当肺泡内吸入麻醉药浓度降到 0.4 MAC 时,约 95% 的患者能够按医师指令静眼。吸入麻醉药洗出越干净越有利于苏醒过程的平稳和患者的恢复,过多的残余不仅可能导致患者烦躁、呕吐,甚至抑制清醒状况和呼吸。在洗出吸入性麻醉药时,静脉可给予一定的止痛药来增加患者对气管导管的耐受,以有利于吸入药的尽早排出,同时还可减轻拔管时的应激反应。

(付天英)

第三节 联合麻醉

一、静脉-吸入联合麻醉

对患者同时或先后实施静脉全麻技术和吸入全麻技术的麻醉方法称为静脉-吸入联合麻醉技术,简称静吸联合麻醉。其方法多种多样,如静脉麻醉诱导,吸入麻醉维持;或吸入麻醉诱导,静脉麻醉维持;或者静吸联合诱导,静吸联合维持。由于静脉麻醉起效快,诱导平稳,而吸入麻醉易于管理,麻醉深浅易于控制,因此静脉麻醉诱导后采取吸入麻醉或静吸联合麻醉维持在临床麻醉工作中占主要地位。

(一)静脉麻醉诱导

静脉麻醉诱导与全凭静脉麻醉的麻醉诱导并无明显区别。可以用单次静脉注射静脉全麻药(如丙泊酚)来实现,也可利用 TCI 技术来完成,但重要的是根据患者的实际情况来选择麻醉药物和给药方式。麻醉诱导应辅以镇痛药和肌松药。整个诱导过程应力求平稳迅速,对循环功能影响小,并尽可能降低气管插管时的应激反应。

(二)静吸联合麻醉维持

静脉诱导完成后,应安全、平稳地过渡到静吸麻醉维持阶段。单次剂量的丙泊酚以及琥珀胆碱产生的麻醉作用非常短暂,而挥发性麻醉药在这段时间内尚未达到有效的麻醉浓度。处理的措施包括:①静脉诱导时予以充足剂量并包括适量镇痛药;②插管后如果患者出现应激反应,应积极处理;③增大新鲜气流量和挥发性麻醉药的吸入浓度;④诱导时选择作用时间稍长的静脉全麻药或应用低血气分配系数的吸入药以利于快速建立有效的肺泡浓度。术中维持麻醉可以低流量吸入挥发性麻醉药并合用镇痛药、肌松药。

(三)注意事项

(1)实施静吸联合麻醉应充分掌握各种麻醉药的药理特点,根据患者的不同病情和手术需要,正确选择不同的静吸麻醉药的配伍和组合,尽可能地以最小量的麻醉药达到完善的麻醉效果,并将各种麻醉药的毒副作用减少到最小。

(2)为确保患者安全,实施静吸联合麻醉时必须行气管内插管。

(3)严格监测术中麻醉深度,遵循药物的个体化原则,适当增加或减少不同麻醉药的用量,合理调节静脉麻醉药的输注速度和吸入麻醉药的吸入浓度。

(4)肌松药可以提供满意的肌肉松弛,并减少麻醉用药量,但本身无麻醉作用,不能代替麻醉药。因此应用肌松药必须维持一定的麻醉深度,以避免术中知晓和痛苦。

200

二、静脉联合全麻

静脉联合麻醉是指麻醉所需的催眠药、镇痛药、肌松药等均由静脉注入。任何一种静脉麻醉药很难达到全身麻醉的基本要求:即神志消失、镇痛完善、肌肉松弛及抑制神经反射,且许多静脉麻醉药常有蓄积作用,不能用于长时间手术,对器官功能也有一定的影响。联合麻醉则可充分利用各种麻醉药的优点,取长补短,减少每一种麻醉药的剂量和不良反应,以消除和减少其不良反应,从而维持生理功能稳定,提高麻醉的安全性和可控性,更好地满足手术。

(一)普鲁卡因静脉联合麻醉

普鲁卡因原为局麻药,不是静脉麻醉药。单独使用时,其麻醉作用很弱,而且镇痛、镇静作用不随用药剂量的增加而加强,反而导致中毒惊厥。目前,使用较多的方法是静脉滴注普鲁卡因与镇痛药神经安定药和肌松药联合。

1.麻醉方法

(1)麻醉前用药:麻醉前应常规应用抗胆碱药、镇痛药及苯巴比妥钠。精神紧张和体格健壮的患者应增加苯巴比妥钠的用量。

(2)麻醉诱导:通常可采用镇静安定药-静脉全麻药-麻醉性镇痛药-肌松药联合的模式。常用药物有安定或咪达唑仑、硫喷妥钠、芬太尼及琥珀胆碱或其他肌松药施行气管内插管。

在心血管无明显病理改变的情况下,硫喷妥钠用量不宜过少,成人应达0.3～0.5 g。为了有效预防喉镜窥视以及气管插管引起的应激反应,防止血压升高,心率增快,心律失常及至严重意外的发生,镇痛药用量必须足够,芬太尼诱导用量要达6～8 μg/kg。

(3)麻醉维持:①普鲁卡因-安定镇痛-肌松药联合,安定镇痛剂可采用氟哌利多及芬太尼,其比例可调整为20∶1,麻醉期间可间断给药;肌松药可采用琥珀胆碱,以1%普鲁卡因与琥珀胆碱组成联合静脉滴注,此种配伍使用可明显减少琥珀胆碱用量,并延迟琥珀胆碱快速耐药性的出现时间。②普鲁卡因-镇痛药-吸入麻醉药-肌松药联合,此种联合目前在临床实践中日益被重视并广泛应用。③普鲁卡因连续输注,要限制速度,使之处于安全的稳定浓度。目前常用的滴速为1 mg/(kg·min)。

2.适应证

普鲁卡因静脉联合全麻的优点是使用方便,血流动力学稳定,对肝、肾功能无明显影响,苏醒快而平稳,并具有抗心律失常的作用,因此被广泛使用于胸部、头颈、腹部及脊柱四肢等各种手术。

3.相对禁忌证

(1)窦房结功能障碍(如病态窦房结综合征)。

(2)房室传导阻滞和/或心脏束支传导阻滞。

(3)严重心肌功能抑制。

(4)严重肝功能障碍。

(5)液体入量需严格限制者。

(6)静脉穿刺困难者。

(二)利多卡因静脉联合麻醉

1.麻醉方法

(1)麻醉前用药:苯巴比妥钠0.1～0.2 g肌内注射,阿托品0.5 mg肌内注射,哌替啶50 mg

肌内注射。

（2）麻醉诱导：2.5％硫喷妥钠 12～15 mL 加琥珀胆碱 50～100 mg 静脉滴注，快速气管插管。

（3）麻醉维持：①应用 0.5％利多卡因溶液，即 2％利多卡因 60 mL 加 5％～10％葡萄糖 180 mL，持续静脉滴注可施行维持全麻。总剂量＜20 mg/kg 为宜。②分次静脉滴注法为 2％利多卡因 3 mL，每 5～10 分钟静脉滴注 1 次，现已少用。

2.加深麻醉

（1）哌替啶 100 mg 加异丙嗪 50 mg 共 6 mL 为一单元，用 1～3 分钟静脉滴注。

（2）琥珀胆碱 100～200 mg 静脉滴注，维持肌肉松弛。

（3）羟丁酸钠每次 2.5 g，静脉滴注。

（4）安氟醚（或异氟醚）、氧化亚氮吸入。

3.适应证

此方法适用于对普鲁卡因有禁忌者，或对输液量有限制的患者。如肾功能不全、水肿、心脏病、心律失常等，多不使用其他麻醉。

4.注意事项

（1）如手术时间过长可改用普鲁卡因或其他辅助药，以防利多卡因蓄积中毒和发生惊厥。用量一般维持在第一小时 400～500 mg，第二小时 200～250 mg，以后递减至 125～150 mg，总剂量＜1 000 mg。

（2）利多卡因代谢慢，过量易蓄积中毒，发生惊厥。即使在减慢滴速的情况下，也可发生惊厥，应予以警惕。

（3）手术前 20～30 分钟停药。辅助药特别是冬眠药用量勿过大，以免苏醒期延长。

（秦　娟）

第九章 椎管内麻醉

第一节 硬膜外阻滞

一、阻滞特点

(1)硬膜外阻滞具有截段性,即麻醉作用集中于身躯的某一截段内而不像蛛网膜下阻滞时下半身必然被阻滞。其原因:①硬膜外间隙无脑脊液,有蜂窝状组织充填其中,对局麻药液起着制约作用,使局麻药较易聚于某一截段之内。②这些蜂窝状组织和硬膜外间隙中复杂的血管、结缔组织等解剖结构也制约着药液与神经组织的接触。

(2)对患者重要生理功能,尤其血流动力学影响较蛛网膜下阻滞轻微。

(3)硬膜外阻滞的神经阻滞顺序与蛛网膜下阻滞相同,即始于交感神经,此后为温度感觉、疼痛感觉、触觉、肌肉运动、压力感觉,最后是本体感觉。

二、适应证和禁忌证

(一)适应证

1.外科手术

因硬膜外穿刺上至颈段、下至腰段,所以通过给药可阻滞这些脊神经所支配的相应区域,理论上讲,硬膜外阻滞可用于除头部以外的任何手术。但从安全角度考虑,硬膜外阻滞主要用于腹部及以下的手术,包括泌尿、妇产及下肢手术。颈部、上肢及胸部虽可应用,但管理复杂。此外,凡适用于蛛网膜下腔阻滞的手术,同样可采用硬膜外阻滞麻醉。

2.镇痛

产科镇痛、术后镇痛及一些慢性疼痛的镇痛常用硬膜外阻滞。

(二)禁忌证

1.低血容量

由于失血、血浆或体液丢失,导致低血容量,机体常常通过全身血管收缩来代偿以维持正常的血压,一旦给予硬膜外阻滞,其交感阻滞作用使血管扩张,迅速导致严重的低血压。

2.穿刺部位感染

穿刺部位感染可能使感染播散。

3.菌血症

菌血症可能导致硬膜外脓肿。

4.低凝状态

低凝状态容易引起硬膜外腔出血、硬膜外腔血肿。

三、穿刺技术

(一)穿刺前准备

硬膜外阻滞的局麻药用量较大,为预防中毒反应,麻醉前可给予巴比妥类或苯二氮䓬类药物;对阻滞平面高、范围大或迷走神经兴奋型患者,应同时加用阿托品,以防心率减慢,术前有剧烈疼痛者适量使用镇痛药。

硬膜外穿刺用具包括:连续硬膜外穿刺针及硬膜外导管各一根,15 G 粗注射针头 1 枚(供穿刺皮肤用)、内径小的玻璃接管一个以观察硬膜外负压、5 mL 和 20 mL 注射器各 1 副、50 mL 的药杯 2 只以盛局麻药、无菌单 2 块、纱布钳 1 把、纱布及棉球数个,以上物品用包扎布包好,进行高压蒸气灭菌。目前,有硬膜外穿刺包供一次性使用。此外,为了防治全脊麻,须备好气管插管装置,给氧设备及其他急救用品。

(二)穿刺体位及穿刺部位

穿刺体位有侧卧位及坐位两种,临床上主要采用侧卧位,具体要求与蛛网膜阻滞法相同。穿刺点应根据手术部位选定,一般取支配手术范围中央的相应棘突间隙。通常上肢穿刺点在 T_3～T_4 棘突间隙,上腹部手术在 T_8～T_{10} 棘突间隙,中腹部手术在 T_9～T_{11} 棘突间隙,下腹部手术在 T_{12} 至 L_2 棘突间隙,下肢手术在 L_3～L_4 棘突间隙,会阴部手术在 L_4～L_5 间隙,也可用骶管麻醉。确定棘突间隙,一般参考体表解剖标志。如颈部明显突出的棘突,为颈下棘突;两侧肩胛冈连线交于 T_3 棘突;两侧肩胛下角连线交于 T_7 棘突;两侧髂嵴最高点连线交于 L_4 棘突或 L_3～L_4 棘突间隙。

(三)穿刺方法

硬膜外间隙穿刺术有直入法和旁入法两种。颈椎、胸椎上段及腰椎的棘突相互平行,多主张用直入法;胸椎的中下段棘突呈叠瓦状,间隙狭窄,穿刺困难时可用旁入法。老年人棘上韧带钙化、脊柱弯曲受限制者,一般宜用旁入法。直入法、旁入法的穿刺手法同蛛网膜下腔阻滞的穿刺手法,穿刺的组织层次也与脊麻时一样,如穿透黄韧带有阻力骤失感,即提示已进入硬膜外间隙。

穿刺针到达黄韧带后,根据阻力的突然消失、负压的出现及无脑脊液流出等现象,即可判断穿刺针已进入硬膜外间隙。临床上一般穿刺到黄韧带时,阻力增大有韧感,此时可将针芯取下,用一湿润的空注射器与穿刺针衔接,当推动注射器芯时即感到有弹回的阻力感(图 9-1),此后边进针边推动注射器芯试探阻力,一旦突破黄韧带则阻力消失,犹如落空感,同时注液毫无阻力,表示针尖已进入硬膜外间隙。临床上也常用负压法来判断硬膜外间隙,即抵达黄韧带后,拔出针芯,于针尾置一滴液体(悬滴法)或于针尾置一盛有液体的玻璃接管(玻璃法),当针尖穿透黄韧带而进入硬膜外间隙时,悬滴(或管内液体)被吸入,此种负压现象于颈胸段穿刺时比腰段清楚。除上述两项指标外,临床上还有多种辅助试验方法,用以确定硬膜外间隙,包括抽吸试验(硬膜外间隙抽吸无脑脊液)、正压气囊试验(正压气囊进入硬膜外间隙而塌陷)及置管试验(在硬膜外间隙置管无阻力)。试验用药也可初步判断是否在硬膜外间隙。

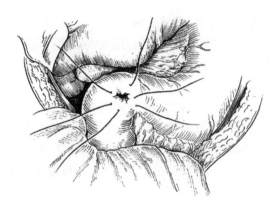

图 9-1 用注射器试探阻力

确定针尖已进入硬膜外间隙后,即可经针蒂插入硬膜外导管。插管时应先测量皮肤至硬膜外间隙的距离,然后即行置管,导管再进入硬膜外腔 3～5 cm,然后边拔针边固定导管,直至将针退出皮肤,在拔针过程中不要随意改变针尖的斜口方向,以防斜口割断导管。针拔出后,调整导管在硬膜外的长度,然后在导管尾端接上注射器,注入少许生理盐水,如无阻力,并回吸无血或脑脊液,即可固定导管。置管过程中如患者出现肢体异物感或弹跳,提示导管已偏于一侧而刺激脊神经根,为避免脊神经损害,应将穿刺针与导管一并拔出,重新穿刺置管。如需将导管退出重插时,须将导管与穿刺针一并拔出。如导管内有全血流出,经冲洗无效后,应考虑另换间隙穿刺。

四、常用药物

用于硬膜外阻滞的局麻药应该具备弥散性强、穿透性强、毒性小,且起效时间短,维持时间长等特点。目前常用的局麻药有利多卡因、丁卡因及丁哌卡因。利多卡因作用快,5～12 分钟即可发挥作用,在组织内浸透扩散能力强,所以阻滞完善,效果好,常用 1％～2％浓度,作用持续时间为 1.5 小时,成年人 1 次最大用量为 400 mg。丁卡因常用浓度为 0.25％～0.33％,10～15 分钟起效,维持时间达 3～4 小时,1 次最大用量为 60 mg。丁哌卡因常用浓度为 0.5％～0.75％,4～10 分钟起效,可维持 4～6 小时,但肌肉松弛效果只有 0.75％溶液才满意。

罗哌卡因是第一个纯镜像体长效酰胺类局麻药。用等量的罗哌卡因和丁哌卡因于硬膜外阻滞所产生的感觉神经阻滞是近似的,而对运动神经的阻滞前者则不仅起效慢、强度差且有效时间也短。所以在外科手术时为了增强对运动神经的阻滞作用,增加浓度但不能超过 1％,总剂量可用至 150～200 mg,10～20 分钟起效,持续时间为 4～6 小时。鉴于罗哌卡因的这种明显的感觉-运动阻滞分离特点,临床上常用罗哌卡因硬膜外阻滞作术后镇痛及无痛分娩。常用浓度为 0.2％,总剂量可用至 12～28 mg/h。

局麻药中常加用肾上腺素,以减慢其吸收,延长作用时间。肾上腺素的浓度,应以达到局部轻度血管收缩而无明显全身反应为原则。一般浓度为 1∶200 000,即 20 mL 药液中可加 0.1％肾上腺素 0.1 mL,高血压患者应酌减。

决定硬膜外阻滞范围的最主要因素是药物的容量,而决定阻滞深度及作用持续时间的主要因素则是药物的浓度。根据穿刺部位和手术要求的不同,应对局麻药的浓度作不同的选择。以利多卡因为例,用于颈胸部手术,以 1％～1.3％为宜,浓度过高可引起膈肌麻痹;用于腹部手术,为达到腹肌松弛的要求,需用 1.5％～2％浓度。此外,浓度的选择与患者全身情况有关,健壮患者所需的浓度宜偏高,虚弱或年老患者,浓度要偏低。

为了取长补短,临床上常将长效和短效局麻药配成混合液,以达到起效快而维持时间长的目的,常用的配伍是1％利多卡因和0.15％丁卡因混合液,内加肾上腺素1:200 000。

穿刺置管成功后,即应注入试验剂量3～5 mL,目的在排除误入蛛网膜下腔的可能;此外,从试验剂量所出现的阻滞范围及血压波动幅度,可了解患者对药物的耐受性以指导继续用药的剂量。观察5～10分钟后,如无蛛网膜下腔阻滞征象,可每隔5分钟注入3～5 mL麻药,直至阻滞范围满足手术要求为止;也可根据临床经验一次性注入预定量,用药的总和即首次总量,也称初量,一般需15～20 mL,之后每40～60分钟给予5～10 mL或追加首次用量的1/2～1/3,直至手术结束。

五、麻醉前准备

与蛛网膜下阻滞者相同。

六、影响硬膜外阻滞平面的因素

(一)局麻药的容积和剂量

局麻药的容积和剂量是决定麻醉范围的主要因素,局麻药容量和剂量越大,硬膜外阻滞平面范围越广。

(二)局麻药注射速度

注射速度越快,阻滞范围越广,但阻滞不全的发生率增加。

(三)导管的位置和方向

导管向头侧插管时,药物易向头侧扩散,向尾侧插管,则多向尾侧扩散。如果导管偏向一侧,可能出现单侧麻醉。

(四)年龄

老年人硬膜外间隙小,椎间孔狭窄,阻滞范围容易扩大,用药量须减少20％,婴幼儿硬膜外间隙小,药物易向头侧扩散,所需药量应减少。

(五)妊娠

妊娠期间,由于激素的影响,使神经对局麻药的作用更敏感,加之下腔静脉受压,增加了硬膜外间隙静脉丛的血流量,从而使硬膜外间隙容积减少,所以药物容易扩散,用药量需减少30％。

(六)肥胖

肥胖患者可能由于硬膜外间隙内脂肪组织增加,使硬膜外间隙的容量减少,以致等容量的局麻药扩散范围较正常人增加,其所需药量减少。

七、硬膜外麻醉期间的管理

(一)急救用具准备

硬膜外阻滞一旦发生全脊麻,常导致呼吸、循环骤停。因此,在硬膜外麻醉实施前必须准备气管插管器械,给氧装置及其他急救药品,以备紧急使用。

(二)建立输液通道

在穿刺、置管成功后,首先要建立输液通路后再给局麻药,以防发生意外时,可立即通过静脉给予抢救治疗。

（三）试验剂量

开放静脉后，注入局麻药液 3～5 mL，观察 5 分钟后，测试麻醉平面，排除全脊麻征象后，分次追加局麻药液直至达到手术要求范围，一般首次总量 8～12 mL。

（四）维持剂量

根据初次总量及药物的不同，决定术中追加剂量及间隔时间，一般用量为首次量的 1/2～1/3，间隔 40～90 分钟。

（五）循环监测

血压下降多发生于胸段硬膜外阻滞，由于内脏交感神经阻滞，导致腹内血管扩张，回心血量减少引起血压下降，同时副交感神经相对亢进，可出现心动过缓，应先作输液补充血容量，同时静脉滴注麻黄素 15～30 mg，血压一般可回升，心动过缓患者，可同时给予阿托品 0.3～0.5 mg。

（六）呼吸监测

颈部及上胸部硬膜外阻滞时，由于肋间肌和膈肌不同程度麻痹，可出现呼吸抑制，因此，要使用低浓度、小剂量麻醉药，以减轻胸段运动神经阻滞，防止发生呼吸抑制。下胸段及腰段硬膜外阻滞时，如果用药量过大，也可引起阻滞平面过高，发生呼吸抑制。术中可给予低流量面罩吸氧，对于严重呼吸困难者，应使用人工辅助呼吸。

（七）恶心、呕吐

硬膜外阻滞不能有效克服内脏牵拉反应，患者常出现恶心、呕吐、烦躁不安现象，首先可给予适当的镇静药如哌替啶 50 mg、氟哌利多 1.0～2.5 mg 静脉注入，如无效，可请手术医师施行迷走神经和腹腔神经丛封闭，必要时可改全麻。

（张子英）

第二节　蛛网膜下腔阻滞

一、阻滞特点

蛛网膜下腔中由于有脑脊液间隙的存在，局麻药注入后立即与脑脊液混合并扩散，再加蛛网膜下腔中的神经根无鞘膜包括，局麻药很易与之结合并产生麻醉作用。这些特点决定着蛛网膜下腔阻滞的性能及其临床表现。

二、适应证和禁忌证

一种麻醉方法的适应证和禁忌证都存在相对性，蛛网膜下腔阻滞也不例外。在选用时，除参考其固有的适应与禁忌外，还应根据麻醉医师自己的技术水平、患者的全身情况及手术要求等条件来决定。

（一）适应证

1.下腹部手术

下腹部手术，如阑尾切除术、疝修补术。

2.肛门及会阴部手术

肛门及会阴部手术如痔切除术、肛瘘切除术、直肠息肉摘除术、前庭大腺囊肿摘除术、阴茎及睾丸切除术等。

3.盆腔手术

盆腔手术包括一些妇产科及泌尿外科手术,如子宫及附件切除术、膀胱手术、下尿道手术及开放性前列腺切除术等。

4.下肢手术

下肢手术包括下肢骨、血管、截肢及皮肤移植手术,止痛效果可比硬膜外阻滞更完全,且可避免止血带不适。

(二)禁忌证

(1)精神病、严重神经官能症及小儿等不能合作的患者。

(2)严重低血容量的患者:此类患者在脊麻发生作用后,可能发生血压骤降甚至心搏骤停,故术前访视患者时,应切实重视失血、脱水及营养不良等有关情况,特别应衡量血容量状态,并仔细检查,以防意外。

(3)凝血功能异常的患者:凝血功能异常者,穿刺部位易出血,导致血肿形成及蛛网膜下腔出血,重者可致截瘫。

(4)穿刺部位有感染的患者:穿刺部位有炎症或感染者,脊麻有可能将致病菌带入蛛网膜下腔引起急性脑脊膜炎的危险。

(5)中枢神经系统疾病,特别是脊髓或脊神经根病变者,麻醉后有可能后遗长期麻痹,疑有颅内高压患者也应列为禁忌。

(6)脊椎外伤或有严重腰背痛病史者,禁用脊麻。脊椎畸形者,使解剖结构异常,也应慎用脊麻。

三、穿刺技术

(一)穿刺前准备

1.麻醉前用药

麻醉前用药用量不宜过大,应让患者保持清醒状态,以利于进行阻滞平面的调节。常于麻醉前 1 小时肌内注射苯巴比妥钠 0.1 g(成人量),阿托品或东莨菪碱可不用或少用,以免患者术中口干不适。除非患者术前疼痛难忍,麻醉前不必使用吗啡或哌替啶等镇痛药。氯丙嗪或氟哌利多等药不宜应用,以免导致患者意识模糊和血压剧降。

2.麻醉用具

蛛网膜下腔阻滞应准备的用具有:20 G 和 22 G 以下的蛛网膜下腔阻滞穿刺针各一根,1 mL 和 5 mL 注射器各一副,25 G 和 22 G 注射针头各 1 枚,消毒钳 1 把,无菌单 4 块或孔巾 1 块,40 mL 药杯两只,小砂轮 1 枚,棉球数只,纱布数块。集中在一起包成脊麻穿刺包,用高压蒸气消毒备用。目前还有一次性脊麻穿刺包市售可供选择。在准备过程中,认真检查穿刺针与针芯是否相符,有无破损,与注射器衔接是否紧密。对各种用药的浓度、剂量必须认真核对,并把手术台调节到需要的位置。准备好给氧装置、人工通气器械及其他急救用品,以备紧急使用。

(二)穿刺体位

蛛网膜下腔穿刺体位,一般可取侧位或坐位,以前者最常用(图 9-2)。

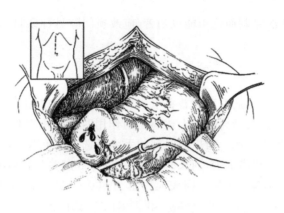

图 9-2　脊麻穿刺体位
A.侧卧位；B.坐位

1.侧位

取左侧或右侧卧位，两手抱膝，大腿贴近腹壁。头尽量向胸部屈曲，使腰背部向后弓成弧形，棘突间隙张开，便于穿刺。背部与床面垂直，平齐手术台边沿。采用重比重液时，手术侧置于下方，采用轻比重液时，手术侧置于上方。

2.坐位

臀部与手术台边沿相齐，两足踏于凳上，两手置膝，头下垂，使腰背部向后弓出。这种体位需有助手协助，以扶持患者保持体位不变。如果患者于坐位下出现头晕或血压变化等症状，应立即平卧，经处理后改用侧卧位穿刺。鞍区麻醉一般需要取坐位。

(三)穿刺部位和消毒范围

蛛网膜下腔常选用 $L_3 \sim L_4$ 棘突间隙，此处的蛛网膜下腔最宽，脊髓于此也已形成终丝，故无伤及脊髓之虞。确定穿刺点的方法是：取两侧髂嵴的最高点做连线，与脊柱相交处，即为 L_4 或 $L_3 \sim L_4$ 棘突间隙。如果该间隙较窄，可上移或下移一个间隙作穿刺点。穿刺前须严格消毒皮肤，消毒范围应上至肩胛下角，下至尾椎，两侧至腋后线。消毒后穿刺点处需铺孔巾或无菌单。

(四)穿刺方法

穿刺点用 0.5%～1% 普鲁卡因作皮内、皮下和棘间韧带逐层浸润。常用的蛛网膜下腔穿刺术有以下两种。

1.直入法

用左手拇、示两指固定穿刺点皮肤。将穿刺针在棘突间隙中点，与患者背部垂直，针尖稍向头侧作缓慢刺入，并仔细体会针尖处的阻力变化。当针穿过黄韧带时，有阻力突然消失的落空感觉，继续推进常有第二个落空感觉，提示已穿破硬膜与蛛网膜而进入蛛网膜下腔。如果进针较快，常将黄韧带和硬膜一并刺穿，则往往只有一次落空的感觉。

2.旁入法

于棘突间隙中点旁开 1.5 cm 处做局部浸润。穿刺针与皮肤成 75°，进针方向对准棘突间孔刺入，经黄韧带及硬脊膜而达蛛网膜下腔。本法可避开棘上及棘间韧带，特别适用于韧带钙化的老年患者或脊椎畸形或棘突间隙不清楚的肥胖患者。

针尖进入蛛网膜下腔后，拔出针芯即有脑脊液流出，如未见流出可旋转针干 180° 或用注射器缓慢抽吸。经上述处理仍无脑脊液流出者，应重新穿刺。穿刺时如遇骨质，应改变进针方向，避免损伤骨质。经 3～5 次穿刺而仍未能成功者,应改换间隙另行穿刺。

四、常用药物

(一)局麻药

蛛网膜下腔阻滞较常用的局麻药有普鲁卡因、丁卡因、丁哌卡因、地布卡因和利多卡因。其作用时间取决于脂溶性及蛋白结合力。上述药物的作用时间从短至长依次为普鲁卡因、利多卡因、丁哌卡因、丁卡因及地布卡因。所以短时间的手术可选择普鲁卡因,中等时间的手术(如疝修补术及下肢截肢术)常选择利多卡因,而长时间的手术(膝或髋关节置换术及下肢血管手术)可用丁哌卡因、丁卡因及地布卡因。普鲁卡因成人用量为 100～150 mg,常用浓度为 5％,麻醉起效时间为 1～5 分钟,维持时间仅 45～90 分钟。利多卡因一般用量为 100 mg,最高剂量为 120 mg,常用浓度为 2％～3％,起效时间为 1～3 分钟,维持时间为 75～150 分钟。丁哌卡因常用剂量为 8～12 mg,最多不超过 20 mg,一般用 0.5％～0.75％浓度,起效时间需 5～10 分钟,可维持 2～2.5 小时。丁卡因常用剂量为 10～15 mg,常用浓度为 0.33％,起效缓慢,需 5～20 分钟,麻醉平面有时不易控制,维持时间 2～3 小时,丁卡因容易被弱碱中和沉淀,使麻醉作用减弱,须注意。地布卡因常用剂量为 5～10 mg,常用浓度为 0.3％,起效时间可长达 10～30 分钟,使麻醉平面不易如期固定,另一缺点是毒性大,即使是一般剂量,也应注意其不良反应,故用于蛛网膜下腔阻滞存在顾虑。

(二)血管收缩药

血管收缩药可减少局麻药的血管吸收,使更多的局麻药物浸润至神经中,从而使麻醉时间延长。常用的血管收缩药有麻黄碱、肾上腺素及去氧肾上腺素。常用麻黄碱(1∶1 000)200～500 μg(0.2～0.5 mL)或去氧肾上腺素(1∶100)2～5 mg(0.2～0.5 mL)加入局麻药中。但目前认为,血管收缩药能否延长局麻药的作用时间,与局麻药的种类有关。利多卡因、丁卡因可使脊髓及硬膜外血管扩张、血流增加,把血管收缩药加入至利多卡因或丁卡因中,可使已经扩张的血管收缩,因而能延长作用时间,而丁哌卡因使脊髓及硬膜外血管收缩,药液中加入血管收缩药并不能延长其作用时间。麻黄碱、去氧肾上腺素作用于脊髓背根神经元 α 受体,也有一定的镇痛作用,与其延长麻醉作用时间也有关。因血管收缩药用量小,不致引起脊髓缺血,故常规与局麻药合用。

(三)药物的配制

除了血管收缩药外,尚需加入一些溶剂,以配成重比重液、等比重液或轻比重液以利药物的弥散和分布。重比重液其比重大于脑脊液,容易下沉,扩散与体位有关,常通过加 5％葡萄糖溶液制成,重比重液是临床上应用最多的脊麻液。轻比重液其比重小于脑脊液,但由于轻比重液阻滞平面调节较难掌握;可能导致阻滞平面过高,目前已很少采用。5％普鲁卡因重比重液配制方法:普鲁卡因 150 mg 溶解于 5％葡萄糖液 2.7 mL,再加 0.1％肾上腺素 0.3 mL。利多卡因重比重液常用 2％利多卡因 60～100 mg,加入 5％葡萄糖液 0.5 mL 及 0.1％肾上腺素 0.25 mL 混匀后即可应用。丁卡因重比重液常用 1％丁卡因、10％葡萄糖液及 3％麻黄碱各 1 mL 配制而成。丁哌卡因重比重液取 0.5％丁哌卡因 2 mL 或 0.75％丁哌卡因 2 mL,加 10％葡萄糖 0.8 mL 及 0.1％肾上腺素 0.2 mL 配制而成。

五、麻醉前准备

(1)术前至少 6 小时禁食。

（2）保持精神安定，必要时给予适量的镇静药或安眠药，如地西泮、哌替啶或吗啡等。

（3）为了增进术前药的效果，术前药中常给予东莨菪碱。

（4）严格各项无菌操作和灭菌处理是杜绝蛛网膜下阻滞后神经系统后遗症的最有效措施。

六、影响局麻药在蛛网膜下腔扩散的因素

（一）穿刺部位

一般首选腰椎第 3～4 间隙穿刺，此间隙正位于（患者侧卧时）脊柱的最高点。若用重比重液，高位阻滞时可选用腰椎第 2～3 间隙，低位阻滞时可选用腰椎第 4～5 间隙。

（二）穿刺针内径及针端斜口方向

注射速率相同时，内径越小，扩散越广。斜口向头则向头侧扩散广，反之亦然。

（三）注药速率

注药速率过快或采用脑脊液回抽后注药可引起脑脊液湍流，则麻醉平面扩散越广。

（四）局麻药容积与剂量

局麻药容积和剂量（浓度）越大则阻滞范围越广。

（五）局麻药比重

重比重液，药物流向低处，轻比重液，药物流向高处。

（六）患者脊柱的长度

局麻药剂量相同时，脊柱越长的患者阻滞平面相对较低。

（七）腹内压增加

妊娠、肥胖、腹水或腹部肿瘤，均可增加下腔静脉丛的血流量，并导致局麻药扩散更广。

（八）脑脊液压力和患者年龄

脑脊液压力偏低和老年患者易于呈现较高平面的阻滞。

七、蛛网膜下腔阻滞的管理

局麻药注入蛛网膜下腔的最初 20 分钟是阻滞平面、呼吸、循环功能最易发生改变且有时改变极其急剧的时期，因此，在此时期中必须加强监测和管理。

（一）循环系统

阻滞平面超过 T_4 以上常出现血压下降、心率减慢，多数人在注药 15～30 分钟出现，应加快输液速度，立即静脉滴注血管收缩药麻黄素 15～30 mg 即可使血压回升，对心率缓慢患者给予阿托品 0.3～0.5 mg 以降低迷走神经张力。

（二）呼吸系统

麻醉平面过高，可引起肋间肌麻痹，表现为胸式呼吸微弱，腹式呼吸增强，严重时患者潮气量减少，咳嗽无力，甚至发绀，应迅速吸氧，进行辅助呼吸，直至肋间肌运动能力恢复。

（三）恶心、呕吐

恶心、呕吐多因血压下降引起脑缺氧，或因麻醉后胃肠蠕动亢进外加手术牵拉内脏引起，应对症处理如吸氧、使用升压药，镇吐药甲氧氯普胺等。

（四）手术完毕后

待阻滞平面消退至 T_6 以下方可送返。

（张子英）

第三节 联 合 麻 醉

一、硬膜外和蛛网膜下腔联合麻醉(硬+腰)

(一)适应证

主要适用于膈平面以下的手术,以下腹部、下肢、盆腔及会阴部手术效果较好,且经常使用。

(二)操作方法

患者侧卧位,取 $L_2 \sim L_3$ 间隙常规消毒,铺无菌巾,用国产 Tuohy 氏针直入法作硬膜外穿刺,证实在硬膜外间隙后,拔出针芯,取美国 BD 公司 25 号 Whitacye 铅笔头样圆锥形尖腰椎穿刺针,经硬膜外穿刺作蛛网膜下腔穿刺,穿破硬脊膜时有较明显的突破感,拔出腰椎穿刺针针芯经 $10 \sim 20$ 秒可见脑脊液流出。用左手示指、中指分别放在 Tuohy 针及腰椎穿刺针一侧,拇指在另一侧固定穿刺针,不使其移位,右手注入麻醉药(0.75%丁哌卡因 2 mL、25%葡萄糖 0.5 mL、3%麻黄素 0.5 mL,合计 3 mL),酌情注入 $2.5 \sim 3.0$ mL,注药速度 $30 \sim 45$ 秒,拔出腰椎穿刺针,向头或尾端置入硬膜外导管,再拔出硬膜外针,妥善处理硬膜外导管,平卧后调解好腰麻阻滞平面,一般阻滞平面达 T_6。当术中患者感牵拉不适,肌肉稍紧,鼓肠等提示脊麻作用开始消退,应给予硬膜外注药,先注入试验量 $3 \sim 5$ mL,以防硬膜外导管误入蛛网膜下腔,再根据阻滞平面注入首次量。

(三)优缺点

联合椎管内麻醉具有腰麻和硬膜外麻醉的双重特点,脊麻具有起效时间快、阻滞效果完善、肌肉松弛彻底等优点,而硬膜外置管可提供长时间手术麻醉及术后镇痛。其不足之处是脊麻失败率高,硬膜外间隙注药或导管置入可能误入蛛网膜下腔。

(四)注意事项

蛛网膜下腔注药后,再经硬膜外间隙导管注药,注药量通常比单纯硬膜外阻滞时要少,意味着腰麻硬膜外联合阻滞时硬膜外间隙注药后阻滞平面易于扩散。这可能与局麻药经硬膜上的穿刺孔进入蛛网膜下腔以及硬膜外间隙压力改变后加速了局麻药在蛛网膜下腔的扩散。因此,为防止脊麻硬膜外联合阻滞时阻滞平面过广,导致循环呼吸严重抑制,蛛网膜下腔注药后经硬膜外间隙导管注药的剂量应仔细确定,分次注入所需要的剂量或采用持续输注($4 \sim 6$ mL/h)的方法可能更好。

二、硬膜外阻滞与全身麻醉联合应用

(一)适应证

凡是能够在单纯硬膜外阻滞下完成的手术,如腹部手术、下肢手术和盆腔手术,均为其适应证。一些不能单独在硬膜外阻滞下完成的手术,如胸腔内手术等,则可以在全身麻醉的基础上,配合术中、术后的硬膜外麻醉和硬膜外镇痛,不仅能够满足手术的需要,而且取得了良好的效果。

(二)禁忌证

绝对禁忌证同硬膜外阻滞。相对禁忌证则包括各种短小手术,不必采用复杂的硬膜外阻滞联合全麻。

(三)实施原则

(1)硬膜外阻滞和全身麻醉联合使用时应符合全麻的基本要素。

(2)硬膜外穿刺点的选择和硬膜外阻滞平面的调节,应尽量满足外科手术镇痛的基本要求。

(3)应注意硬膜外阻滞和全身麻醉之间的配合,既要充分发挥硬膜外阻滞的作用,同时又要避免硬膜外局麻药过量,造成阻滞平面广泛,引起严重的循环紊乱。

(4)硬膜外阻滞和全身麻醉的配合及药物的使用必须做到个体化,并在术中随时调整。

(四)优缺点

1.优点

(1)由于全身麻醉和硬膜外阻滞的协同作用,因而全麻药和硬膜外局麻药的用量均明显减少。

(2)具有较完善的局部镇痛和肌松作用,减轻手术对患者的刺激,减少了麻醉知晓的发生,有效地抑制了手术所致的应激反应。

(3)患者苏醒迅速和完全,苏醒时无疼痛,因而比较舒适。避免单纯全麻时经常出现的高血压和烦躁、躁动。

(4)硬膜外阻滞促使肠管收缩,有利于手术野的显露。

(5)良好的硬膜外镇痛,有利于术后早期活动,减少术后并发症。

(6)在血管外科手术时,有利于维持术中血流动力学稳定。

(7)有利于术后呼吸功能的维护。

(8)术中维持心肌氧供需平衡,对冠心病患者有利。

2.缺点

(1)操作比较费时,有增加创伤和发生硬膜外阻滞并发症的可能。

(2)诱导期间虽然高血压的发生率减低,但如果全麻诱导前硬膜外局麻药用量掌握不当,则全麻诱导期间低血压的发生机会增加。

(3)麻醉期间液体用量增加,有造成水钠潴留的可能。

(4)如硬膜外阻滞和全身麻醉的配合不当,或术中过度追求"浅全麻",则患者有发生术中知晓的可能。

(张子英)

第四节 骶管阻滞

一、阻滞特点

骶管的容积成人约 25 mL,麻醉药液必须将骶管充满方足以使所有骶神经都受到阻滞。

二、适应证

骶管阻滞主要适应于肛门、直肠、会阴及尿道(包括膀胱镜检查)等手术,尤其用于体质衰弱的患者。

三、穿刺技术

(一)穿刺体位及穿刺部位

骶裂孔和骶角是骶管穿刺点的重要解剖标志,其定位方法是:先摸清尾骨尖,沿中线向头方向摸至 4 cm 处(成人),可触及一个有弹性的凹陷,即为骶裂孔,在孔的两旁可触到蚕豆大的骨质隆起,为骶角。两骶角连线的中点,即为穿刺点(图 9-3)。髂后上棘连线在 S_2 平面,是硬脊膜囊的终止部位,骶管穿刺针如果越过此连线,即有误穿蛛网膜下腔而发生全脊麻的危险。

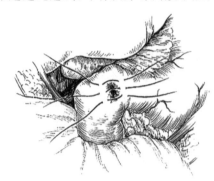

图 9-3　骶裂孔与髂后上棘的关系及硬膜囊终点的部位

(二)穿刺方法

骶管穿刺术可取侧卧位或俯卧位。侧卧位时,腰背应尽量向后弓曲,双膝屈向腹部。俯卧位时,髋部需垫厚枕以抬高骨盆,暴露骶部。于骶裂孔中心做皮内小丘,将穿刺针垂直刺进皮肤,当刺到骶尾韧带时有弹韧感觉,稍进针有阻力消失感觉。此时将针干向尾侧方向倾倒,与皮肤呈 $30°\sim45°$,顺势推进 2 cm,即可到达骶管腔。接上注射器,抽吸无脑脊液,注射生理盐水和空气全无阻力,也无皮肤隆起,证实针尖确在骶管腔内,即可注入试验剂量,观察无蛛网膜下腔阻滞现象后,可分次注入其药液。

骶管穿刺成功的关键,在于掌握好穿刺针的方向。如果针与皮肤角度过小,即针体过度放平,针尖可在骶管的后壁受阻;若角度过大,针尖常可触及骶管前壁。穿刺如遇骨质,不宜用暴力,应退针少许,调整针体倾斜度后再进针,以免引起剧痛和损伤骶管静脉丛。

骶管有丰富的静脉丛,除容易穿刺损伤出血外,对麻药的吸收也快,故较易引起轻重不等的毒性反应。此外,当抽吸有较多回血时,应放弃骶管阻滞,改用腰部硬膜外阻滞。约有 20% 正常人的骶管呈解剖学异常,骶裂孔畸形或闭锁者占 10%,如发现有异常,不应选用骶管阻滞。鉴于传统的骶管阻滞法,针的方向不好准确把握,难免阻滞失败。近年来对国人的骶骨进行解剖学研究,发现自 S_4 至 S_2 均可裂开,故可采用较容易的穿刺方法,与腰部硬膜外阻滞法相同,在 S_2 平面以下先摸清骶裂孔,穿刺针自中线垂直进针,易进入骶裂孔。改进的穿刺方法失败率减少,并发症发生率也降低。

四、常用药物

成人常用 1.6% 利多卡因加 0.2% 丁卡因混合液(内加 1∶20 万肾上腺素)总量 25～30 mL或 0.5% 丁哌卡因。

(张子英)

第十章　心胸外科手术麻醉

第一节　先天性心脏病手术麻醉

一、先天性心脏病的病理生理特点

先天性心脏病病变类型多,每一种疾病往往有不同程度的分流或者肺血管的病变。根据解剖上的变异和肺血管病变的特点,大多数病变可归纳为以下 4 类病变中的一种:①导致肺血流量增多的疾病;②导致肺血流量减少的疾病;③导致血流梗阻的疾病;④肺-体循环未交换的病变,如大动脉转位等。前 2 类病变的疾病都存在异常分流,既包括单纯性分流,也包括复杂性分流。分流的方向取决于分流通路的大小和两侧的相对阻力,同时决定了患者的临床表现。而第 3 类疾病则通常因为瓣膜或者大血管解剖的变异等不产生分流。第 4 类由于肺循环和体循环静脉回流的血液混合,可出现体循环的低氧血症;根据肺血管病变是否存在梗阻,肺血流量的病变有增多和减少之分。不同先天性心脏病变的血流特征如下。

(1)肺血流量增多的病变:①房间隔缺损;②室间隔缺损;③动脉导管未闭;④心内膜垫缺损;⑤冠状动脉起源异常;⑥大动脉转位;⑦肺静脉异位引流;⑧永存动脉干;⑨单心室。

(2)肺血流量减少的病变:①法洛四联症;②肺动脉瓣闭锁;③三尖瓣闭锁;④三尖瓣下移畸形;⑤永存动脉干;⑥大动脉转位;⑦单心室。

(3)梗阻性病变:①主动脉瓣狭窄;②肺动脉瓣狭窄;③主动脉缩窄;④非对称性室间隔肥原。

二、麻醉前评估和准备

(一)麻醉前评估

(1)明确先天性心脏病的病理生理及其对机体的影响。

(2)了解多普勒超声和心导管检查的有关资料。

(3)实验室资料:发绀型患儿可出现红细胞计数增多,凝血功能受到影响,血小板计数减少或血小板功能障碍。新生儿有出血倾向,维生素 K_1 或新鲜冰冻血浆有助于纠正凝血功能。

(二)麻醉前准备

(1)控制心力衰竭、缓解缺氧,调整全身状况到最佳状态。β受体阻滞剂和抗心律失常药应持续使用至麻醉开始,甚至术中也应继续使用。

(2)准备必要的麻醉设备,小儿可采用环路系统麻醉装置。

(3)准备必要的血管活性药物,对重症患者应提前备用,并熟悉剂量和用法。

(三)麻醉前用药

(1)体重<6 kg,可不用术前药。

(2)体重>6 kg,术前30分钟口服咪达唑仑糖浆 0.5 mg/kg(最大剂量15 mg),或采用右美托咪定 1 μg/kg 滴鼻。

(四)麻醉监测

1.心电图监测

心电图监测的同时观察肢体导联和胸导联,有利于对心肌缺血的监测。经食管心电图与标准肢体导联相比,P 波更明显,有利于监测心律及传导系统功能情况,但由于 ST 段改变不明显,故在监测心肌缺血方面意义较小。

2.血压监测

无创动脉压测定宜采用宽度适宜的袖带;直接动脉压测定采用经皮桡动脉穿刺置管。①穿刺方法及连接:常规选择左侧桡动脉,22 G 或 24 G 留置针,用硬质管连接至换能器。②留管时间:留管时间与血栓发生率有关。只要病情稳定,应及早拔除留置的套管。③肝素液:建议采用的浓度为 0.002%。

3.CVP 监测

(1)颈内静脉穿刺置管(中路高位):患儿体位为头低 15°~20°;针干与皮肤成 20°~30°;穿刺方向指向同侧腹股沟中点或略外侧;穿刺深度一般不超过 4 cm,穿刺成功后依据患儿年龄选择置入 4~7 F 双腔中心静脉导管,深度约为身长的 1/10 或 1 cm。

(2)颈外静脉穿刺置管术;颈外静脉穿刺置管后测得的压力与右心房压力密切相关($r=0.926$)。颈外静脉压比 CVP 高 0.3~0.5 kPa(2~4 mmHg)。

(3)推荐行超声引导下中心静脉穿刺,若无必要避免行股静脉穿刺,因其导管相关性感染、血栓的发生率较高;若颈内静脉穿刺困难,也可行超声引导下锁骨下静脉穿刺置管。

4.SpO_2

在分析 SpO_2 的临床意义时,应考虑到不同 pH 状态下它与 PaO_2 之间的关系。必须指出,低温及低血压状态下脉率-血氧饱和度仪是否有满意的血管容积波,以及显示的脉率与心电图显示的心率是否基本一致是解释 SpO_2 是否可靠的前提。

5.呼气末 CO_2

维持正常水平的呼气末 CO_2 对稳定血流动力学和麻醉平稳极为重要。对于肺缺血型的先天性心脏病,呼气末 CO_2 值要明显低于 $PaCO_2$,有学者认为,依病情程度不同,该差数介于 1.3~2.7 kPa(10~20 mmHg),临床监测时应予以注意。

6.尿量

尿量达 1 mL/(kg·h),反映肾功能良好及液体平衡适当。

7.温度

(1)非体外循环手术需维持手术室环境温度在 27~30 ℃(早产儿)或 24 ℃(婴幼儿)。

(2)体外循环手术对一般低温者,室温维持在 23~25 ℃,对深低温者,室温应保持 16~18 ℃。变温毯水温在降温期间应控制在 4 ℃,升温期间控制在 38~42 ℃。

(3)所有输注的液体和血制品均应加温,甚至吸入的氧气也应加温湿化。

(4)麻醉期间应连续监测患儿直肠温度、食管温度及鼓膜温度。直肠-鼓膜温差要求<6 ℃,

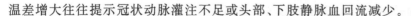

温差增大往往提示冠状动脉灌注不足或头部、下肢静脉血回流减少。

8.TEE

可对手术过程提供最充分且直接的评估,必要时可指导手术过程的修改,目前已用于2.8～3.5 kg的患儿。经颅多普勒超声能测定脑血流速度,发现脑内微小栓子。近红外光谱可实时监测脑组织氧合作用。

三、小儿先天性心脏病的麻醉处理

(一)麻醉处理原则及用药

1.麻醉诱导和维持

常用静脉快速诱导气管插管。对右向左分流的患儿,应防止静脉管道中出现气泡,否则这些气泡将更迅速地进入体循环,可能产生严重并发症。阿片类药物复合静脉麻醉药及非去极化肌松药分次缓慢注射可顺利完成气管插管。

麻醉维持采用适当浓度的吸入全麻药复合阿片类药物、镇静药和肌松药,在良好的呼吸、循环管理条件下使患儿平稳地度过麻醉和手术。

2.麻醉药的选择

(1)吸入麻醉药。①异氟烷:异氟烷的血/气分配系数低,对循环抑制作用弱,抑制程度次序是异氟烷<恩氟烷<氟烷,适用于心血管手术。异氟烷所致的血压降低主要是由体循环阻力(SVR)降低引起,而对心肌抑制较轻,不会诱发心律失常,对肺循环的影响小。②七氟烷:七氟烷具有血/气分配系数低的特点,诱导和苏醒迅速。对呼吸道刺激性小,又有特殊的芳香味,特别适用于小儿麻醉。心肌无显著抑制,抑制交感神经,表现为心率减慢。对冠状动脉有扩张作用,可降低冠状动脉阻力,增加心肌血流量。③地氟烷:血气分配系数为0.42,对气道有刺激性,临床上较少单独用于诱导,苏醒更快。对循环系统的影响与异氟烷相似,其对心肌抑制、血管扩张及血压下降作用比异氟烷小。不增加心肌对儿茶酚胺的敏感性,但深麻醉下可出现心律失常。地氟烷维持麻醉时应注意浓度调节幅度不可过大,否则血压常有剧烈波动。适用于需要术后早期拔管的先天性心脏病患儿。④N_2O:N_2O用于先天性心脏病患者存在争议。N_2O有负性肌力作用,应用于先天性心脏病患儿可引起明显的心肌抑制,故不宜用于心功能差的患儿。体外循环转流结束后初阶段,在使用N_2O时应特别注意它对循环功能的抑制作用,必要时暂停吸入。不主张用于先天性心脏病麻醉。

(2)静脉麻醉药。①咪达唑仑:可增强其他麻醉药的镇痛作用,是心血管手术麻醉中重要的辅助用药。常用于麻醉诱导(0.1～0.2 mg/kg),与阿片类药物合用时应注意SVR下降可能导致血压下降。②依托咪酯:对心血管系统无明显抑制作用,能维持血流动力学稳定,对SVR无影响,适用于心脏手术的麻醉诱导,常用剂量为0.2～0.3 mg/kg缓慢注射。镇痛和肌松作用差,预先静脉注射芬太尼0.1 $\mu g/kg$,可减轻或消除诱导期可能出现的肌肉抽搐、强直和局部疼痛。可抑制肾上腺皮质功能,干扰正常应激反应,故不宜长期使用。③氯胺酮:镇痛作用良好,可兴奋血管收缩中枢,使血压升高、心率加快、心排血量增加、心肌氧耗增加。增加SVR,减少右向左分流,从而使发绀患儿的动脉SpO_2有所改善。起效快,麻醉诱导剂量为2 mg/kg。冠状动脉畸形、严重主动脉狭窄、左心发育不良伴主动脉闭锁及升主动脉发育不全等患儿,由于冠状动脉供血相对不足,有引起心室颤动的危险。④丙泊酚:对循环的抑制作用主要表现为血管扩张所致的血压下降及心动过缓和结性心律发生率增加,故只能用于心功能良好的患儿。通常,心脏手术麻醉诱

导量为 $1\sim2$ mg/kg 缓慢静脉注射,术中静脉持续输注剂量为 $4\sim8$ mg/(kg·h)。

(3)镇痛药:大剂量芬太尼($25\sim75$ μg/kg)应用于新生儿及婴儿先天性心脏病麻醉,可抑制内分泌及应激反应,术中血流动力学稳定。新生儿用较小剂量的芬太尼(10 μg/kg)也能获得有效的麻醉,但长时间手术仍需用较大剂量。如果与维库溴铵合用,应注意可能发生的心动过缓。体外循环开始前应追加剂量。舒芬太尼有类似芬太尼的药理作用,常用的诱导剂量为 $2\sim4$ μg/kg,维持量为 $0.2\sim0.5$ μg/(kg·min)。阿芬太尼作用时间短,在单次静脉注射 20 μg/kg 后,按 1 μg/(kg·min)静脉滴注维持,血流动力学稳定,减少机体应激反应。瑞芬太尼为超短效阿片类药物,镇痛效果与芬太尼相似,药物可控性好,剂量范围较大,常用剂量为 1 μg/(kg·min),缺点在于手术结束停止输注后镇痛效应很快消失,因此必须在手术后改用镇痛剂量输注,或在缝皮前 30 分钟左右给予镇痛剂量的长效阿片类药物。

(4)肌松药:维库溴铵心血管作用稳定,与芬太尼或丙泊酚合用可发生明显的心动过缓。麻醉诱导剂量通常分别为 0.5 mg/kg 和 0.1 mg/kg,术中静脉持续输注剂量分别为 0.4 mg/(kg·h)和 80 μg/(kg·h)。罗库溴铵的起效时间接近琥珀胆碱,对循环功能影响小,无明显的组胺释放,因此适用于心脏手术的麻醉诱导和维持。小儿单次静脉注射 $0.6\sim0.9$ mg/kg 后 $1.0\sim1.5$ 分钟起效,静脉持续输注用量为 $6\sim8$ μg/(kg·min)。

(二)几种先天性心脏病手术的麻醉管理

1.房间隔缺损

(1)房间隔缺损患儿进行手术时,主动脉插管与上下腔静脉插管时容易出现血压降低及心律失常,应注意及时补充血容量,或经体外循环主动脉插管动脉输血维持血压,必要时应告知外科医师暂停手术操作。

(2)停机后注意较大的房间隔缺损患者一般存在左心室容量偏小及肺动脉高压的问题。其预防措施是在停机前给予正性肌力药物与血管扩张药充分扩张心血管。

(3)合并肺动脉高压的患儿可以使用硝酸酯类、前列腺素 E_1、NO 或依前列醇吸入治疗。

(4)原发孔型房间隔缺损的患儿常合并二尖瓣裂,必要时行缝合恢复其完整性;同时,应注意走行于下方的房室传导系统,避免出现房室传导阻滞。

(5)房间隔缺损的患儿,左向右分流使右心房容量较高,外科手术解除分流因素后,右心房容量会急剧下降,倘若以 CVP 目标值的标准补充血容量,会出现容量超负荷的可能,因此应直视心脏充盈情况判断容量负荷较佳。

2.室间隔缺损

(1)室间隔缺损的患儿大多数在体外循环下行完成修补手术,气管插管后应注意避免过度通气,低碳酸血症和高氧分压会扩张肺血管,降低肺血管的阻力,加重室间隔缺损的分流量,引起血流动力学的不稳定。

(2)对于室间隔缺损的患者来说,心室间血流自由交通,左心室与右心室均得到了充分的锻炼,如果术中心肌保护效果好,停机后可以使用血管扩张药降低心脏的后负荷及降低肺动脉压力。

(3)一般不需要使用正性肌力药物支持心功能,或仅使用小剂量多巴胺支持,必要时可用磷酸二酯酶抑制剂。由于其独特的扩张肺血管作用,对于出现右心功能不全的患儿更有益。

3.动脉导管未闭

较粗大或窗型动脉导管未闭患儿需要在体外循环下手术,动脉导管较细、较长的患儿一般不需要体外循环,在控制性降压的情况下经左第四肋间后外侧切口直接缝扎动脉导管即可。术中在吸入强效吸入麻醉药物基础上使用硝普钠控制性降压,钳夹动脉导管时需要将收缩压降至9.3～10.7 kPa(70～80 mmHg)。

4.主动脉弓缩窄

(1)主动脉弓缩窄手术可以不使用体外循环,在控制性降压下高位阻断近心端主动脉弓、左锁骨下动脉及远端胸主动脉。

(2)用体外循环时,小儿一般采用深低温停循环,成人一般采用深低温上下身分别插管灌注的方法,以保证术中重要脏器的血流灌注。

(3)行右侧桡动脉置管监测血压,主动脉阻断会引起上半身血压升高,此时降压应格外小心,避免因脊髓灌注不足出现术后截瘫;主动脉开放后应积极控制患者的血压,小心血压反常性升高,足够的镇痛剂有助于血压的控制。

5.法洛四联症

(1)法洛四联症患儿肺动脉漏斗部狭窄程度决定了其生理变化,总的表现是肺血流量减少,体循环血流量增多。

(2)当体循环阻力降低或肺动脉漏斗部痉挛时,体、肺循环阻力失衡,右向左分流增加诱发缺氧发作,可使用去氧肾上腺素升高外周血管阻力,减少分流,增加回心血量,减轻漏斗部的痉挛,从而减轻缺氧症状。

(3)术前评估:应根据发绀的程度综合评估,通常法洛四联症的患儿长期慢性缺氧,出现红细胞计数增多,血液黏滞度增加,术前应补充足够的水分。

(4)麻醉期间必须保持气道通畅,避免因气道梗阻诱发缺氧事件的发生;在深麻醉的同时要维持较高的外周阻力和较低的肺血管阻力,既能减少右向左分流又能增加肺血流量,改善氧合。

(5)法洛四联症患儿应注意麻醉后外周血管阻力降低,或右心室流出道痉挛导致右向左分流增加与 SpO_2 降低,以及停机后由于左心发育不良与肺血流量突然增加导致急性左心衰竭与肺水肿,或术前肺血管发育不全、术中右心保护不良、右室切口过大影响右心室收缩功能,导致停机后急性右心衰竭或全心衰竭。

6.大动脉转位

(1)完全性大动脉转位患儿体循环和肺循环相互独立,呈并列关系,SpO_2 的维持依赖于心房、心室及肺动脉与主动脉水平产生的体、肺循环血混合程度。因此,转机前麻醉维持应保证足够的体、肺循环血混合及维持适当的肺血流量。

(2)大动脉转位的患儿术前已开始持续输注前列腺素 E,输注不能中断,同时要避免使用对心肌功能有抑制作用的药物。心肺转流时期增加的肺血管阻力可增加右心负荷,注意右心功能不全的出现。

(尹莹莹)

第二节　冠状动脉粥样硬化性心脏病手术麻醉

一、缺血性心脏病的病理生理

当心肌能量需求增加,冠状动脉血流的调节不能满足心肌代谢的需求,出现氧供和氧需失衡时,便会出现心肌缺血。缺血性心脏病即冠心病属于心肌缺血的一种,从病理生理的角度分析,缺血性心脏病是由于冠状动脉粥样硬化导致冠状动脉狭窄或者闭塞,冠状动脉的血流量不能满足心肌代谢的需求,导致心肌缺血缺氧,急剧的、暂时的缺血缺氧引起心绞痛,严重的、持续的心肌缺血可引起心肌坏死即心肌梗死。

麻醉医师熟悉冠状动脉循环解剖,有助于了解麻醉手术期间心肌缺血和梗死的范围及程度,以及病变的部位和手术步骤。冠状动脉循环包括冠状动脉供血和冠状静脉回流。冠状动脉起始于主动脉根部的左、右主动脉窦,沿房室沟分左、右行走,分别提供左、右心的灌注。左冠状动脉主干在前室间沟处分为 2 支:沿前室间沟向下者称左前降支,沿左房室沟到达左心室后壁者称左回旋支,左前降支提供左心室前壁、室间隔前 2/3、心尖及部分右心室前壁和希氏束的血供。右回旋支为左心室外侧壁、前壁、后壁(下壁)的一部分和左心房供血。右冠状动脉沿右心房室沟前行,发出右心房支,约 59% 的窦房结动脉来自右冠状动脉;右冠状动脉在后十字交叉附近分支,向下沿后室间沟行走的一支为后降支,提供左心室膈面血供。

满足心肌氧供需平衡是整个麻醉管理的目标。而心肌氧供的决定因素包括动脉血氧含量和冠状动脉血流。动脉血氧含量=血红蛋白×1.34×氧饱和度%+0.003×氧分压。凡影响血红蛋白含量、动脉 SpO_2 和氧分压的因素,都可以影响动脉血氧含量。决定心肌耗氧的因素如下。①心率:实际上心率加快时,心肌耗氧量超过心率增快的倍数。②心肌收缩功能:反映了心脏的泵功能,心肌收缩增强,耗氧量也增加。但至今尚无方法定时测定心肌收缩功能,以计算心肌耗氧量。③室壁张力:与收缩时心腔内压(后负荷)、心腔大小(前负荷)乘积成正比,而与室壁厚度成反比。

二、麻醉前的评估与准备

(一)患者的一般情况

1.年龄和性别

年龄是该类手术的显著危险因素,随着年龄的增加,心血管手术患者的并发症和病死率会增加;综合分析不同年龄段患者发现,女性患者手术并发症和病死率是男性患者的两倍多。

2.运动耐量

运动耐量可以反映患者整体的功能状态,是一种简单而且敏感的评价心血管风险的指标。

3.并存疾病和外科手术的相关问题

患者如果合并其他系统严重疾病,如合并重度阻塞性、限制性或者混合型呼吸功能障碍等,手术并发症发生的风险就会增加;外科手术本身的复杂程度或者再次手术等也是影响围术期并发症和预后的重要危险因素。

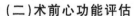

（二）术前心功能评估

冠心病外科治疗的患者术前应全面地进行心脏功能的评估。除了是否有心绞痛或心肌梗死的病史，以及是否存在左心或右心功能衰竭的症状和体征之外，还应通过实验室和辅助检查全面地判断心血管功能。

1.心电图和运动试验

采用动态心电描记和记录装置，以及连续测定 ST 段变化趋势，可提高术前患者心肌缺血的检出率。通过心电图还可发现心肌梗死的部位，评估严重程度；估计左、右心室肥厚和左、右心房扩大程度；检测心律失常等。但正常心电图不能排除冠心病的存在。术前进行运动试验，有助于胸痛的诊断，评估冠心病严重程度，以及估计治疗心绞痛的疗效等。对于不能进行运动试验的患者，可做多巴酚丁胺负荷试验。

2.X 线检查

行普通后前位和侧位胸部 X 线检查，若显示两侧肺门充血，提示收缩功能不全。冠心病患者的心胸比例＞50％，心阴影增大，提示心功能差，射血分数下降。而心胸比例＜50％，表明射血分数可正常或下降。

3.超声心动图检查

围术期经胸超声心动图检查不仅有助于定量和评估患者瓣膜病变情况、肺动脉高压的严重程度及了解节段性室壁的运动情况，也能够评估心室的整体功能和评估心脏的射血分数；此外，还能发现心脏解剖结构的异常，如房室间隔缺损、室壁瘤、二尖瓣前收缩期前向运动及有无附壁血栓等。术中应用经食管超声心动图实时动态了解心脏围术期的情况。

4.心导管检查和心血管造影

心导管检查目前仍然是心脏手术诊断心脏病变情况和确定冠状动脉病变的金标准。心导管检查可以评估冠状动脉血管有无解剖异常及血管狭窄的严重程度，评价左心室壁的整体和局部功能如左心室舒张末压、左心室射血分数、二尖瓣反流、舒张容积指数及节段性室壁的运动情况等，和对急慢性瓣膜病变严重程度的评估。心血管造影有助于详细地了解冠状动脉血管及其分支血管的病变情况。

5.其他的辅助检查

如放射性核素显像技术有助于评价心肌灌注和存活区域，但不能提供心脏病变的解剖情况；平板运动试验常作为原因不明的胸部疼痛的初步检查，也可用于测定功能耐量及评价术前缺血和心律失常对预后的影响。

（三）术前用药

术前访视患者除按全麻常规要求外，针对心脏手术患者的特点，冠心病患者术前需进行良好的医患沟通，根据患者的心肺功能耐受情况给予较大剂量的术前药物以充分镇静，可以避免严重不良事件发生。但对使用术前用药的患者应密切观察，注意患者呼吸和循环系统的稳定。

（1）术前不需要停止服用β受体阻滞剂。β受体阻滞剂可减轻血流动力学对手术的反应，降低与心率增快有关的心肌缺血发病率。术前突然停止用药可发生心肌缺血、高血压，以及因β受体密度增加而继发心动过速。但服用长效的β受体阻滞剂患者出血和低血容量时，反射性心率增快常不明显，不能作为判断的指标。

（2）术前服用钙通道阻滞剂者不必停药。但许多抗高血压药物均可抑制房室传导，引起心动过缓和心肌抑制，尤其是合并β受体阻滞剂时，可能发生严重的心肌阻滞，应予以高度警惕。

（3）服用血管紧张素转换酶抑制剂的患者术中容易发生严重低血压,服用利尿剂患者容易发生电解质紊乱及各种心律失常。脑血管病患者术中、术后需要维持较高的脑灌注压。

（4）洋地黄类药物应在术前 24 小时停药。如心力衰竭合并快室率心房颤动,则洋地黄可持续给药至手术日晨。但体外循环后洋地黄中毒的问题必须加以重视,及时纠正低钾血症,避免血钙增高和酸碱失衡。

（5）抗心律失常药物一般应持续用药至手术日晨。

（6）抗凝药物如华法林应在术前 3～5 天停药,改为小剂量肝素静脉滴注或低分子肝素皮下注射,普通肝素术前 6 小时停药,低分子肝素术前 12 小时停药。或监测国际标准化比值,保持在 1.5 左右。急诊手术或国际标准化比值＞1.8 时,可用凝血酶原复合物或新鲜冰冻血浆逆转其抗凝作用。

（7）抗血小板药如阿司匹林、氯吡格雷应术前 5 天停药。急诊手术可输注血小板改善凝血功能。

三、冠状动脉搭桥术麻醉和围术期管理

冠状动脉搭桥术有不停跳冠状动脉搭桥和体外循环下冠状动脉搭桥手术。其麻醉处理原则为维持血流动力学稳定,维持心肌氧供需平衡,维持或增加心肌血液供应,减少心肌氧耗,维持血容量、水、电解质与酸碱平衡,保护心、脑、肺、肾等重要脏器功能。

（一）体外循环下冠状动脉搭桥手术麻醉管理

1.麻醉监测

入手术室后,即以心电图监测,术中通常仅有 II 和 V_5 导联。连接指端氧饱和度,给予面罩或鼻导管吸氧。常规做桡动脉穿刺置管,直接动脉测压,同时抽动脉血进行血气分析。经颈内静脉或锁骨下静脉置管测 CVP,并经静脉输液给药。对于左心室收缩功能减退,大面积室壁收缩低下,局部室壁无收缩或反常运动,存在室壁瘤,或新出现的心肌梗死或重度 3 支冠状动脉疾病,以及大面积心肌病变,肺动脉高压的患者建议放置漂浮导管监测 PAP 力。在放置肺动脉导管过程中应严密监测心电图、MAP 等,及时处理心律失常、心肌缺血、血压波动等。

2.麻醉诱导

患者左心室收缩功能差时的诱导方法主要以静脉诱导为主,避免吸入强效全麻药。依托咪酯诱导量不影响心率和心排血量,适用于心功能差的患者,但气管插管时不能防止心率和血压升高。其他静脉全麻药如异丙酚、咪达唑仑等,均有不同程度地抑制心肌收缩力,降低 SVR 和 MAP,以及 HR 增快,故心功能差的患者不宜选用。但异丙酚若采用靶控输注方法诱导,血流动力学稳定性好,常用剂量为 2.0～2.5 $\mu g/mL$。对于高龄、体弱和心功能低下者血浆靶控输注较安全,反之,选用效应室靶控输注更为合理。右美托咪定是高选择性 α_2 肾上腺素能受体激动剂,具有强效镇静作用及抗焦虑和镇痛作用,有利于术中控制心率和血压,对缺血性心脏病手术更为合适,诱导前使用可降低气管插管时的血流动力学波动。对于严重心动过缓、二度以上房室传导阻滞、低血压和容量不足者慎用右美托咪定。舒芬太尼在心脏手术麻醉中的应用日益广泛,其具有镇痛作用强、时效长、血浆浓度稳定及无蓄积等优点,常用剂量为 1～4 $\mu g/kg$ 缓慢静脉注射。肌松药罗库溴铵在临床麻醉中已广泛使用,尤其适合于心功能差的患者做气管插管术;若患者左心室收缩功能尚佳的患者常伴有高血压,常用的静脉麻醉药是咪达唑仑和异丙酚,辅用右美托咪定。同样可以选用异丙酚效应室靶控输注、右美托咪定持续注射联合的方式。舒芬太尼的用量

可根据患者的具体情况选择。诱导初期尚可静脉滴注硝酸甘油(用微泵控制滴速),以预防血压升高,又避免深麻醉抑制循环作用;左冠状动脉主干疾病及危重患者需要依赖较高的交感张力来维持血流动力学稳定。因此,诱导时应避免突然降低交感张力。诱导静脉麻醉的用药剂量更应按患者对药物的心血管反应加以调整,患者的个体差异很大,切忌使用快速诱导法,或按药物常规剂量给药。必要时,可用小剂量多巴胺或去甲肾上腺素持续泵注,或术前放置主动脉内球囊,改善冠状动脉灌注压。

3.麻醉维持

麻醉维持方法通常采用静吸复合麻醉。现在常用的吸入麻醉剂如七氟烷、地氟烷、异氟烷等,都有不同程度的心肌保护作用,而七氟烷因不增加交感兴奋性,更适合于冠状动脉搭桥术。有临床和试验研究证实术中七氟烷持续吸入保护心肌的作用更佳。右美托咪定的药物作用特点,使其可以在麻醉维持期持续静脉注射,从而减少静脉麻醉药用量,有助于体外循环中维持血流动力学稳定。应熟悉冠状动脉搭桥术手术程序,通常在切皮、锯胸骨、分离主动脉根部、游离上下腔静脉、置胸导管和缝合胸骨等操作时刺激较大。心功能差、左冠状动脉疾病及其相当的冠心病患者,应避免吸入高浓度全麻药。在强刺激操作前,可先静脉注射舒芬太尼 0.25~0.50 $\mu g/kg$。体外循环转流前和转流中,也应适当追加肌松药、静脉全麻药等,以维持转流中足够的麻醉深度,避免发生麻醉觉醒,若有麻醉深度监测则效果更佳。体外循环后到手术结束前,仍应维持合适的麻醉深度,继续使用异丙酚、小剂量吸入全麻药,按需追加舒芬太尼及非去极化肌松药,防止浅麻醉引起体动、心率增快和血压升高。

4.体外循环后处理

转流后继续维持循环稳定,预防心动过速、高血压等,以避免各种原因诱发心肌缺血。通常采取以下措施:①保持患者完善的镇痛和镇静;②充分给氧,维持良好通气;③加强各项监测;④维持循环平稳;⑤预防感染,防止术后高热;⑥预防和治疗术后并发症。

(二)不停跳冠状动脉搭桥术麻醉管理

1.麻醉诱导

原则与体外循环下冠状动脉搭桥手术相同。

2.麻醉监测

进行不停跳冠状动脉搭桥术时,暂时钳闭冠状动脉分支难免造成心肌局部缺血。在冠状动脉分支重度狭窄患者,由于心肌局部侧支循环较丰富,足以代偿,可避免发生心肌缺血;当冠状动脉分支狭窄程度不严重时,因局部侧支循环不够丰富而不能代偿时,可诱发心肌缺血,常表现为心律失常、低血压或急性循环虚脱,因此,加强监测十分重要。除常规心电图外,有条件的可选择漂浮导管和 TEE。

缺血性预处理是指吻合血管前以机械或药物造成短时间的冠状动脉缺血的状态,如钳闭冠状动脉、吸入全麻药或阿片类药物等,预处理可减少缺血再灌注损伤。目前,药物预处理的临床研究正在深入的进行,已有越来越多的证据表明吸入全麻药对心肌具有明显的保护作用,可以减少再灌注后心肌的损伤。

为预防血管吻合口血块凝集,即使在非体外情况下也应部分或全部肝素化,可按肝素 1 mg/kg静脉注射给药,激活全血凝固时间应>300 秒,根据术中结果追加剂量。

在探查病变血管、放置固定器时,心脏的位置发生扭转,心腔变形,以左回旋支或钝缘支为最甚,其次是后降支和后侧支,常需要给予血管后活性药和扩容,部分严重心脏抑制的患者需要正性肌力药物支持,包括多巴胺、肾上腺素等。血管活性药物包括去氧肾上腺素和去甲肾上腺素。

对伴有心室舒张功能障碍、左心衰竭和肺动脉高压的患者,应注意保护心肌的收缩力,米力农具有正性肌力作用的同时可以改善心肌的顺应性,并可舒张肺动脉和体循环阻力血管,降低左右心的后负荷,对上述患者极为有利。

严重心脏抑制时可加用肾上腺素,安装临时起搏器。

非体外循环冠状动脉搭桥术中对心肌的刺激无法避免,保持稳定的内环境和正常的电解质水平,可以降低心肌的应激性,减少心律失常的发生。低碳酸血症可使冠状动脉发生痉挛,血钾降低,可导致心肌缺血和心律失常。应维持 $PaCO_2$ 5.1～6.0 kPa(38～45 mmHg)、血钾 4～5 mmol/L。

非体外循环冠状动脉搭桥术的患者保温非常重要,过低的体温可能导致冠状动脉或移植血管痉挛,并影响凝血功能。围术期患者体温应保持在 36 ℃以上。

在非体外情况下行冠状动脉旁路移植手术,有可能因估计不足而发生意外,如乳内动脉显露不够满意、冠状动脉分支病变估计不足、术中出现血流动力学严重不平稳等。为保证手术安全顺利地进行,需改行体外循环下冠状动脉旁路移植手术,故应备好体外循环。

(尹莹莹)

第三节　常见胸外科手术麻醉

一、食管手术麻醉

食管手术以食管癌最为多见,其他有良性食管狭窄、贲门失弛缓症、食管裂孔疝等。

(一)麻醉要点

1.术前评估

该类患者往往营养状态差,伴有消瘦、贫血、低蛋白血症、脱水和电解质紊乱,术前应积极纠正。

2.麻醉实施

(1)麻醉方法:常规采用气管内全麻,联合应用硬膜外阻滞或椎旁神经阻滞有利于术中循环的稳定,有利于术后快速康复。

(2)麻醉过程:麻醉诱导时要注意预防误吸。为方便手术操作及避免手术操作对手术侧肺的机械损伤,常采用双腔支气管导管或支气管阻塞导管行单肺通气,按单肺通气常规加强呼吸管理。手术游离食管分离病变时可能损伤对侧胸膜,发生张力性气胸,造成呼吸循环严重扰乱,术中应严密观察。

(3)麻醉管理:加强围术期液体监测和治疗,避免发生输液不足或负荷过多,同时也需密切注意内环境稳定和体温稳定。术中常规监测血压和血气。

(二)麻醉配合

食管手术过程中应配合手术医师调整胃管位置,吸出胃内气体及液体,要防止切断食管时将胃管切断。关胸、张肺后接密封引流并做持续胸腔负压引流。

二、肺切除术手术麻醉

目前,肺切除术多在电视辅助胸腔镜下完成,其优势在于住院时间短、出血少、疼痛轻、肺功能影响小和炎症反应轻。

(一)麻醉前评估

1.一般情况

根据病变位置、性质及患者的全身和肺功能情况,最为多见的是肺段切除、肺叶切除和淋巴结清扫,其次为全肺切除、袖型切除并淋巴结清扫。

2.肺功能评估

肺癌的罹患人群以老年人为主,术前做肺功能评估:如 FVC 或 FEV_1<预计值的 50%,或最大呼气流速<60%时,术前血气分析异常者行肺切除术有较大危险。

(二)麻醉实施

1.麻醉准备

常规建立动脉通路,以便监测血压和血气;建议常规放置深静脉通路,以便必要时快速输液。

2.麻醉管理

(1)低氧血症:低氧血症明显时,可积极与手术医师沟通,必要时临时阻断准备切除的肺叶血管。

(2)肺复张:肺叶切除完成,支气管残端需要进行漏气测试,一般将压力控制在 3.0 kPa(30 cmH_2O)以下即可。

麻醉合作外科医师在夹闭手术的支气管后要测试夹闭位置的正确与否,此时需要麻醉医师再次检测气管导管或封堵器的远端有无被加闭,常规吸痰,然后手控膨肺,此时仅需轻微压力即可,避免因膨胀过猛而不利于后续的手术操作。

三、特殊类型手术麻醉

(一)胸壁手术

胸壁手术包括胸壁畸形(漏斗胸、鸡胸等)、感染、结核、肿瘤、创伤和肋骨等手术,乳房手术也属胸壁手术范围。胸壁手术部位虽在胸腔外,但常由于病变或手术而进入胸腔,可发生气胸而造成呼吸和循环紊乱,麻醉时应考虑发生气胸的可能性。

1.胸壁肿瘤手术麻醉

胸壁肿瘤小手术可在局麻下进行手术切除,较大手术如肋软骨瘤切除可在硬膜外阻滞或气管内插管全麻下进行。

2.乳房肿瘤手术麻醉

应依据患者手术类型、体质、体型及对麻醉舒适度的要求等因素综合考虑,可选择局麻、硬膜外阻滞、椎旁神经阻滞和全麻。

(二)支气管胸膜瘘手术

支气管胸膜瘘是指支气管与胸膜腔之间发生异常交通,常见原因:①肺脓肿、肺大疱等肺实质破裂入胸膜腔;②支气管肺癌侵蚀支气管;③肺切除术后支气管残端裂开。

1.麻醉方法

全麻,且要有良好的肺隔离来保护健侧肺。

2.瘘口评估

围术期正压通气时,气体可经由瘘口泄漏,一方面导致张力性气胸,另一方面导致健侧肺通气不足。

(1)通过引流管观察引流瓶中的气泡是间歇性的还是持续性的。若为间断的气泡,往往提示瘘口小;反之,提示瘘口较大。

(2)吸入和呼出潮气量的差值进行测定。

3.肺隔离

最安全的方法是在清醒状态自主呼吸下插入双腔支气管导管直至肺隔离成功,良好的表面麻醉和患者的配合非常重要。其次是诱导和插管过程中一直保留自主呼吸,直至健侧肺被安全隔离。纤支镜定位前充分吸引脓液,通气设定应限制气道压力,减少漏气,必要时选用高频通气。

(三)肺大疱手术

肺大疱是由肺组织结构不良,肺泡结构组织缺失,造成的肺实质内出现充气薄壁区域。肺大疱手术麻醉要点如下。

(1)与支气管胸膜瘘麻醉接近,不推荐常规术前应用胸腔引流。

(2)健侧肺被安全隔离前的最佳选择是保留自主呼吸,若不能,需使用小潮气量、低气道压正压通气[气道压力不宜超过 2.0 kPa(20 cmH$_2$O)],直至肺隔离成功。

(3)麻醉诱导期间一旦循环异常波动,警惕发生张力性气胸的可能。

(4)既往多次手术患者,胸腔往往粘连严重,剥离时出血较多,注意监测血容量变化,必要时给予输血治疗。

(四)肺减容手术

20 世纪 50 年代首次提出这一手术概念,20 世纪 90 年代获得广泛认同。接受肺减容术的患者往往肺功能重度减退,活动能力明显受限,内科保守治疗无效,可作为肺移植的过渡阶段或作为肺移植的替代治疗方法。肺减容手术麻醉要点如下。

1.麻醉方法

麻醉方法以全麻为主,联合使用硬膜外阻滞或椎旁神经阻滞麻醉,减少静脉用药量,早期清醒即可拔管。可选用吸入麻醉药物改善气道反应性。

2.麻醉管理

该类患者内源性 PEEP 较高,单肺通气时通气参数的设定应避免肺组织过度膨胀,最佳通气模式以通气侧肺潮气量 6 mL/kg 左右为佳。可选用容许性高碳酸血症通气治疗,通过机械通气给氧,能够在存在高二氧化碳分压的情况下校正低氧血症,而不会发生呼吸衰竭。

3.麻醉监测

术中应监测血压、心电图、HR、SpO$_2$、P$_{ET}$CO$_2$、IBP、CVP 等,对心肺功能差者可插入 Swan-Ganz 导管持续监测肺动脉压、右心房压和心排血量。术中可多次进行血气分析,以早期发现低氧血症并采取措施。

(五)气管支气管手术

气管切除及重建术常见病因为气管肿瘤、气管外伤(尤其是既往气管插管后气道狭窄)及先天畸形等多种原因导致的气道阻塞。该类手术患者往往存在通气功能障碍和低氧血症,甚至合并心功能不全,因此麻醉风险高,具有较高的挑战性。

1.麻醉前评估

完善的术前评估非常重要,X线、CT、支气管镜检查及气道重建三维影像等是非常必要的检查,气管病变的位置、范围及性质是决定麻醉方案的重要依据。

2.麻醉实施

(1)麻醉准备:常需一个麻醉团队完成,全面负责术前的评估、方案的制订及麻醉的具体实施。积极与手术医师沟通,共同参与术前的讨论。麻醉诱导期间外科医师应随时做好气管切开的准备。

(2)麻醉要点:①不论采用任何麻醉方法,维持气道安全是最核心的内容,关键在于尽快重建通畅的气道。②术前镇静药物的选择以不抑制患者自主呼吸和保留气道反射为原则。③气道狭窄部位的不同决定了麻醉方案的不同。

若狭窄位置较高且估计气管导管无法通过,最安全的方法是在局麻下行颈部气管切开。如气道阻塞进一步加剧又不能迅速解除时,应立即开胸切开狭窄远端气管或支气管,并经手术野插入无菌气管导管,连接无菌呼吸回路行机械通气。

若狭窄部位较低接近隆突,可考虑将气管导管定位于狭窄上方,最好在保留自主呼吸下开胸。

经插入的细气管导管行高频喷射通气也可维持氧合直至手术医师在台上切开气道,但需要注意的是若狭窄严重喷射通气可造成气压伤,且气体排出不畅,更危险的是血液、气道分泌物无法得到有效排出,造成进一步的通气困难。

最困难的情况是病变累及范围大,如上述方法均无效时应准备体外循环下手术。

(3)气管导管型号选择:根据术前评估结果选择气管插管的型号,再次评估气管插管是否可以和是否需要通过病变部位。气道梗阻程度小于管腔1/2(非外压性)时,一般采用稍细气管导管(ID 6.5)即可通过狭窄部位,麻醉方案可采用常规快速诱导。

但要警惕两点:一是若气道肿瘤带蒂样不稳定时,气管导管越过狭窄处有瘤体破裂或脱落风险;二是在给肌松药物之前要保证无面罩通气困难。

(4)麻醉方法:①轻、中度气道梗阻时,可用吸入麻醉诱导,避免用肌松药,这样一方面可保留自主呼吸或可迅速恢复自主呼吸,另一方面可尝试喉镜暴露并试插管,如能保证呼吸道通畅(气管空间足够大或气管插管已经通过了狭窄区)可给予镇静镇痛药及肌松药。②严重气道阻塞、不能平卧、氧依赖,且对于麻醉、肌松后,气道进一步内阻外压的情况无法估测、潜在完全不能通气、威胁生命的危险情况时,有两种选择:一是应用硬质气管镜,在局部麻醉下,进行气道内处理(扩张、烧灼等),先将气管内径扩张至5 mm以上便于通气,再实施全麻;二是如果无硬质气管镜的条件,则宜选择在体外循环下施行手术,以提高手术的安全性。

3.手术结束

大部分患者需要保持颈部屈曲位以减少缝合线的张力,促进吻合口愈合。目前主张气管手术后早期拔管,但拔管前要保证患者清醒,配合良好,自主呼吸稳定,保护性反射恢复,气道清理干净。拔管时需备齐再次插管工具,但拔管后再次插管具有挑战性,应尽量避免。

(六)纵隔肿瘤手术的麻醉

纵隔分上、下、前、中、后五部分,上纵隔有甲状腺瘤、胸腺瘤,前纵隔易发生畸胎瘤和囊肿,中纵隔有支气管囊肿、心包囊肿和淋巴肉瘤等,后纵隔多为神经源性肿瘤。麻醉要点如下。

(1)纵隔肿瘤可压迫主气道、肺动脉干、心房和上腔静脉等,尤其是前纵隔及上纵隔肿瘤患者呼吸道阻塞是最常见和最可怕的并发症。

（2）气管支气管受压通常发生在所插入气管内导管尖端远处，一旦塌陷，可迅速造成通气困难导致气道危象，而且尝试将气管内导管强行通过远端狭窄处往往是非常困难的。

（3）术前评估应根据气管受压程度，准备不同型号的导管。其麻醉要点与气道重建术麻醉类似，可在自主呼吸下吸入七氟烷麻醉诱导，充分做好气道表面麻醉，充分吸氧后气管插管，必须使气管导管插过受压气管部位。如压迫导致一侧支气管受压，可选用双腔支气管导管，将导管插入对侧。

（4）气管插管后气管或大血管受压仍较严重时，应尽快开胸，手术医师将瘤体托起，以减轻压迫症状。

（尹莹莹）

第十一章 普外科手术麻醉

第一节 乳腺手术麻醉

目前和麻醉医师相关的乳腺手术主要是恶性肿瘤的切除和根治,以及配合整形外科进行一期乳房再造术。对于乳腺肿物性质不明的患者,一般是先在局麻下行活检、切除,然后行快速冰冻,根据病理结果以决定下一步治疗方案。因此在术前访视时,对于可能行全麻下乳腺癌根治术的患者应该给予足够的重视。

一、术前访视

对乳腺手术患者的术前访视,除了一般的访视项目,重点关注患者的心肺功能外,还应该评估患者的插管条件。目前,乳腺癌根治术多使用喉罩通气,术前访视时注意患者的张口度、颈部活动度及下颌大小。在少数情况下,患者已经存在肿瘤的肺内转移,或者已经接受放射治疗和化学药物治疗,对于这类患者,应该重点关注其肺功能、血常规及肝肾功能,预计拔管有困难的患者,应该事先和外科医师沟通,联系 ICU 备床。由于患者往往需要在手术期间接受肿物性质是恶性的可能,有时会情绪激动,此时需要进行适当的劝慰。

二、术中管理

对于乳腺肿物的活检操作,一般是在局部麻醉下完成,对于某些危重症患者,可能需要麻醉医师进行监护。对这类患者应该慎用镇静药物,以免导致呼吸抑制,甚至循环波动。对于乳腺根治手术,大多采用全身麻醉的方式。

对于技术熟练的乳腺外科医师来说,乳癌根治术一般不会超过 2 小时,此时我们往往选择喉罩通气技术,该技术刺激小,患者术后咽喉部不适发生率较低。但是如果预计手术时间超过 2 小时或者患者存在喉罩禁忌证时,气管插管仍然是首选气道技术;有些患者需要在行乳腺癌根治术的同时进行乳房再造,此时也应该选择气管插管。

对于一般情况良好的患者,经口快速诱导是常用方法,麻醉的维持可以使用吸入麻醉药,也可以使用异丙酚,同时应用复合阿片类镇痛药物。是否使用肌松药视患者的情况而定,如果患者在麻醉维持过程中没有自主呼吸,可以不使用肌松药。但是由于手术时间相对较长,同时在外科操作过程中对神经、肌肉的牵拉往往会造成操作不便,因此建议在诱导时加用肌松药,不仅方便插管、插喉罩,还方便外科医师的操作,同时可以确保喉罩的位置不会因为患者的体动而发生改变。在手术结束准备拔管时,注意最后一次肌松药的追加时间,同时加用新斯的明和阿托品合剂拮抗残余肌松药。

在乳腺手术过程中,往往需要将手术侧的胳膊悬吊到头架上,因此在悬吊过程中务必仔细,防止骨骼肌肉拉伤及神经损伤。在手术完成时,务必先松开悬吊的手臂,禁止暴力旋转头架。

在手术完成时,乳腺外科医师一般需要立刻佩戴胸带,以便压迫止血。在此操作完成之前,适当的减浅麻醉是必要的,以便缩短患者苏醒时间,但是应该防止患者在佩戴胸带时因为体位的变动、喉罩位置的变动而发生躁动。因此在佩戴胸带完成之前,维持适当的麻醉深度是必要的。在佩戴胸带过程中,患者上身是抬离床面的,麻醉医师应该注意保护患者的头部和颈部,同时暂时断开螺纹管,防止由于牵拉造成喉罩、气管插管的位置变动。胸带佩戴完后,将患者放置于手术床后再进行苏醒及拔除喉罩、气管插管。

三、术后管理

术后疼痛多见于乳腺癌根治术后患者,可以采用患者自控镇痛(patient controlled analgesia,PCA)技术或者高位硬膜外镇痛。对于不愿意使用 PCA 的患者,嘱外科医师术后根据需要使用肌内注射、口服镇痛药物。

(孙晋玉)

第二节　腹部手术麻醉

一、腹腔内脏的神经支配

腹腔内脏受交感神经和副交感神经双重支配,内脏痛和牵拉反应与这些神经分布有密切关系。

(1)交感神经内脏大神经起自脊髓 $T_{4\sim10}$ 节段,终止于腹腔动脉根部的腹腔节,部分纤维终止于主动脉肾节和肾上腺髓质。内脏小神经起自脊髓 $T_{10\sim12}$ 节段,终止于主动脉肾节。内脏最小神经起自 T_{12} 节段,与交感神经干一并进入腹腔,终止于主动脉肾节。由腹腔神经节、主动脉肾节等发出的节后纤维分布至肝、胆、胰、脾、肾等实质器官和结肠脾曲以上的肠管。腰交感干由 4~5 对腰节组成,节上的分支有腰内脏神经,终止于腹主动脉丛及肠系膜丛等处,其节后纤维分布于结肠脾曲以下的肠管和盆腔脏器,部分纤维随血管分布至下肢。盆腔神经丛来自 $S_{2\sim3}$ 骶节和尾节所发出的纤维。

(2)副交感神经中枢位于脑干的副交感神经核及 $S_{2\sim4}$ 节段灰质的副交感核。迷走神经的腹腔支参与肝丛、胃丛、脾丛、胰丛、肾丛及肠系膜上下神经丛的组成,各丛分别沿同名血管分支到达相应脏器。结肠脾曲以下肠管和盆腔脏器受 $S_{2\sim4}$ 副交感节前纤维组成的直肠丛、膀胱丛、前列腺丛、子宫阴道丛等支配。

(3)重要腹腔内脏的神经支配:在结肠脾曲以上肠管和肝、胆、胰、脾等手术时,椎管内麻醉要阻滞内脏神经交感神经支,阻滞平面应达 $T_4\sim L_1$,但迷走神经支不可能被椎管内麻醉所阻滞。为消除牵拉结肠脾曲以上肠、胃等内脏的反应,可辅用内脏神经局麻药局部封闭。结肠脾曲以下

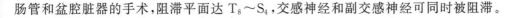

肠管和盆腔脏器的手术,阻滞平面达 $T_8 \sim S_4$,交感神经和副交感神经可同时被阻滞。

二、腹部手术特点和麻醉要求

(1)腹部外科手术主要为腹腔消化系统疾病的手术。消化道主要功能是消化、吸收、代谢;清除有毒物质;参与机体免疫功能;分泌多种激素以调节消化系统和全身的生理功能。因此,消化器官疾病必然导致相应的生理功能紊乱及全身营养状态恶化。

(2)胃肠道每天分泌大量的消化液,含有相当数量的电解质,一旦发生肠道蠕动异常或肠梗阻,消化液将在胃肠道内潴留;或因呕吐、腹泻等导致大量体液丢失,细胞内液、外液的水和电解质锐减,酸碱平衡紊乱。

(3)消化道肿瘤、溃疡或食管胃底静脉曲张可继发大出血。除表现呕血、便血外,胃肠道可潴留大量血液,失血量难以估计。麻醉前应根据血红蛋白、尿量、尿比重、血压、心率、脉压、中心静脉压等指标补充血容量和细胞外液量,并做好大量输血的准备。

(4)胆道疾病多伴有感染、阻塞性黄疸和肝损害。麻醉时应注意肝、肾功能的维护,出、凝血异常及自主神经功能紊乱的防治。

(5)急腹症如胃肠道穿孔,急性胆囊炎,化脓性胆管炎,胆汁性腹膜炎及肝、脾、肠破裂等,病情危重,需急诊手术。急腹症手术麻醉的危险性、意外及并发症的发生率均比择期手术高。应尽可能在术前短时间内对病情做出全面估计和准备。

(6)严重腹胀、大量腹水、巨大腹腔内肿瘤患者,当术中排出大量腹水、摘除巨大肿瘤时,腹内压容易骤然下降而发生血流动力学及呼吸的明显变化。

(7)腹部手术中牵拉内脏容易发生恶心、呕吐。呕吐或反流误吸是腹部手术麻醉常见的死亡原因。胃液、血液、胆汁、肠内容物都有被误吸的可能,导致急性呼吸道梗阻、吸入性肺炎或肺不张、误吸综合征和急性肺损伤等严重后果。

(8)良好的肌肉松弛是腹部手术麻醉的重要条件。

(孙晋玉)

第三节　烧伤手术麻醉

由热力引起的组织损伤统称为烧伤,如火焰、热液、热蒸汽、热金属等。由电、化学物质所致的损伤也属于烧伤范畴。在家烧伤者中,小儿及老人居多,大面积严重烧伤见于火灾,爆炸事故引起的烧伤多见于青壮年。吸入性损伤可伴有呼吸道烧伤而发生呼吸困难,常需紧急气道处理。烧伤患者清创(急症手术)和植皮(急症手术或择期手术)均需要在麻醉状态下进行。

一、烧伤患者的病情特点

(一)烧伤临床分期和病理生理变化

1.体液渗出期

烧伤面积较大时,患者容易发生休克,此期又称"休克期"。患者代谢率和氧耗增加 $2 \sim 3$ 倍,循环系统和呼吸系统可发生明显的病理变化。烧伤早期的休克基本是低血容量休克:伤后 2~

3 小时最为急剧,8 小时达高峰,随后减缓。血容量丧失和心肌抑制因子的作用使心排血量减少。因此,积极的液体治疗是烧伤后体液渗出期治疗的主要内容,以迅速恢复循环血量,改善组织血液灌注和缺血缺氧。严重烧伤可引起肺毛细血管漏出综合征,也可发展为威胁生命的肺水肿。患者肺功能降低,功能残气量减少,肺顺应性降低,肺泡-动脉氧分压差增加。此外,烧伤后毒素的生成、细菌感染、组织低灌注、肾功能障碍、H^+ 排出障碍等都可引起烧伤后酸碱代谢紊乱。

2.急性感染期

烧伤后皮肤黏膜功能受损、机体免疫功能抑制、抵抗力下降等都会导致感染概率增加。从创面的局部感染开始,而后向创面深部健康组织侵袭形成"烧伤创面脓毒症",引发全身性感染和脓毒血症。防止感染是此期的关键,首要的是积极维持机体的抗病能力,尽早防治休克,致使缺血缺氧性损害降低到最低程度;同时尽早清除坏死组织、封闭创面及使用抗生素。

3.修复期

创面的修复在伤后不久即开始。浅度烧伤可自愈,深度创面愈合后产生不同程度的瘢痕增生、挛缩,使肢体及其他功能障碍。创面较大需植皮修复,术后尽早进行功能锻炼。

(二)烧伤面积的估计

1.九分法

成人头和每个上肢各占 9% 总体表面积(total body surface area,TBSA);躯干前面后面和每个下肢各占 18% TBSA。婴儿和儿童因体表面积比例与年龄有关,估算时应注意。

2.手掌法

无论成人或儿童,手的面积占 2.5% TBSA,掌侧占 1.25% TBSA,如果五指并拢,一掌面积约占 1% TBSA。

(三)烧伤深度的估计

1.Ⅰ度烧伤

Ⅰ度烧伤又称红斑性烧伤。局部干燥疼痛微肿而红,无水疱。

2.Ⅱ度烧伤

Ⅱ度烧伤又称水疱性烧伤。临床常分为浅Ⅱ度和深Ⅱ度。

3.Ⅲ度烧伤

Ⅲ度烧伤又称焦痂性烧伤。局部苍白、黄褐或焦黄,严重者呈焦灼状或炭化。

(四)吸入性损伤

吸入性损伤的致伤因素主要是热力和化学的复合损伤,对明确或高度怀疑有吸入性损伤者,采用气管切开术有助于维持较好的通气和组织氧合,且有利于呼吸道分泌物和损伤坏死黏膜的排出,对较重的吸入性损伤则应用机械通气。

吸入性损伤是较危重的部位烧伤,其致伤因素不单纯由于热力,燃烧时烟雾中含有大量化学物质,可被下呼吸道吸入,这些化学物质有腐蚀局部和使全身中毒的作用。

吸入性损伤的判断:①燃烧现场相对封闭;②呼吸道刺激,咳出炭末痰,呼吸困难,肺部可有哮鸣音;③面、颈、口、鼻周围常有深度烧伤,鼻毛烧伤,声音嘶哑。

(五)烧伤并发症

严重烧伤后可发生多种并发症,各类并发症的发生一般与烧伤的严重程度有关。

1.肺部感染

肺部感染是烧伤患者常见的并发症,可引起呼吸衰竭。对大面积烧伤伴吸入性损伤的患者

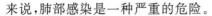

来说,肺部感染是一种严重的危险。

2.成人呼吸窘迫综合征

成人呼吸窘迫综合征常见于各种直接或间接损伤肺脏的急性过程。在脓毒症时,成人呼吸窘迫综合征的发病机制为肺毛细血管内皮和肺泡上皮受炎性递质损伤后,血浆或血液漏入间质或肺泡内腔而发生肺泡积水或肺不张。

3.应激性胃十二指肠黏膜损害

近年来仍保持较低的发生率,主要是常规应用制酸剂或质子泵抑制剂。

4.急性肾衰竭

目前,在烧伤早期由于患者及时就诊或被转运,此种并发症已较少见,但病死率高。多半发生于化学烧伤中毒和感染导致的创面脓毒症及多脏器衰竭(MOF)。

二、麻醉处理

(一)麻醉要求

烧伤患者的麻醉有特殊要求,包括:①严重烧伤患者因广泛的创面,加之切痂取皮时手术视野范围大,难以进行正常的血压、脉搏等监测,尽可能利用有限的监测对循环系统的状态做出正确的判断。如双上肢烧伤,可测量下肢血压,对严重烧伤患者可用动脉穿刺置管,直接测压。②充分止痛及消除患者紧张的情绪。③伴有头、面、颈及气道烧伤的患者,应特别注意气道管理。④及时纠正脱水及酸中毒。⑤由于反复多次手术,需考虑患者对麻醉药物的耐药性和变态反应。

(二)术前准备

(1)对烧伤面积、程度、部位及患者全身情况等进行一般评估。

(2)小面积、四肢及轻度烧伤对心血管系统影响不大,不需特殊准备。

(3)烧伤急性期,患者生命体征不稳定,应着重纠正低血容量、酸碱和电解质紊乱及凝血障碍。

(4)大面积或严重烧伤主要是液体丢失引起低血压、低灌注和休克。大量液体丢失发生在伤后24～48小时,主要是渗出和转移到细胞外间隙,丢失成分与血浆相似。术前需积极补充晶体液和胶体液。

(5)胸部环周性深度烧伤会降低胸壁顺应性,可导致低氧血症和呼吸衰竭,需急症焦痂切开。面部、上呼吸道烧伤及伴有吸入性烧伤,应在气道水肿发生前,尽快行气管内插管,否则可迅速发生软组织继续肿胀和扭曲,从而使插管困难。

(6)大面积深度烧伤或电烧伤时,常伴有肌红蛋白尿和血红蛋白尿,进而导致急性肾功能不全。应给予碳酸氢钠碱化尿液。

(7)消化系统功能紊乱,胃排空时间延长,胃肠蠕动减慢甚至麻痹性梗阻,应延长禁食时间,必要时放置胃管。

(8)大面积烧伤病程长,能量消耗大,分解代谢加速,出现负氮平衡。患者常出现低蛋白血症、贫血、营养不良及水、电解质紊乱。术前均应积极纠正,提高患者耐受力。

(9)术前用药:一般患者可常规术前用药,患者疼痛明显时应加用镇痛药。对高热、心动过速者不宜用阿托品。大面积烧伤及伴有吸入性损伤者不宜用吗啡。病情严重及体质差者少用或不用术前药。

(三)麻醉方式和药物选择

1.麻醉方式

(1)神经阻滞及椎管内麻醉:上、下肢小面积烧伤,如穿刺部位及其附近皮肤完好,可采用神经阻滞及椎管内阻滞麻醉,尤其适用于这些部位烧伤晚期的整形手术。

(2)神经安定镇痛麻醉:仅适用于表浅、较小清创手术,或作为其他麻醉的辅助用药。

(3)静脉复合麻醉或静吸复合麻醉:呼吸道通畅、无明显呼吸抑制是保证静脉复合麻醉安全的关键。头、颈、面及伴吸入性烧伤,长时间、大面积、病情严重及俯卧位手术等均不宜做非气管插管的静脉复合麻醉。气管插管静脉复合麻醉可用于各种烧伤患者。静吸复合麻醉是目前最常用的方法,采用静脉麻醉药进行诱导,然后吸入异氟烷、七氟烷或地氟烷等维持麻醉,辅以阿片类药物及肌松药,麻醉平稳,清醒迅速。

2.麻醉药物

大面积烧伤患者病情严重,常伴有多器官功能障碍、低蛋白血症,会使麻醉药物代谢降低、游离药物浓度升高,机体对麻醉耐受性降低,应适当减少用量。静脉麻醉药可选择氯胺酮、咪达唑仑、丙泊酚等,镇痛药可选择芬太尼、瑞芬太尼、舒芬太尼等。吸入麻醉药是大面积严重烧伤患者的理想麻醉药物,其中氧化亚氮与其他吸入麻醉药复合用于烧伤患者麻醉有一定优越性,但严重感染、肠麻痹者不宜使用,以免引起肠胀气。严重烧伤患者应用琥珀胆碱可引起短暂性高钾血症,导致致命性心律失常,因此应避免使用氯琥珀胆碱。

3.麻醉管理

(1)建立有效的监测和静脉通路:大面积烧伤时,心电图电极不得直接安置于清创的组织上,可应用针式电极。对于无法经上、下肢测定血压的危重患者,可经动脉置管连续监测血压。穿刺部位取决于可用的未烧伤区域。而对于心脏功能异常、持续低血压等危重患者,必要时可放置肺动脉导管,监测血流动力学变化及指导治疗。当无法经指、趾监测 SpO_2 时,可用特定探头置耳垂、嘴唇等部位进行 SpO_2 监测。常规观察和记录尿量,作为判断循环状况的参考。必须建立有效的静脉通路,以保证迅速补充大量的液体。建立中心静脉通路,可监测血容量和输注药物。如果所有适当位置均被烧伤,只得在消毒后将通路建立于烧伤处。

(2)呼吸管理:头、面、颈部及呼吸道烧伤患者,呼吸功能受损,麻醉前必须对呼吸道情况及呼吸功能进行较全面了解,为确保气道通畅,有利于围术期呼吸管理,必要时应行气管造口术。

(3)循环管理:①烧伤24～48小时,主要是渗出引起低血容量,术中继续术前的补液方案,并补充麻醉药物引起的血管扩张和术中失液、失血导致的容量缺失,维持血流动力学稳定,使组织有足够的血流灌注,维持术中尿量＞0.5 mL/(h·kg)。②烧伤初期可发生心排血量减少和动脉压降低,可能与循环中抑制心肌收缩力的因子有关;烧伤后36～72小时毛细血管的完整性可重建,间质间隙中的液体被重吸收,可减少输液量;烧伤后期患者营养不良、毒素吸收甚至发生脓毒血症等。因此,术中输液需在有效循环功能监测(如血压、中心静脉压、尿量等)下进行,必要时用心血管活性药物。③烧伤切痂手术的范围较大,烧伤创面蒸发通常较多,创面出血多而迅速,很容易造成低血容量。④术中改变体位,尤其由仰卧改为俯卧位时,应特别注意循环功能改变。⑤大面积及严重烧伤者术中应监测血气和电解质,及时维持电解质和酸碱平衡。

(4)体温管理:所有输液和血制品应加温,防止大量液体输入,引起体温下降。吸入气体也应加温和湿化;烧伤小儿应用辐射加热灯和置于加热毯上保温。保持手术室室温维持在适当温度、湿度,有助于预防低体温。

(5)术后镇痛:为减轻患者疼痛,方便创面的治疗和换药等操作,减少患者消耗,多选用 PCA 镇痛。同一患者在不同时间用药量应有较大幅度的调整。成人吗啡负荷量 3 mg,单次给药剂量 0.5～1.0 mg,锁定时间 6～10 分钟。不能完全止痛时,单次给药剂量增加 50%;患者出现镇静、嗜睡等症状时,单次给药量减少 25%。烧伤患者病情复杂,PCA 过程中应综合考虑个体健康状况、病理生理改变,治疗方式及既往用药情况,合理制定适时调整用药方案。

(6)麻醉恢复期注意事项:①熟悉烧伤不同时期的病理生理变化特点,继续加强心电图、BP、CVP 监测,维持循环功能稳定。②大面积深度烧伤后出现全身炎症反应综合征,警惕引起许多重要脏器的并发症。③严重烧伤患者往往需接受多次手术和麻醉,机体处于严重消耗状态,抵抗力差,还应充分考虑患者的耐受性、耐药性和变态反应性。④监测 SpO_2,持续吸氧,预防低氧血症。⑤在恢复室内易发生寒战,体温可以正常或降低,应注意保暖,可同时应用小剂量咪达唑仑及哌替啶静脉注射。⑥护送患者时,应注意保温,防止皮肤移植物脱落。

（孙晋玉）

第十二章　腔镜手术麻醉

第一节　腔镜手术的病理生理改变

腔镜技术在腹部外科、妇科、泌尿外科、血管外科、胸外科等领域得到广泛应用。气腹和腹内高压及各种特殊体位,可导致机体相应的病理生理改变,以及手术引起的并发症,增加麻醉处理的复杂性和风险。

一、气腹对机体的影响

(一)循环功能的影响

1.全身循环功能的变化

腹内压增加,SVR、MAP、右心房压力增加。①腹内压<2.7 kPa(20 mmHg)时,腹膜呈机械性扩张,多巴胺和肾上腺素等儿茶酚胺、肾素血管紧张素系统及血管升压素和皮质醇等神经内分泌激素增加,血管收缩,外周总阻力升高,但腹内脏器受压,静脉回流增加,前负荷增加,CO增加,血压上升,CVP升高;②腹内压>2.7 kPa(20 mmHg)时,下腔静脉受压迫,静脉血流回流减少,回心血量减少,CO下降,膈肌上移,胸膜腔内压增加,肺毛细血管楔压和CVP升高。腹膜过度牵拉刺激腹膜牵张感受器,引起迷走神经兴奋,心率减慢,心脏舒张障碍、移位,心律失常和心肌缺血、心肌梗死等风险大为增加。

2.局部循环功能的变化

(1)脑循环的影响:CBF流速增加,ICP及脑脊液压力增加。随腹内压增加,ICP和CVP相应升高。

(2)肝血流及其功能的影响:气腹术后谷草转氨酶、谷丙转氨酶及胆红素明显升高,门静脉血流随腹内压升高而进行性降低。肠系膜及肝脏等腹内脏器血管系统收缩,肝动脉血供减少。肠系膜动脉血流量减少,门脉血供相应下降。因此,肝功能不全的患者,特别是在低血压或休克状态等情况下,不宜行腹腔镜手术。

(3)肾血流及其功能的影响:肾血流量、尿生成量及尿肌酐清除率下降。气腹压力<2.7 kPa(20 mmHg),对肾功能影响轻微。肾局部压力达2.0 kPa(15 mmHg),肾皮质血流灌注和尿生成量减少,压力解除后可逐渐恢复。因此,临床上腹内压宜控制在较低水平,以维持手术需要和保护肾功能,长时间手术或肾功能不全患者更应重视,必要时使用利尿剂。

(4)妊娠子宫的影响:CO_2气腹可显著减少子宫血流,母体和胎儿$PaCO_2$上升及酸中毒,腹内

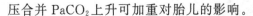

压合并 $PaCO_2$ 上升可加重对胎儿的影响。

（5）CO_2 吸收和 $PaCO_2$ 对循环的影响：随手术时间延长（15 分钟后）和气腹压力增大，CO_2 吸收增加，$PaCO_2$ 升高，发展到中至重度高碳酸血症时，MAP、HR、CVP 和 SV 升高，而外周血管阻力下降，可造成心肌抑制、心肌氧耗增加，心肌缺血缺氧和心律失常的风险增加。

（6）人工气腹与心律失常：腹腔镜手术中可发生心律失常，如心动过速、室性期前收缩，甚至心室颤动，可能机制与 $PaCO_2$ 上升、牵拉腹膜，以及相关操作、麻醉过浅和气栓等有关。

（二）呼吸功能的影响

1.通气功能的变化

腹内高压使膈肌上移，肺顺应性和 FRC 可显著下降，使肺底部易发生微小的肺不张，无效腔量（VD/VT）增加，致通气-血流比值（V/Q）失调。头低位时，腹腔脏器头向移位，膈肌活动受限，肺容量和顺应性显著下降，肥胖、老年患者及存在肺不张倾向的患者表现更甚。头高位时，FRC 可有一定程度增加，肺顺应性下降。气道峰压和平台压均升高。

2.CO_2 和 $PaCO_2$ 变化

气腹建立后，血中 CO_2 和 $PaCO_2$ 均升高，形成高碳酸血症；随着充入气量的增加，压迫使腹膜血流灌注下降，延缓 CO_2 的吸收。CO_2 和 $PaCO_2$ 升高的幅度与气腹压力有关。研究认为，腹内压 <1.3 kPa（10 mmHg），$PaCO_2$ 升高主要源于 CO_2 迅速吸收入血液，腹内压 >1.3 kPa（10 mmHg），$PaCO_2$ 升高则主要源于无效腔量增加、气体交换障碍所致。

一般情况下，美国麻醉医师协会 I～II 级心肺功能正常患者 $PaCO_2$ 升高时，增加分钟通气量 12%～16%，$PaCO_2$ 即可维持在正常范围。美国麻醉医师协会 III～IV 级患者虽已增加分钟通气量，但 $PaCO_2$ 仍高达 6.7 kPa（50 mmHg），$P_{ET}CO_2$ 和 $PaCO_2$ 差值明显增大。术中应进行血气分析。

（三）内分泌功能和免疫功能的影响

1.内分泌功能的影响

人工气腹时儿茶酚胺、促肾上腺皮质激素、皮质醇及血管加压素血浆浓度升高。腹内高压和 CO_2 吸收刺激交感神经活性增强，肾髓质儿茶酚胺分泌增加，同时肾灌注下降刺激肾素释放，皮质醇、促肾上腺皮质激素、β-内啡肽、ink-6 及血糖升高，引起相应的应激反应，腹腔镜手术组在术后激素很快下降。

2.免疫功能的影响

腹腔镜手术对机体创伤小，免疫抑制程度轻、持续时间短。但有报道，CO_2 有免疫下调作用。并认为与其促进肿瘤生长有关。腹腔内 CO_2 的压力达到 1.6～1.9 kPa（12～14 mmHg），由于 CO_2 在血浆中有较高的弥散性及溶解度，血中 PCO_2 升高，使机体的内环境处于酸性状态，从而损伤了红细胞。

（四）ICP 和体温调节的影响

1.对 ICP 的影响

腹腔镜术后头痛、恶心等颅内高压症状也明显增多，颅内静脉回流以及脑脊液循环受阻。但在手术结束气腹消除后逐步恢复至正常水平。

2.对体温调节的影响

腹腔镜微创手术没有开腹手术体温变化明显，但仍有 1/3 的患者会发生体温下降。为了防止因体温下降，患者应加强保暖和适度湿化。

(五)头低脚高体位对机体的影响

气腹后使膈肌上移,肺底部肺段受压,肺顺应性降低,气道压力上升,功能残气量下降,潮气量及肺泡通气量减少,从而影响通气功能。而妇科腔镜手术时为了更好地暴露手术视野常常需要采用头低脚高位,这样的特殊体位又使膈肌进一步上移,压迫肺基底段,肺下部的扩张大大受限,功能残气量进一步减少,肺容量减少,肺顺应性再度下降 $10\% \sim 30\%$,腹内压(IAP)达 3.33 kPa 时,对膈肌产生 30 g/cm^2 的推力,有学者报道膈肌每上抬 1 cm,肺的通气量就减少 300 mL。气道阻力进一步增加,肺通气进一步减少,肺内气体分布和通气/灌流比例失调,最终可引起 $P_{ET}CO_2$ 及 $PaCO_2$ 升高,发生高碳酸血症时,机体虽有一定的代偿机制,但严重时可致脑氧饱和度降低。另外,气腹、头低脚高体位将腹腔静脉的血挤压至胸腔静脉,导致胸腔内血液淤积,肺循环血流量减少,通气不足,使通气/血流比例失调,增加了生理无效腔。妇科手术头低位对循环的影响不如对呼吸的影响明显,气腹前快速扩容和头低脚高体位能减少气腹后回心血流量降低所致的低血压。

二、侧卧位和开胸时双肺的通气与血流分配

(一)清醒、未开胸、侧卧位

侧卧位时重力对肺内血流分布的影响与直立时相同。但侧卧位时肺内血流体静水压的梯度不如直立位明显,因此,侧卧位时上侧肺血流量少于直立位。然而下侧肺的血流量仍显著大于上侧肺。因此,当右侧在上时,右肺接受心排血量 45% 的血流,而不是直立或侧卧位时 55% 的血流量。当左侧在上时,左肺接受约心排血量 35% 的血液,而不是直立或侧卧位时 45% 的血液。

重力对侧卧位时胸膜腔压也有一定的影响,因此与上侧肺比较,下侧肺通气相对增加。另外,侧卧位时下侧膈肌比上侧膈肌更凸向胸腔,下侧膈肌的弯曲度大于上侧膈肌,因此自主呼吸时下侧膈肌能更有力地收缩。所以侧卧位的清醒患者,无论患者向哪侧侧卧,下侧肺的通气都好于上侧肺,尽管较大的右肺仍有通气量更多的倾向。下侧肺的血液灌流也好于上侧肺,因下侧肺通气的增加,使清醒状态下侧卧位患者肺的 V/Q 没有明显的变化。但血流量增加的程度大于通气量的增加,因此,V/Q 从上肺至下肺递减(直立位及仰卧位时变化相同)。

(二)麻醉、未开胸、侧卧位

同清醒患者比较,麻醉患者上侧和下侧肺血流的分布没有明显的变化。因此,麻醉患者下侧肺比上侧肺仍然接受更多的血流量。而全麻诱导却导致两侧肺通气发生明显的改变。

侧卧位时,清醒患者下侧肺的通气更多,而麻醉患者则上侧肺通气更多。引起这一改变相关的原因有以下几点:①全麻诱导使双肺功能残气量均减少。由于清醒患者双肺在肺压力-容量曲线的位置不同,全麻患者双肺功能残气量减少,并使双肺在压力-容量曲线的位置均下移,但位置仍不相同,下侧肺从最初的曲线陡峭部分(清醒患者)移向较低的平坦部分(麻醉诱导后)。而上侧肺最初处于压力-容量曲线的平坦部分(患者清醒)降至压力-容量曲线的陡峭部分(麻醉诱导后)。②侧卧位的麻醉患者同时采用肌松药和机械通气,膈肌不再主动收缩,下侧弯曲度更大的膈肌就不再像清醒时发挥优势作用。③纵隔压迫下侧肺,阻碍下侧肺的扩张使其功能残气量减少。④腹腔内容物将膈肌推向头端,下侧肺受压更明显,这也阻碍了下侧肺的扩张,并使其功能残气量不成比例地减少。⑤不良体位使下侧肺明显受压。上侧胸腔开放时,上侧肺通气将进一步不成比例地增加。

简而言之,有或没有肌肉松弛的麻醉患者,在侧卧位时,未开胸的上侧肺具有良好的通气,但血流灌注欠佳,而下侧肺具有良好的血流灌注,通气则不足,引起 V/Q 失衡。对患者进行呼气末

正压通气,将增加下侧肺的通气,可能是因为下侧肺回到压力-容量曲线的陡峭和有利的部分,而上侧肺则回到原来平坦和不利的部分。

(三)麻醉、开胸、侧卧位

和麻醉、未开胸时的侧卧位患者比较,开胸本身通常对上侧肺和下侧肺血流的分布无明显影响,下侧肺仍然接受多于上侧肺的血流灌注。然而开胸对通气分布有较大的影响,通气分布的改变能导致V/Q进一步失衡。

若无胸壁对顺应性的影响,上侧肺将自由扩张,其结果是过度通气(仍为低血流灌注)。相反,下侧肺仍处于顺应性相对低的状态,结果是通气不足而灌流过剩。手术时压迫暴露的上侧肺,能部分地通过非生理的方法减轻上述问题。通过机械通气或外源性地限制上侧肺的通气,可使灌注良好的下侧肺通气增加。

(四)麻醉、开胸、肌肉松弛的侧卧位

单纯肌肉松弛,并不会引起麻醉开胸侧卧位患者上侧肺和下侧肺血流分布的明显变化。因此,下侧肺接受的血流灌注仍然多于上侧肺。然而,无论是理论上还是试验研究结果均认为肌肉松弛会影响上侧肺和下侧肺通气的分布。

仰卧位和侧卧位时,腹腔内容物的重量更多的是压向下垂部分的膈肌(背侧和下侧肺),非下垂部分的膈肌承受的压力较小(前胸侧肺和上侧肺)。在清醒和自主呼吸的患者膈肌的张力和主动收缩可以对抗腹腔内容物的压力,且膈肌的下垂部分活动度最大,上侧部分的膈肌动度最小,这一机制使灌注好的肺(下侧肺)得到良好的通气,灌注差的肺(上侧肺)得到较少的通气。而在肌肉松弛和正压通气时,上部的膈肌处于被动和松弛状态,其被动运动受腹部脏器造成的阻力最小,因此位移最大;而下垂部分的膈肌则相反。这种非生理性的机制能使灌流较差(上侧肺)的肺得到较多的通气,而灌流好的肺(下侧肺)则得到较少的通气。

综上所述,麻醉和肌肉松弛后的侧卧位开胸患者常表现为V/Q失衡,通气好的肺组织血流灌注差,而通气不足的肺组织血流灌注却良好。肺血流分布主要受重力的影响。上侧肺通气良好的部分原因是开胸和肌肉松弛,而下侧肺通气差则是由于全麻时肺容量减少、膈肌及腹腔内容物挤压和不良体位引起的。另外,吸入氧浓度过高引起的吸收性肺不张和痰液清除能力下降使下侧肺的容量进一步减少。偶尔下侧肺还可以发生大面积的肺不张和肺水肿,在此情况下即便双肺通气,肺泡-肺动脉血氧分压差亦增大,氧合欠佳。

通过双腔管对下侧肺使用呼气末正压通气可以部分纠正全麻和侧卧位开胸时的V/Q比率失衡。对下侧肺给予选择性的PEEP可使该肺处于压力-容量曲线的陡峭和有利部分从而增加下侧肺的通气。实际上这一技术已取得相当好的效果。

(张子英)

第二节　胸腔镜手术麻醉

一、麻醉前准备

术前评估与开胸手术患者相同。

二、麻醉选择

胸腔镜手术可选择全麻或硬膜外阻滞复合全麻。开胸手术的麻醉管理原则同样适用于胸腔镜手术。术中采用静脉和/或吸入麻醉药物维持和肺隔离技术。一般情况尚好的患者,选用全麻或全麻复合硬膜外阻滞。胸腔镜胸壁穿刺部位一般位于第 4 和第 7 肋间隙,硬膜外阻滞平面需达到 $T_{2\sim10}$,因此,硬膜外阻滞穿刺间隙可选择 $T_{7\sim8}$ 或 $T_{8\sim9}$。术中应根据各种治疗操作、手术部位与进程对镇静或镇痛的需求不同,适当调整麻醉的深度。如选择全凭静脉麻醉,则丙泊酚和瑞芬太尼效应室靶浓度分别为 $2\sim6~\mu g/mL$ 和 $4\sim6~ng/mL$。局部阻滞由手术医师实施,经术野对食管旁迷走神经干(左右两侧解剖略有不同)进行阻滞。迷走神经干旁黏膜下局部注射 2% 利多卡因 $2\sim3~mL$。

三、术中监测

基本的监测包括心电图、脉搏血氧饱和度(SpO_2)、无创血压(NIBP)、$P_{ET}CO_2$ 及气道压、潮气量、呼吸频率等呼吸力学方面的监测。一些研究显示在电视辅助胸腔镜手术中仅用 NIBP,然而这些病例多为一些相对健康的患者及简单的手术。其他监测项目的选择取决于患者存在的并发症及手术的复杂程度。由于胸腔镜手术适应证的扩展,越来越多复杂的胸内手术在胸腔镜下完成,因此,建议术中选用有创动脉压(iBP)和中心静脉压(CVP)监测,以便及时发现术中循环异常并能迅速处理。在胸腔镜术中一般不主张施行肺动脉压监测,肺动脉高压患者需要行肺动脉压监测时,测量值可受到缺氧性肺血管收缩、单肺通气、手术操作的影响。经食管超声心动图监测有助于评估心脏功能和容量状况。

由于手术医师必须在闭合的胸腔内操作,因此,有效肺隔离和手术侧肺萎陷是电视辅助胸腔镜手术顺利完成的基础。与吸入空氧混合气相比,在单肺通气前吸入纯氧更有助于手术侧的肺萎陷,尤其是患者肺的弹性回缩力较差或有慢性阻塞性肺疾患时。电视辅助胸腔镜手术单肺通气时,潮气量的选择在 $5\sim6~mL/kg$,以将纵隔移位限制在最低。麻醉药的选择取决于患者的全身状况、手术时间的长短、麻醉医师的熟悉程度及对术毕拔管要求等综合因素的考虑。术后早期拔管、尽可能早地恢复患者的自主呼吸对预防术后肺部并发症有较大意义。

(张子英)

第三节　腹腔镜手术麻醉

一、麻醉前准备

(一)术前评估

主要考虑人工气腹对机体的生理影响及患者对人工气腹的耐受性。美国麻醉医师协会 Ⅰ～Ⅱ级的患者均可耐受腹腔镜手术及其麻醉,部分美国麻醉医师协会 Ⅱ～Ⅲ级的患者可能存在实质脏器功能低下,术前有效治疗仍可选择腹腔镜手术。下列情况可视为人工气腹的相对禁忌证:颅内高压、低血容量、脑室腹腔分流术后、先天性卵圆孔未闭等,先天性心脏病存在右向左分流情况的患者禁忌行人工气腹腹腔镜手术。凡有以下情况,如严重慢性阻塞性肺疾病、肺动脉高压、过度肥胖、严重贫血及凝血功能障碍、右心衰竭或全心衰竭病史、动脉硬化合并高血压、糖尿病未能控制、酸碱失衡、低血容量休克等,术前给予有效治疗后,采用剖腹开放手术。缺血性心脏病和肾功能不全的患者是否行腹腔镜手术应综合考虑,妊娠患者不是腹腔镜手术的严格禁忌证,手术时机以孕 14～23 周为佳。

(二)术前准备

建立静脉通路(老年患者或有并发症患者可行颈内静脉置管),监测包括 NiBP、HR、SpO_2、RR、$P_{ET}CO_2$ 和麻醉深度,心肺贮备功能较差、手术时间长的患者根据需要可选择监测中心静脉压(CVP)、有创动脉压、尿量和体温等。

二、麻醉选择和管理

(一)全麻药联合应用

丙泊酚镇静催眠的血浆浓度是 3～5 $\mu g/mL$,小剂量的阿片类药可减少丙泊酚的 CP_{50}。目前临床上常用的阿片类镇痛药主要有瑞芬太尼和舒芬太尼,丙泊酚与瑞芬太尼是患者苏醒时间最短的组合,符合腹腔镜手术麻醉早期恢复的原则。

(二)静脉全麻药配伍方案

1.丙泊酚-瑞芬太尼

瑞芬太尼全麻诱导可以缓慢静脉注射(1～2 分钟)1.0～1.5 $\mu g/kg$ 或持续输注 0.5 $\mu g/(kg \cdot min)$,继而以 0.2 $\mu g/(kg \cdot min)$ 维持,丙泊酚的诱导剂量 1.5～2.0 mg/kg,随后泵注速率根据临床需要设置为 6～7 $mg/(kg \cdot h)$,逐渐下调到理想水平。若丙泊酚通过靶控输注给药,初始靶浓度一般设置为 3～5 $\mu g/mL$,使其剂量接近 1.5～2.0 mg/kg,然后减少靶浓度至 2.0～2.5 $\mu g/mL$。手术刺激恒定不变,麻醉已稳定 20 分钟左右,丙泊酚和瑞芬太尼的输注速率应下调,以避免麻醉过深。研究发现,以 0.2 $\mu g/(kg \cdot min)$ 持续输注瑞芬太尼和丙泊酚 4.2 $mg/(kg \cdot h)$,患者在停药 4～9 分钟后苏醒。

2.丙泊酚-舒芬太尼

舒芬太尼全麻诱导剂量为 0.5～0.8 $\mu g/kg$,随后以 0.2 $\mu g/(kg \cdot h)$ 持续静脉输注,丙泊酚诱导剂量为 1.0～1.5 mg/kg,随之以 5～6 $mg/(kg \cdot h)$ 持续输注,10 分钟后下调至 4～5 $mg/(kg \cdot h)$。

3.静吸复合麻醉

采用静吸麻醉患者的苏醒时间较快。理想的平衡麻醉以吸入低溶解性的吸入麻醉药和即时半衰期较短的阿片类药物为佳,同时应用小剂量阿片类药时,肺泡气麻醉药浓度则降至 0.5～0.8 MAC。瑞芬太尼为平衡麻醉的最佳选择。一项研究显示,地氟烷-瑞芬太尼和丙泊酚-阿芬太尼在腹腔镜胆囊切除术麻醉中,两组的气管导管拔除时间均为 5～6 分钟,但前者追加的阿片类药物镇痛更多,术后恶心、呕吐发生率较高。

4.肌松要求

上腹部手术的气腹压力常用 1.6～2.0 kPa(12～15 mmHg),下腹部手术需 1.3～1.6 kPa(10～12 mmHg)。气腹压力的高低影响患者术中的呼吸、循环和炎性因子的释放。麻醉和肌肉松弛的程度与气腹压力及对机体的影响直接相关,较低的腹内压[<1.6 kPa(12 mmHg)],可以减轻腹内脏器缺血-再灌注损伤和全身炎症反应以及对腹壁的压力伤。研究发现,在适当的肌松程度下,于 1.1 kPa(8 mmHg)的气腹压力下也能顺利完成腹腔镜手术,其中对深度肌松组患者

完成手术的比例为 60％,但在中等肌松组中降至 35％。

在较深的肌松程度是强直后刺激计数(post tetanic count,PTC)＝1 或 2,或者 TOF＝0,可以降低气腹压力,尤其是在行后腹膜腹腔镜手术时的益处更为明显。但应注意以下事项:①需要肌张力监测。以维持深度肌松状态。②优化术中肌松药的用药管理。精准评估肌松作用的消退情况,避免残余肌肉松弛作用导致并发症。③应选用中、短效肌松药,尽量不在手术后期追加中效非去极化肌松药。对患者,尤其是老年患者,应防治低体温、酸血症以及水和电解质紊乱。④合理使用肌松药拮抗剂。使用小剂量新斯的明 20～30 μg/kg 即能达到有效拮抗。拔管前应评估肌松作用的消退情况,保持机械通气直到肌松药的作用完全消退。

（张子英）

第四节 腔镜手术常见并发症与处理

一、手术操作相关并发症

(一)血管损伤

腹腔镜手术中血管损伤多发生于气腹针或锥鞘穿刺腹壁和实施手术时,有时可损伤到腹主动脉、髂动脉、下腔静脉等大血管,也可损伤到局部重要脏器的血管,如肝动脉、门静脉和胆囊动脉及其分支等。

(二)内脏损伤

内脏损伤多以小肠为主,其次为结肠、十二指肠和胃,或实质性脏器。膀胱、输尿管损伤术中尿量减少可影响麻醉医师对病情的判断;膈肌损伤可即刻产生气肿,严重影响呼吸,如术中患者出现气促、气短和呼吸困难等并发症,建议术中拍胸部 X 线片,排除血气胸,留置胸腔闭式引流管。

二、手术体位相关并发症

腹腔镜手术常采用不同的体位,可引起循环呼吸等一系列并发症,甚至神经损伤。

(一)循环并发症

1.血压急剧改变

头高位时,下肢及下腔静脉回流减少,会导致心排血量和平均动脉压的降低,如同时存在血容量不足,心室舒张末期充盈不足,可导致心排血量明显降低,而发生血压急剧改变。

2.急性循环功能不全

腹腔镜手术结束时,患者体位需调整改变,受重力作用血管内容量重新分布,在麻醉状态下,循环代偿功能明显减弱,如血管舒张、有效血容量相对不足、神经反射抑制、心肌抑制等。如果突然改变体位,其有效循环血容量降低可引起直立性低血压,进而可引起急性循环功能代偿不全,表现为血压骤然降低、心率明显减慢,严重者可发生循环骤停,特别是心功能较差的患者更易发生。术毕应待麻醉清醒后逐步恢复患者正常的生理体位。如术中采取双下肢抬高体位,术毕下肢放回原位时应逐侧安排,不能同时进行,以免引起回心血量的改变致循环意外。

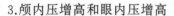

3.颅内压增高和眼内压增高

屈氏体位引起的静脉压升高可进一步引起脑脊液压力增加和 CBF 下降,造成 ICP 和眼内静脉压增高,因此,颅内顺应性降低或存在青光眼的患者可能会因头低位而加重病情。

(二)呼吸并发症

1.通气不足或通气障碍

屈氏体位、折刀位、截石位、俯卧位和侧卧位等体位条件下,膈肌移位造成肺容量和顺应性下降,通气受限制。非气管插管机械通气的麻醉患者术中使用镇静镇痛药物或合并有过度肥胖、胸腔积液、腹水、心肺功能障碍的患者及老年患者易发生通气不足或通气障碍,造成低氧血症和高碳酸血症。

2.上呼吸道梗阻

头低位伴大量输液时,使处于低位的眼睑和其他头颈部组织形成水肿,特别是声门以上组织的水肿或气管导管的位置在术中可能发生改变、压迫或扭折,可造成术中上呼吸道梗阻。

3.气管内插管脱出或单肺通气

头低位特别是在人工气腹条件下,膈肌上移可使气管内插管头向移位脱出或者滑入一侧支气管内,形成单肺通气及另侧肺不张,单侧肺通气可导致急性低氧血症。

4.吸入性肺炎

患者处于头低仰卧位时,腹腔内压力高,尚未完全清醒时突然改变体位可引起胃内容物反流误吸,引起吸入性肺炎。

(三)周围神经损伤

腹腔镜手术体位引起的神经损伤主要有臂丛神经、坐骨神经、桡神经和腓总神经等,应注意保护。

(四)其他

1.眼球挤压伤

摆体位时防止周围物件对眼睛的挤压伤;手术时头低脚高位时间过长易引起颈部、面部充血、水肿,角膜干燥;在麻醉中双眼角膜暴露时间长易干燥,故应用油纱覆盖,并观察颈静脉怒张情况。

2.耳部出血

头低脚高位时手术时间过长可引起耳部出血。

3.血管栓塞

因体位造成的静脉栓塞或肺动脉栓塞较少见,可能与手术时间的长短有关。

(张子英)

第五节　腔镜手术麻醉后处理

一、麻醉苏醒期的处理

手术将结束时,术者逐渐把腹腔中气体放出,麻醉为促进患者早期恢复多已开始减少或停止用药。在此过程中,麻醉工作的重点是严密监测各项生理指标,如血压、心率及潮气量、每分通气量、呼吸频率和气道压的改变。当患者自主呼吸已恢复,注意观察胸廓运动的幅度、肌张力恢复的程度等。患者脱离麻醉机 10～15 分钟期间,同步观察 SpO_2,$SpO_2 > 95\%$ 认为呼吸恢复良好,供氧后 $SpO_2 < 90\%$,应考虑麻醉过深。其可能原因大致为静脉麻醉药或阿片类药物对呼吸中枢抑制,或肌松药的残余作用。如果患者的痛觉、听觉均已恢复,可排除麻醉过深,应着手拮抗肌松药后续效应,如 SpO_2 仍不能达到 90% 以上,则可能是阿片类药物影响呼吸所致,应静脉注射纳洛酮拮抗。如果患者呼之能有力睁眼或点头示意,清理呼吸道后可拔除气管导管。术毕若患者的呼吸功能、循环功能不稳定,可将患者转入复苏室继续观察,依据监测各项生理指标,对症处理和治疗,直至恢复接近正常水平才可以送回病房。

二、腹腔镜手术疼痛及处理

(一)腹腔镜手术后疼痛产生的机制

腹腔镜手术后疼痛可能原因不外乎来源于手术直接创伤(穿刺孔、腹腔内创伤)和人工气腹(腹膜的快速扩张伴随血管和神经的创伤性牵拉、膈神经刺激和炎症介质的释放),主要表现为穿刺部位的体腔壁痛,腹腔内创伤引起的内脏痛,腹膜膨胀所致疼痛,特征性的肩部或背部疼痛。手术直接创伤产生的机制与普通手术相同或相似,人工气腹产生疼痛的主要机制:①膈神经牵拉,人工气腹腹腔过度膨胀牵拉膈神经,使之张力性受伤;②局部酸中毒,CO_2 吸收后膈神经周围局部形成酸性环境损伤膈神经,或术后残余 CO_2 在腹膜内层形成局部酸中毒,继而也可能引起疼痛,但未经证实;③充入气体的温度和湿度可能也是引起术后疼痛的原因;④术后腹腔内的残余气体可能引起腹膜张力和对腹腔内脏支持的下降引起术后疼痛。气腹放气后,超过 90% 的患者膈下气泡持续存在至少48 小时。因此,术后尽可能抽空残余气体能减轻术后疼痛。

(二)腔镜手术后镇痛方法的选择

目前术后镇痛已经是非常成熟的技术,可供选择的方法和模式:①硬膜外镇痛,主要适用于区域阻滞麻醉后镇痛;②静脉给药镇痛或静脉 PCA;③经皮给药镇痛,芬太尼透皮贴剂已广泛应用于肿瘤止痛和慢性疼痛治疗,但较少应用于腹腔镜手术后镇痛;④其他镇痛方法,如肌内注射镇痛药、非甾体抗炎药(non-steroidal anti-inflammatory drugs,NSAIDs)口服给药等;⑤多模式镇痛,即联合应用不同作用机制的镇痛药物和/或多种镇痛方法的镇痛治疗。这些药物和方法作用于疼痛机制的不同时相和不同靶位,以求达到完美镇痛并尽可能减少单一药物和方法的不足及不良反应。

三、腔镜手术后恶心、呕吐的防治

尽管腔镜手术后不良反应相对传统手术大为减少,但恶心、呕吐并未相应下降。有资料表明,腹腔镜手术术后恶心、呕吐的发生率达53%～70%,须积极治疗。

(一)预防术后恶心、呕吐的原则

(1)应识别中、高危患者,对中危以上患者即应给予有效的预防。

(2)尽可能降低术后恶心、呕吐的危险因素和促发因素,如纠正水、电解质失常,术后少量多餐进食,避免食用油炸食物,适当抬高头部等。

(3)对高危患者采用局部或区域阻滞麻醉,全麻时避免吸入麻醉,采用丙泊酚全静脉麻醉,可减少术后恶心、呕吐危险达 30%。

（4）选择合适的抗呕吐药物及给药时间，口服药物如地塞米松、恩丹司琼、多拉司琼、丙氯拉嗪应在麻醉诱导前 1 小时给予，静脉抗呕吐药则在手术结束前静脉注射，东莨菪碱贴剂应在手术开始前 4 小时给予。如果一种药物预防无效就应加用另一类药物。5-羟色胺 3 受体拮抗剂、糖皮质激素和氟哌利多是预防术后恶心、呕吐最有效且不良反应小的药物。

（二）预防术后恶心、呕吐的多模式治疗方案

（1）适当地预防用药，但及时治疗效果好于预防用药。

（2）选择适当的麻醉药或麻醉方法，丙泊酚优于吸入麻醉药，作用与恩丹西酮相当；用氮气代替氧化亚氮可减少术后恶心、呕吐发生率；瑞芬太尼与芬太尼相比似乎术后恶心、呕吐发生率相近。

（3）联合使用不同类型抗术后恶心、呕吐药。

（4）使用一些非药物的方法，如针灸、指压、经皮痛点电针刺激。

（张子英）

第十三章　特殊患者的麻醉

第一节　糖尿病患者的麻醉

糖尿病是因胰岛素绝对或相对缺乏而引起的以高血糖为特征,并由此引起机体的代谢紊乱、大小血管及相应器官受累、神经末梢病变等的一种慢性疾病。

一、糖尿病的病理生理

胰岛素对代谢的主要作用是促进葡萄糖和钾转运进入细胞膜,增加糖原合成,抑制脂肪分解。胰岛素分泌绝对或相对不足,将导致外周组织细胞摄取、利用葡萄糖障碍,从而引起其他代谢途径活跃,导致此类患者血管、神经病变的加重。目前认识到糖尿病患者的血管内皮细胞是主要受损部位,导致此类患者大、小血管广泛病变,累及各靶器官(如心脏、肾脏)。围术期患者血糖增高和异常代谢产物的增多,引起高渗性利尿,导致水、电解质和酸碱失衡及免疫失调。高渗状态下可出现血液黏滞度增高,血栓形成,诱发心、脑血管意外。外科手术与麻醉可致应激性激素分泌及活性增加,并伴有胰岛素分泌减少,使糖尿病患者脂肪分解增加,糖异生和糖原分解增加,表现为胰岛素抵抗、高血糖甚至酮症。通常中、小手术可使糖尿病患者的血糖升高 0.11 mmol/L 左右,大手术可使血糖升高 0.33～0.44 mmol/L。

二、糖尿病的分型

根据最新糖尿病指南,主要分为以下 4 型。

(一)1 型糖尿病

1 型糖尿病是由于胰岛中 β 细胞损害或由于自身免疫因素引起的胰岛素绝对缺乏。可发生于任何年龄,多见于 25 岁以下的青少年。通常症状明显,表现为中度至重度的临床症状,包括体重下降、多尿、烦渴、多饮、体形消瘦、酮尿或酮症酸中毒等。对小剂量胰岛素十分敏感,易发生酮症,多数需终身依赖胰岛素治疗。包括免疫介导性(ⅠA 型)和特发性(ⅠB 型)两种类型。

(二)2 型糖尿病

2 型糖尿病最多见,占糖尿病患者的 90% 左右。病因尚不明确,与基因多态性、免疫改变致外周组织对胰岛素抵抗有关。胰岛素抵抗和 β 细胞功能衰竭是其发病的主要机制。中老年起病,但近来有年轻化趋势。肥胖者多见,常伴血脂紊乱及高血压。多数起病缓慢,半数无任何症状,常在体检、术前检查中发现。发病初大多数患者不需要用胰岛素治疗。此类患者一般不发生

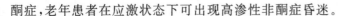

酮症,老年患者在应激状态下可出现高渗性非酮症昏迷。

(三)继发性糖尿病

继发性糖尿病即由其他原因致β细胞功能障碍或胰岛素作用的遗传性缺陷、胰腺外分泌疾病[如胰腺炎、创伤和/或胰腺切除术后、胰腺肿瘤、胰腺囊性纤维化等]、内分泌疾病(如肢端肥大症、库欣综合征、嗜铬细胞瘤、甲状腺功能亢进症等),以及药物(如糖皮质激素、甲状腺激素、噻嗪类利尿剂、苯妥英钠等)或化学原因(如治疗 AIDS 或器官移植后)引起的使拮抗胰岛素作用的激素增多,胰岛细胞数量减少而继发的外周组织糖利用障碍而引起糖尿病,共有 8 个亚型。

(四)妊娠期糖尿病

妊娠期间内环境改变引起糖利用障碍、血糖升高,诊断为妊娠期糖尿病。

三、临床表现及诊断

(一)糖尿病的常见临床表现为"三多一少"

(1)多尿:由于血糖升高,超过肾糖阈[血糖 10 mmol/L(180 mg/dL)]时,出现的渗透性利尿作用。

(2)多饮:由于体内水分丢失,产生口渴,多饮水,如在应激情况下,不能及时补充水分,会产生高渗状态,甚至昏迷。

(3)多食:血糖虽然升高,但不能被外周组织和细胞所利用,产生"细胞内饥饿"现象;患者食欲增强,进食量增多。

(4)体重减轻:胰岛素不能促使细胞有效利用葡萄糖供能,造成细胞转向,从脂肪、蛋白质分解产物中获取能量,导致患者体重减轻。

此情况多见于 1 型糖尿病患者,2 型糖尿病患者早期进食量增多,运动量减少,可处于肥胖、超重、高血压状态。

(二)诊断

凡有糖尿病症状,空腹血糖≥7.0 mmol/L(126 mg/dL);OGTT 试验 2 小时后血糖≥11.1 mmol/L(200 mg/dL);或随机血糖水平≥11.1 mmol/L(200 mg/dL),即可诊断糖尿病。2010 年初美国糖尿病协会新增了一项诊断标准:糖化血红蛋白≥6.5% 时,可诊断糖尿病。

四、术前病情评估

围术期糖尿病的主要危险因素来自糖尿病所致靶器官的损伤,围术期麻醉医师须了解这些并发的疾病,并谨慎处理。

(1)心、脑血管疾病:糖尿病患者的冠心病、高血压发病率增高,患者围术期发生心肌缺血的危险性增高,如伴有自主神经病变,可形成"无症状性心肌缺血",心肌梗死的发生率与病死率增高。糖尿病患者左心室舒张功能减退,易发生全舒张性心力衰竭。脑梗死也多见。

(2)糖尿病性肾病:有资料表明,1 型糖尿病患者终末期肾病发生率为 30%,2 型糖尿病为4%~20%。

(3)外周神经病变:以四肢感觉神经受累最多,肢端麻木、针刺样痛、烧灼样或闪电样痛、感觉减退或过敏。术前应了解这些已有病变,术中加以保护,防止神经病变处受压导致损伤加重。

(4)自主神经病变:胃肠神经受损后,表现为胃软瘫,术中、术后易致反流、误吸;心交感神经受损后,可出现无症状性心肌缺血和传导阻滞。在体位改变或容量丢失时,心血管代偿能力降低,易致血流动力学不稳定。

(5)关节强直综合征:在 1 型糖尿病患者中可见,尤其是颞下颌关节、寰枕关节和颈椎关节强直,导致气管插管和气道管理困难。

糖尿病患者围术期风险因素众多,较重要的风险因素:①术前空腹血糖增加,平均≥13.3 mmol/L;②年龄≥65 岁,病程≥5 年;③糖尿病合并高血压和冠心病;④手术时间≥90 分钟;⑤糖化血红蛋白≥8.5％等。

五、麻醉前准备

(一)麻醉前评估

应对患者的病情和分型做出全面的评估,了解糖尿病的治疗情况、并发症的控制程度。术前力争达到:①空腹血糖在 6.8～11.0 mmol/L(120～200 mg/dL);餐后血糖<11.1 mmol/L;②无酮血症,尿酮体阴性;③尿糖测定为阴性或弱阳性。

(二)术前控制血糖的措施

1.择期手术

对未接受胰岛素治疗的 2 型糖尿病患者,如果术前血糖控制良好,拟施行微创或小手术,可于手术日晨停服降血糖药物和停食早餐。如果为大、中手术,血糖控制欠佳者,可于术前 2～3 天停用口服降糖药物,改用胰岛素(RI)稳定血糖。既往如接受精蛋白锌胰岛素治疗者,术前 1～2 天也应改用普通胰岛素,以便术中调整 RI 剂量稳定血糖水平。RI 的剂量从 4～6 U 开始,3～4 次/天,餐前 30 分钟皮下注射。根据血糖、尿糖情况调整 RI 用量,原则上要维持尿糖(±),尿糖每增加一个"+",给 RI 2～4 U。

2.急诊手术

糖尿病患者行急诊手术时,首先查血糖、尿糖、尿酮,并测定血清钾、钠、氯、HCO_3^-、pH 等。如果患者血糖高且伴有酮症时,说明糖尿病病情未控制,应先纠正酮症酸中毒,可先用 RI 10～20 U 静脉注射,再以生理盐水 500 mL＋RI 20 U,根据血糖浓度以 0.5～5.0 U/h 的速度静脉滴注或泵注,将血糖控制在 14 mmol/L 以下,酮体消失,水、电解质紊乱有所纠正之后,方可手术。对手术刻不容缓者,在手术的同时,积极纠正酮症酸中毒。

(三)并发症准备

对术前有糖尿病并发症,尤其是糖尿病性高血压、心脏病或肾病,应做相应治疗和准备。

(四)术前用药

为避免患者焦虑、紧张和应激性血糖升高,宜选用咪达唑仑,成人 2～5 mg,术前 30 分钟肌内注射。吗啡可致血糖升高,避免应用。并发青光眼者禁用抗胆碱药物。

六、麻醉管理

(一)麻醉方法的选择

结合手术的性质、大小、患者的具体情况,尽可能选择对糖代谢影响最小的麻醉方法和麻醉药物。下肢、下腹部手术采用椎管内麻醉较为适合,但需牢记以下几点:糖尿病患者的局麻药需要量较小;神经损伤的概率较高;局麻药中加入肾上腺素可能增加神经缺血或(和)神经水肿的风险;糖尿病患者自主神经受损,易致低血压,平面过广时易致循环虚脱。全麻虽对机体代谢有一定影响,但如能熟悉全麻药的药理作用,选择对血糖影响最小的药物,麻醉深度适宜,麻醉期间加强对呼吸功能、循环功能,以及水、电解质和酸碱平衡的管理,全麻不失为一种可供选择的方法。麻醉过浅、缺氧或高碳酸血症易致应激性血糖升高,应予以避免。全麻时适量使用阿片类药物、异氟烷、七氟烷均有助于降低应激反应,改善机体糖代谢状况。近年来的国内外研究均表明,全麻与硬膜外麻醉联合应用于上腹部大、中手术时,有利于改善术中糖耐量,缓解血糖增高。术后患者 PCA 的应用,多途径镇痛技术的推广均有利于控制术后高血糖反应。

(二)常规监测

因糖尿病患者常伴有高血压、冠心病,应重视监测血压、心电图和全身氧合情况变化。每1~2 小时监测 1 次血糖水平,根据血糖水平,决定胰岛素用量,以实现胰岛素用量的个体化。

(三)术中血糖的控制

对短小手术和术前血糖控制较好的患者,术中可以不输含糖液体。为满足安静状态下热量需要,成人可每小时静脉滴注 5~10 g 糖(5% 葡萄糖注射液 100~200 mL)。对大、中手术或血糖控制不理想的患者,或术前已用 RI 治疗的患者,术中给予 RI 治疗。一般主张以 3~5 g 葡萄糖加 RI 1 U,并监测血糖,根据监测结果,调整胰岛素与葡萄糖比例,可按患者不同病情给予不同用量。也有学者主张使用如极化液(GIK)(10% 葡萄糖注射液 500 mL,100 mL/h),其中胰岛素用量参见表 13-1。尿量≥40 mL/h 时,在 10% 葡萄糖注射液 500 mL 中加入氯化钾 1g,如血钾<3.5 mmol/L 时,可加入氯化钾 1.5 g。近年来多有学者主张将 RI 50 U 加入生理盐水500 mL中静脉滴注,或 RI 20~50 U 与 50 mL 生理盐水混合后泵注,开始速率为 0.5~1.0 U/h,以后根据血糖水平,调整 RI 注入速度。值得强调的是,低血糖比一般性高血糖的危害性更大,术中、术后均需将血糖维持在略高于正常的水平。当遇有出虚汗、心率增快、血压降低等情况时,应急查血糖,注意鉴别低血糖休克与出血性休克。

表 13-1　GIK 溶液中胰岛素用量

血糖浓度(mmol/L)	胰岛素(U)	每小时胰岛素滴入量(U)
5~8	5	1
8~12	10	2
12~20	20	4
>20	25	5

最近多项前瞻性、大样本、多中心研究结果说明,强化血糖治疗易发生低血糖,给老年糖尿病患者带来更大危害;同时,强化血糖治疗并没有明显降低治疗终点心血管事件的发生率。因此,近期美国糖尿病协会建议围术期血糖控制的目标范围:一般患者的血糖目标控制在 7.78 mmol/L(140 mg/dL)以下即可,重症患者的血糖目标控制在 10 mmol/L(180 mg/dL)以下。

七、麻醉后糖尿病并发症的防治

(一)麻醉苏醒延迟

在分析糖尿病患者全麻苏醒延迟的原因时,除应特别注意有无与糖尿病有关的酮症酸中毒、高渗性非酮症昏迷、低血糖昏迷等情况(表 13-2)外,尚须注意有无脑血管病变(如脑出血、脑栓塞)等因素存在,从而根据不同病因给予相应处理。

表 13-2　糖尿病患者昏迷的实验室鉴别诊断

病因 检查	尿		血		
	葡萄糖	丙酮	葡萄糖(mmol/L)	HCO₃⁻	丙酮
低血糖	－	－～±	＜2.8	正常	－
糖尿病酮症酸中毒	＋＋＋＋	＋＋＋＋	16.7～33.3	↓	＋＋＋＋
非酮症高渗性昏迷	＋＋＋＋	－	多＞33.3	正常或↓	－
乳酸中毒	－～＋	－～±	正常或↑	↓	－～±

(二)酮症酸中毒

围术期 1 型糖尿病患者易发生酮症酸中毒,常见诱因为感染、创伤、心肌梗死、降糖治疗不当等,此时胰岛素明显不足和/或升糖激素的明显升高导致糖、蛋白质、脂肪代谢的严重障碍,以高血糖、高渗、脱水及酮体过多和代谢性酸中毒为特征。

酮症酸中毒患者血糖多呈中等程度升高(＞16.67 mmol/L),除伴有肾功能不全外,一般血糖不超过 27.78 mmol/L。由于高血糖引起的渗透性利尿,蛋白质和脂肪分解加速,大量的酸性代谢产物排出,加重了水分的丢失;加之厌食、恶心、呕吐等胃肠道症状及过度通气,在酮症酸中毒症状开始出现时,就可造成3～5 L 的容量丢失。脱水发展到一定程度可致肾前性氮质血症、急性肾小管坏死、低血压和休克。

临床表现为全身乏力、高热、脱水、精神症状、库氏呼吸、呼出气中有"烂苹果"味;消化道症状为恶心、呕吐、腹痛。随着病情进一步发展,出现严重脱水、尿量减少,皮肤弹性差,眼球下陷,脉细速,血压下降,至晚期时各种反射迟钝甚至消失,嗜睡以至昏迷。鉴于发生酮症酸中毒的患者中约 20% 在以往未被诊断为糖尿病,故遇有高血糖和代谢性酸中毒患者都应考虑到酮症酸中毒发生的可能性。

抢救酮症酸中毒的首要关键措施是补液,这是由于患者的重度脱水可达体重的 10%,只有在有效组织灌注改善后,胰岛素的生物效应才能充分发挥,单纯注射胰岛素而无足够的液体时细胞外液可进一步移至细胞内,加重组织灌注不足。

脑水肿是酮症酸中毒处理中可能发生的严重并发症,多在第一个 24 小时内发生。脑水肿与脑缺氧、补碱过早、血糖下降过快、液体输入速度过快及输入量过多等因素有关。酮症酸中毒经治疗后,血糖有所下降,酸中毒改善,但昏迷反而加重,或虽然一度清醒,但烦躁、心率快、血压偏高、肌张力增高时应警惕脑水肿的发生。

(三)糖尿病非酮症高渗性昏迷

糖尿病非酮症高渗性昏迷多见于中、老年患者,约半数并无糖尿病,但多数有肾功能减退病史。其诱因包括感染、静脉过度营养、利尿剂、出汗及补液不足等。胰岛素绝对或相对不足时,血糖显著升高,强烈的渗透性利尿致水和电解质大量经肾丢失,导致患者出现严重脱水、高渗和高血糖,通常脱水 7～10 L,渗透压高过 325 mOsm/L,血糖超过 33.3 mmol/L,血钠＞145 mmol/L;严重氮质血症,尿素氮(blood urea nitrogen,BUN)明显升高,BUN/Cr 可＞30;酮症酸中毒不明显,但可有酮症和轻、中度酸中毒。严重的糖尿病非酮症高渗性昏迷(血清渗透压＞340 mOsm/L)可导致意识障碍及昏迷,乳酸性酸中毒可继发于严重脱水及组织灌注不足。故糖尿病非酮症高渗性昏迷患者无库氏呼吸,呼出气中无"烂苹果"味。

糖尿病非酮症高渗性昏迷的处理措施与酮症酸中毒相似,但以液体治疗为其主要手段,补液扩容,降低高渗状态。这类患者脱水严重,一般需液体 120 mL/kg 左右,其中液体的 1/3 于初始 4 小时内输入,其余的 2/3 在 20 小时内补充完毕。低血压者应先输入生理盐水,直到低血压纠正,尿量增多,继之用 0.45%盐水来补充水分的丢失;血压正常者,用 0.45%盐水纠正脱水;血钠过高时,可用 5%葡萄糖加小剂量胰岛素予以纠正。有关糖尿病非酮症高渗性昏迷处理过程中使用胰岛素存在分歧,由于患者对胰岛素非常敏感,故多建议使用的剂量为治疗酮症酸中毒的一半,特别警惕医源性低血糖的发生。降血糖的速度以每小时降低 3.33~5.56 mmol/L 为宜。

在治疗时,患者脑水肿的发生率高于酮症酸中毒患者,故应平缓地降低高血糖和高渗状态,第 1 个 24 小时血糖不应低于 14 mmol/L(250 mg/dL),渗透压不宜低于 330 mOsm/L。

(陈 宇)

第二节 精神障碍患者的麻醉

一、麻醉前准备与评估

(一)病情特点

精神障碍指的是大脑功能活动发生紊乱,导致认知、情感、行为和意志等精神活动不同程度障碍的总称。常见的有情感性精神障碍、脑器质性精神障碍等。致病因素有多方面:先天遗传、个性特征及体质因素、器质因素、社会环境因素等。许多精神障碍患者有妄想、幻觉、错觉、情感障碍、哭笑无常、自言自语、行为怪异、意志减退,绝大多数患者缺乏自知力,不主动寻求医师的帮助。常见的精神障碍有精神分裂症、躁狂抑郁性精神障碍、更年期精神障碍、偏执性精神障碍及各种器质性病变伴发的精神障碍等。精神障碍患者不是都有危险行为的,只有重症精神障碍患者中的 10%有暴力倾向,通过干预也是可以控制的。

(二)麻醉前访视

1.充分了解既往病史及目前情况

大部分精神障碍患者一般均具有一定的理解能力,术前详细了解患者既往病史及抗精神病药物的使用情况,切忌轻率终止精神类药物的使用,以防止患者既往精神症状的复发或加重。良好的沟通对平稳地麻醉会有很大的帮助,术前与患者进行良好的沟通,对抑郁症患者要耐心解释,减轻其思想负担,一般可配合手术麻醉。术后给予良好的镇痛、镇静药物,可预防围术期患者精神疾病的发作。

2.患者处理

对躁狂兴奋等发作期不能配合的患者,应请专科医师会诊。必要时采用保护带等保护措施,以防意外,并加大镇静药用量,同时尽量保证有足够的工作人员在场。

(三)麻醉前准备

1.纠正全身情况

精神障碍患者因兴奋躁动消耗较大,加之少食、拒食,术前应注意纠正水和电解质紊乱。少食、拒食患者应根据血钾测定值积极纠正低钾血症。

2.长期服用精神药品的患者

术前应了解重要脏器功能及血液系统的情况,部分患者存在肝肾功能障碍、心律失常及血小板计数减少。

(四)抗精神病药与麻醉药的相互作用

精神障碍患者有其用药特点:由于抗精神病药物起效时间较慢,需要 2 周以上,一般不建议术前停药,抗精神病药包括抗躁狂药、抗抑郁药及抗焦虑药,精神障碍患者服用抗精神病药物时间长、剂量大、不良反应多,必须询问患者及家属使用抗精神病药物史,应注意这些药物的不良反应及合用麻醉药的相互作用。越来越多的精神障碍患者开始接受正规的药物治疗,通过肝酶的作用,许多精神类药物都可以加速麻醉药物在体内的降解而降低麻醉药的血药浓度,因此,在麻醉诱导和麻醉维持过程中,可在麻醉镇静深度监测仪器监测帮助下适当加大麻醉药的剂量,同时注意麻醉药和精神类药可能存在的协同呼吸功能、循环功能抑制作用,防止不良事件的发生。另外需注意,由于社会的偏见,精神障碍患者及家属可能会隐瞒病史,有相当多的患者或家属会隐瞒自己或家人的病史,这部分精神障碍患者的围术期处理可能就得不到重视。

1.吩噻嗪类药

长期服用氯丙嗪等吩噻嗪类药物的患者,因该类药为中枢多巴胺受体的拮抗剂,氯丙嗪有明显阻断 α 肾上腺素能受体的作用,抑制血管运动中枢,而大多数全麻药及镇静镇痛药均有不同程度的血管扩张作用,椎管内麻醉时血管扩张作用更加明显,可出现严重的低血压。此外,氯丙嗪可强化其他麻醉药的作用,可能会引起全麻后苏醒延迟。

2.三环类抗抑郁药

三环类抗抑郁药(如阿米替林、去甲替林、地昔帕明、丙米嗪和多塞平)具有抑制去甲肾上腺素和 5-羟色胺再摄取的作用,使其药物效应更强。由此所致的不良反应,诸如直立性低血压、镇静、口干、尿潴留及心动过速等,限制了其在治疗抑郁症方面的长期应用。应用三环类抗抑郁药的患者,麻醉和电休克治疗(electroconvulsive therapy,ECT)常诱发心电图改变,包括 PR 间期延长、QRS 波群增宽及 T 波改变。

3.单胺氧化酶抑制剂

长期使用单胺氧化酶抑制剂,可增加细胞内胺类神经递质(多巴胺、肾上腺素、去甲肾上腺素和 5-羟色胺)的浓度,并可提高去甲肾上腺素在突触后受体的利用率。此类药物的不良反应有血流动力学不稳定。饮食中的胺与其相互作用可导致高血压危象或直立性低血压。因此长期使用单胺氧化酶抑制剂的精神障碍患者,术中应禁用哌替啶,多巴胺、肾上腺素和降压药用量宜小,以免发生高血压危象。

4.精神障碍者慎用氯胺酮

因氯胺酮可能会引起大量错觉、幻觉。另外精神障碍患者可能对血管活性药物的反应有较大的差异。

(五)精神障碍患者的麻醉方法

1.以采用气管插管全麻为主

能合作的缓解期患者如手术方式允许,也可选择椎管内麻醉及神经阻滞,但需保证麻醉效果,适当加大镇静药量,使患者安静入睡。

2.请精神专科医师会诊

对术前患者的精神状况进行准确评估,如使用的精神药与麻醉镇静药有协同叠加作用,麻醉

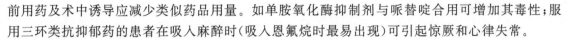

前用药及术中诱导应减少类似药品用量。如单胺氧化酶抑制剂与哌替啶合用可增加其毒性;服用三环类抗抑郁药的患者在吸入麻醉时(吸入恩氟烷时最易出现)可引起惊厥和心律失常。

长期服用抗精神病药物的患者,各种保护性反射功能减退,全麻拔管时尤应注意,防止引起反流误吸。喉罩通气应格外谨慎。

二、ECT麻醉

ECT是用短暂适量的脉冲电流刺激中枢神经系统,造成中枢神经系统特别是大脑皮质的电活动同步化,同时引起患者意识短暂丧失全身抽搐发作(癫痫大发作),以达到控制精神疾病症状的一种治疗方法。

(一)ECT特点

(1)ECT自1938年从罗马引入开始一直被应用至今,已有70多年历史。1941年引用南美箭毒作为肌松药,扩大了ECT适应证,1951年应用氯化琥珀胆碱替代南美箭毒,使ECT治疗更为安全,1955年将静脉麻醉药硫喷妥钠用于ECT治疗即无抽搐电休克治疗(modified electroconvulsive therapy,MECT),使治疗时消除了单用肌松药后患者的窒息感和恐惧感,使得治疗更加安全舒适。MECT是目前精神科广泛应用的一项先进有效的电刺激物理治疗方法,对抑郁症、精神分裂症等多种精神疾病具有显著的治疗效果,也是目前对精神疾病有确切治疗效果的物理治疗方法之一。

(2)MECT对抑郁症和重度精神病的症状如木僵、严重拒食、躁狂、冲动危险行为的治疗有效率达90%;对于躁狂症的有效率为90%;对具有急性症状的精神分裂症的有效率为75%;对于氯丙嗪治疗无效的难治性强迫症,加用MECT能取得较为理想的临床疗效,显效率为71.4%。

(二)ECT作用机制

ECT的原理是通过一次电刺激使大脑神经元发生去极化从而形成一次广域的癫痫大发作。脑血流和脑代谢率增多,导致颅内压增高。开始时迷走神经张力增高,表现为心动过缓和轻度低血压。继而交感神经系统被激活,引起高血压和心动过速,心电图常发生变化,主要有PR间期和QT间期延长、T波倒置,以及房性或室性心律失常。发作后不久,有可能会出现第二次迷走神经张力增高,表现为心动过缓及各种心律失常,其中包括异位搏动。当患者从麻醉中清醒过来时,又会因交感神经进一步兴奋,出现心率加快和血压升高,同时伴有。

ECT治疗虽然疗效确切,然而,到目前为止对其作用机制仍缺乏明确的认识。其机制可能与以下三方面有关。

1.神经递质假说

类似于三环类抗抑郁药,增加乙酰胆碱等神经递质的释放,可能与多巴胺、5-羟色胺、γ-氨基丁酸、去甲肾上腺素、脑源性神经营养因子的释放增加以及乙酰胆碱等神经递质的释放、受体功能等有关。

2.内分泌激素变化假说

内分泌激素变化假说提出ECT引发下丘脑或者脑垂体激素释放减少从而产生抗抑郁效果,ECT能引起催乳素、促甲状腺激素、促肾上腺皮质激素以及脑内啡肽分泌的减少。

3.抗惊厥假说

抗惊厥假说认为ECT对大脑有很强的抗惊厥作用。此假说依据ECT治疗后出现脑电发作阈值提高及一些癫痫患者ECT治疗脑电发作大部分不理想。

（三）麻醉管理

1.麻醉前访视

麻醉在 ECT 治疗中的目标是使患者消除紧张焦虑、遗忘和意识迅速恢复,预防强直、阵挛收缩引起的损伤和骨折,控制血流动力学反应。麻醉前先应确定患者是否符合施行 ECT 的指征,包括病史、体格检查、精神状态检查,以及常规的实验室检查（包括心电图、全血常规、生化、肝功能检查和胸部 X 线片）。

2.ECT 的禁忌证

（1）绝对禁忌证是颅内占位性病变或其他情况所致的颅内压增高。相对禁忌证包括颅内占位（ICP 正常）、颅内动脉瘤或畸形、近期心肌梗死史、心绞痛、充血性心力衰竭、未经治疗的青光眼、骨折、血栓性静脉炎、嗜铬细胞瘤、妊娠及视网膜剥离等。

（2）应用苯二氮䓬类或锂制剂维持治疗的患者行 ECT 治疗前最好减量或者停药。苯二氮䓬类药具有抗惊厥作用,可消除或减弱 ECT 所诱发的癫痫大发作。锂制剂治疗常引起 ECT 治疗后意识障碍和谵妄。如有特殊情况,临床医师担心患者病情反复或加重而不会停用或减量苯二氮䓬类或锂制剂时,需要适当加大 ECT 刺激电量方能达到预期的治疗效果。

（3）麻醉处理。①由于精神障碍患者大多长期服用镇静类药物,故治疗前不必再给镇静药。②常规监测心电图、SpO_2 和血压。③建立静脉通路,静脉注射抗胆碱药,减少分泌物,麻醉诱导多采用丙泊酚（1～2 mg/kg）或依托咪酯（0.2～0.3 mg/kg）和琥珀胆碱（0.5～0.8 mg/kg）,用 100％氧过度通气（过度通气可以使脑电发作时间延长 20％）。④放置牙垫,防止牙龈和嘴唇咬伤。应用单侧或双侧电极刺激。⑤应用脑电图监测诱发的癫痫大发作的性质和持续时间。⑥面罩供氧维持通气直至恢复自主呼吸。ECT 治疗后躁动和高血压应予对症治疗。⑦常用于控制 ECT 引起的心血管反应的药物有拉贝洛尔 10～20 mg 或艾司洛尔 40～80 mg 缓慢静脉注射。⑧其他的麻醉诱导药有时也可供选用。然而,硫喷妥钠会延长苏醒时间,咪达唑仑会提高癫痫大发作阈值,异丙酚会缩短癫痫大发作的持续时间。⑨患有某些其他疾病的患者,ECT 前需行特殊处置:患有食管裂疝并有反流的患者应防止误吸,应行快速气管插管;严重心功能不全的患者,需行有创监测;有颅内疾病的患者应桡动脉穿刺置管直接测压,严格控制血流动力学变化,在 ECT 前应行过度通气;妊娠患者需行气管内插管,监测胎儿情况并将子宫移向左侧。

三、抑郁症患者麻醉

抑郁症是一种常见的心理障碍,可由各种原因引起,流行病学研究显示我国抑郁症的患病率达 6％以上,以显著而持久的心境低落为主要临床特征,且心境低落与其处境不相称,严重者可出现自杀念头和行为。多数病例有反复发作的倾向,每次发作大多数可以缓解,部分可有残留症状或转为慢性。对于有严重消极自杀、抑郁性木僵的抑郁症患者,ECT 是首选治疗方法,对难治性抑郁症 ECT 也可起到良好的治疗效果。即使对于以往药物治疗效果不佳的患者仍有高达 48％的缓解率。抑郁症的许多症状可能与中枢神经系统中两种递质——去甲肾上腺素和 5-羟色胺的功能异常有关。在治疗上往往也从增加此两种递质的有效量着手来选用药物,目的是使中枢神经系统神经元内的递质浓度增高,从而促进情绪恢复正常。

（一）抗抑郁药

1.三环类抗抑郁药

三环类抗抑郁药为治疗抑郁症的首选药,主要抑制肾上腺素和 5-羟色胺的再摄取。三环类

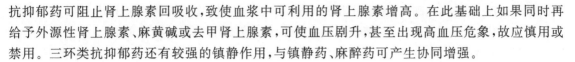

抗抑郁药可阻止肾上腺素回吸收,致使血浆中可利用的肾上腺素增高。在此基础上如果同时再给予外源性肾上腺素、麻黄碱或去甲肾上腺素,可使血压剧升,甚至出现高血压危象,故应慎用或禁用。三环类抗抑郁药还有较强的镇静作用,与镇静药、麻醉药可产生协同增强。

2.单胺氧化酶抑制剂

单胺氧化酶抑制剂是最早使用的抗抑郁药,其作用在阻止外源性和内源性单胺的氧化脱氢,使多巴胺、去甲肾上腺素、肾上腺素和 5-羟色胺等胺类神经递质在神经元内浓度增高,从而改善情绪。但因其不良反应较多,逐渐被三环类抗抑郁药所代替,但仍适用于对三环类抗抑郁药治疗无效的患者和轻型抑郁症患者。

(二)麻醉管理

1.麻醉前准备

已用三环类抗抑郁药的患者,择期手术前不需要停用三环类抗抑郁药,但在围术期选用其他药物时,需作适当的考虑。由于单胺氧化酶抑制剂对单胺氧化酶的抑制作用属不可逆性质,因此对已用单胺氧化酶抑制剂治疗者,择期手术前应停用单胺氧化酶抑制剂 14～21 天,以让新的单胺氧化酶有足够的时间再生。

2.麻醉方法选择

对抑郁型的精神障碍患者只要耐心说服,做好心理护理及向其宣讲配合麻醉的注意事项,减轻其心理负担,一般尚可配合麻醉。

3.麻醉管理

(1)对服用三环类抗抑郁药治疗的患者:当需用血管加压药时,可选用直接作用于血管的药物,而不宜用麻黄碱、肾上腺素等。对应用三环类抗抑郁药者,麻醉期间除常规监测血压、心电图及氧饱和度外,还需严密监测有无房室传导阻滞,一旦出现可用阿托品治疗。麻醉期可能出现呼吸抑制延长,需面罩吸氧并做好呼吸控制,直至呼吸恢复正常。

(2)对服用单胺氧化酶抑制剂治疗的患者:在麻醉手术期间,原则上要做到无交感神经系统刺激,因此要从预防着手,采取相应的措施尽量避免刺激交感神经的各种因素,如低氧血症、高碳酸血症、低血压、高血压和低血容量等;另一方面,此类患者容易出现药物相互不良反应,故对每一种药物的使用,必须谨慎。术后镇痛,应用吗啡的剂量必须减小至最小有效剂量,但仍可能出现不良反应,故宜采用替代措施,如局部神经阻滞止痛或经皮电刺激镇痛等。

四、精神分裂症患者麻醉

精神分裂症患者的主要特点:思维情感障碍,不能配合术前准备和麻醉,可能有狂躁冲动、自伤、伤人、毁物、妄想和幻觉等症状,感知综合障碍及紧张综合征等;服用抗精神病药物时间长,剂量大,不良反应多。

(一)抗精神分裂症药

1.典型抗精神病药

典型抗精神病药物包括氯丙嗪、氟哌啶醇等。氯丙嗪镇静作用强,不良反应明显,对心血管和肝脏毒性较大,治疗剂量较大;氟哌啶醇抗幻觉妄想作用突出,镇静作用较弱,对心血管和肝脏毒性小,治疗剂量较小。

2.非典型抗精神病药

非典型抗精神分裂症代表药物包括氯氮平、利培酮、奥氮平、喹地平等。非典型抗精神病药

在阻断多巴胺 D_2 受体基础上,还通过阻断脑内 5-羟色胺受体,增强抗精神病作用,同时有效地减少其不良反应,治疗剂量较小,对精神分裂症的疗效较传统的好,但价格昂贵。

(二)麻醉管理

1.麻醉前准备

仔细询问患者病史,了解抗精神病治疗的药物种类、用药效果、用药时间以及目前精神症状控制情况。访视时,与患者交谈时应亲切温和,以防患者由于恐惧而产生过激反应。术前一般不主张停用精神类药物。长期服用抗精神病药物如氯氮平会引起肝肾功能损害,应注意患者的肝肾功能情况;精神分裂症患者易罹患肥胖,对于肥胖患者,应注意评估气管插管的困难程度,对于潜在的困难气道,麻醉诱导应做好充足准备。

2.麻醉方法选择

精神分裂症患者常不能很好合作,且由于长期服用氯丙嗪等药物而导致循环不稳定,因此一般选用全麻;对患精神分裂症的产妇行剖宫产术,目前临床上考虑选用硬膜外麻醉,辅用小剂量氯胺酮和氯丙嗪。

3.麻醉管理

如前所述,抗精神病类药物都能够阻断外周肾上腺素受体,表现为外周血管扩张,血压下降,大剂量时可引起直立性低血压。因此,在精神障碍患者全麻诱导或椎管内麻醉后出现低血压时,应注意选择合适的药物进行纠正,在纠正有效循环血容量不足的基础上,谨慎选用直接缩血管为主的去氧肾上腺素;如高血压发作,则应使用酚妥拉明。长期服用抗精神类药物可对肝肾功能有不同程度的损害,因此术中麻醉药物应选用对肝肾功能影响较小且半衰期较短的药物,如丙泊酚、瑞芬太尼、顺阿曲库铵等。精神障碍患者术后常出现苏醒延迟,但此类患者一般不主张使用催醒药物,应在维持其镇静、镇痛的基础上,缓慢逐级递减麻醉深度,使其平稳苏醒。

(陈　宇)

第三节　肥胖患者的麻醉

肥胖对人类的健康危害极大。在工业发达国家,肥胖已成为影响公众健康最重要的疾病之一。美国最新数据显示,30％的人口为肥胖,其中 4.9％为病理性肥胖。随着我国经济的发展、生活水平的提高、饮食习惯的改变,肥胖人数天趋上升,因肥胖引起的相关疾病发病率亦逐年增加。由于肥胖者容易出现严重生理改变及并发相关疾病,麻醉意外及围术期并发症和病死率明显增加,故应引起高度重视。

一、肥胖的定义及生理改变

(一)肥胖的定义

1.衡量肥胖的标准

肥胖意味着脂肪组织过多,如何界定"过多"却很难明确,通常认为估计的理想体重(kg) IBW(Broca 指数)＝身高(cm)－[100(男性)或 105(女性)]。也有学者认为身高²(m²)×22 为标准体重(kg)。这些指数仅将身高作为衡量肥胖的唯一参数,而缺乏体重与身高之间的相互关系,现已很少应用。体重指数(body mass index,BMI)是近年来公认的衡量肥胖的指标。体重指数为体重(kg)除以身高(m)平方,即 $BMI(kg \cdot m^{-2})=$ 体重(kg)/身高(m^2)。

我国肥胖研究人员大多采用超过标准体重的百分比判定肥胖的程度。亦有采用测皮脂厚度的方法。肥胖程度采用肥胖度衡量,肥胖度=(实测体重-身高标准体重)/身高标准体重×100%。

肥胖除了用体重超重来判断外,还必须考虑其他因素。由于引起体重增加的原因不只是脂肪组织增多,肌肉发达或重度水肿者的体重都可能超过正常范围,但并不属于肥胖。相反,体重没有达到超重范围,并非就不是肥胖者。因其生活安逸,缺乏运动,热能不及时消耗,脂肪在体内积聚,肌肉相对减少,其功能性的细胞组织减少,肌肉组织被脂肪组织与结缔组织所代替,而使其身体的脂肪超过正常,也属于肥胖。此外,局部脂肪堆积过多者,如亚洲人,其肥胖模式与欧洲人不同,脂肪更易积聚于腹部,虽然体重未超过标准,可称之为"腹型肥胖"。

近年来有按脂肪沉着的分布部位来判断肥胖的性质,更具临床意义。如利用 CT 在患者脐水平处测定内脏脂肪面积(V)与皮下脂肪面积(S)的关系,两者比值(V/S)≤0.4 称为皮下脂肪型肥胖;V/S>0.4 称为内脏脂肪型肥胖。前者仅心排血量比常人增加,后者常有胰岛素敏感性低下合并高血压及动脉硬化等征象,心血管意外的发生率相应增加。亦有采用腰围与臀围之比(W/H)的方法,如果 W/H≥0.85 即为上半身肥胖型或腹部肥胖型,相当于内脏脂肪型肥胖,多并存糖尿病、高脂血症、高血压及缺血性心脏病;W/H<0.85 为下半身肥胖型,相当于皮下脂肪型肥胖。英国和荷兰的一项联合研究认为腰围比体重更能反映个体的肥胖程度。研究人员对年龄在 20～59 岁的 5 800 名男性和 7 000 名女性进行了调查。他们把这些志愿者分为 3 组:男性腰围<94 cm 和女性腰围<80 cm 的志愿者为小腰围组;男性腰围在 94～102 cm 和女性腰围在 80～88 cm 的志愿者为中腰围组;男性腰围>102 cm 和女性腰围>88 cm 的志愿者为大腰围组。结果显示,小腰围和中腰围组一般健康状况良好,而大腰围组中高血脂和高血压病患者比例比中小腰围组高 2～4 倍,糖尿病患者的比例高 4.3 倍,心脏病患者高 3.5 倍。

2.肥胖的定义

所谓肥胖,系指构成身体成分中的脂肪组织比率(体脂肪率)超出正常范围者,男性占体重25%以上,女性占体重 30%以上。

标准体重男性的 BMI 为 22 kg/m^2,女性为 20 kg/m^2。BMI≤25 kg/m^2 属正常,BMI 26～29 kg/m^2 为超重,相当于体重超过标准体重 20%。BMI≥30 kg/m^2 而体重尚未超过标准体重100%或 45 kg 者为肥胖,BMI>40 kg/m^2,体重超过标准体重 100%者,为病态肥胖。大部分病态肥胖患者的动脉 CO_2 分压($PaCO_2$)仍在正常范围,属单纯肥胖;但有 5%～10%患者可出现低通气量及高 CO_2 血症,即所谓肥胖性低通气量综合征(obesity-hypoventilation syndrome,OHS)或匹克-威克综合征。

亚洲人遗传基因、体型及生活方式不同于欧美国家人群,在 BMI 较低时,因肥胖所致继发疾病发病率并无减少,因此 2 000 年 2 月亚太区专家委员会公布了一份题为"亚太展望:重新定义肥胖及其治疗"的文件,重新界定了亚太区人口肥胖标准。其定义为,BMI 23～25 kg/m^2 者为过重,BMI≥25 kg/m^2 者为肥胖。

按照超过标准体重百分比判定肥胖程度,把肥胖分成轻、中、重 3 个等级:实测体重超过标准体重,但<20%者称为超重;实测体重超过标准体重 20%以上,脂肪百分率(F%)超过 30%者称为轻度肥胖;体重超过标准体重的 50%,脂肪百分率超过 45%者称中度肥胖;超过标准体重

50%以上,脂肪百分率超过45%以上者称为重度肥胖。

3.肥胖的分类

肥胖有多种不同的分类方式,通常可将其分为单纯性肥胖、继发性肥胖和药物性肥胖。①单纯性肥胖:单纯性肥胖是各类肥胖中最常见的一种,占肥胖人群的95%左右。这类患者全身脂肪分布比较均匀,没有内分泌紊乱现象,也无代谢障碍性疾病,其家族往往有肥胖病史。主要与遗传和某些内分泌因素有关,亦与饮食习惯和生活习性有关。②继发性肥胖:是由内分泌紊乱或代谢障碍引起的一类疾病,占肥胖患者的2%~5%。肥胖只是这类患者的主要表现之一,同时还伴有其他多种临床表现。常继发于某些疾病,如皮质醇增多症、甲状腺功能减退、胰岛β细胞瘤、性腺功能减退、多囊卵巢综合征以及颅骨内板增生症等。③药物性肥胖:系因应用某些药物所致。如应用肾上腺皮质激素类药物治疗过敏性疾病、风湿病、类风湿病、哮喘病等,可导致肥胖。治疗精神病的吩噻嗪类药物,可使患者产生性功能障碍及肥胖。这类肥胖患者占肥胖病的2%左右。

亦可将肥胖分为生理性肥胖和病理性肥胖。①生理性肥胖系指在正常生理情况下,由于人体自身的需要,使脂肪暂时蓄积过多的状态。这种肥胖对机体是有利的,如婴儿期通常要相应胖一些,因为出生后需要大量消耗脂肪。寒冷地区婴儿脂肪的增多可减少新生儿硬肿症的发生。妊娠期和哺乳期肥胖可为婴儿积蓄更多母乳。此种肥胖者仅极少数会出现胸闷、气短、出汗等症状,一般可自然恢复到正常体重水平。②病理性肥胖系指因某种疾病引起的肥胖,如库欣综合征、甲状腺功能减退性肥胖、肝炎后肥胖等。单纯性肥胖出现较严重的并发症,也属病理性肥胖。生理性肥胖与病理性肥胖是可以相互转化的,生理性肥胖进一步加重会产生病理性的改变,成为病理性肥胖;病理性肥胖经过治疗,也可转为生理性肥胖,逐渐恢复到正常的体质状态。

(二)肥胖对健康的影响

1.肥胖对病死率和并发症发生率的影响

体重超重产生机械性和物理性的应力,加重或导致某些疾病的发生,严重威胁健康。常见的并发疾病有非胰岛素依赖性糖尿病(2型糖尿病)、高血压、冠心病、癌症及猝死。超重60%以上者的并发率及病死率较非肥胖者增加一倍。体重超过60%可作为临界阈值,即可开始出现无诱因的猝死、通气障碍、循环淤滞及日常生活功能受限等威胁健康的征象,所以体重超重60%(阈值)以上危险体征的发生率呈指数上升。肥胖对青年的威胁更大,45岁以下的超重成人并发高血压、2型糖尿病及高胆固醇血症者较45~75岁者为多,病死率也较年老超重者为高。对200例平均体重143.5 kg、年龄42岁的病理性肥胖男性患者,随访7.6年的结果是,25~34岁的病死率较普通人群高12倍;35~44岁的病死率较普通人群高6倍。这说明病理性肥胖可加速器官退行性疾病,加剧疾病的进展,并在早年出现致命性心功能障碍。

据统计,目前死于心血管、肿瘤和呼吸系统疾病的老年人占全部死亡人数的75%。而无论是遗传性肥胖或后天营养过剩造成的肥胖,都与上述3种疾病,特别是与心血管疾病有密切关系。肥胖者冠心病发生率为正常体重的5倍;患肥胖症的人,在45岁以后,死于心功能不全者比正常体重者几乎高出1倍。据报道,仅单纯性肥胖者的平均寿命就比正常体重者明显缩短。研究发现,45岁以上超过体重标准10%的男子,每超过0.45 kg寿命缩短29天。另一项研究曾调查了26.3万人,发现超过正常体重4.5 kg的人,病死率平均增加8%;体重超过9 kg者,病死率增加18%;体重超过13.5 kg和22.7 kg者,病死率分别增加28%和56%。这说明随着肥胖程度的增加,病死率相应增高。北美33%的人群属肥胖,其中5%属病理性肥胖,病理性肥胖患者的病死率是非肥胖患者的 3.9 倍。

2.肥胖自身的并发症

肥胖本身常并存临床疾病,主要有冠状动脉疾病、高血压、脑血管病、卒中、糖尿病、血脂蛋白异常症、胆石症及肝功能障碍等。还有较少被注意的并存症如肝脂肪变性、肺功能损害、内分泌及肾功能异常。超重还可引起关节创伤、痛风、皮肤病、蛋白尿、血红蛋白浓度增高,并可能损害免疫机制。美国癌症学会的统计报告指出,超重与癌症及其他疾病的病死率有关,如超重男性的结肠、直肠及前列腺癌,超重女性的子宫内膜、胆囊、卵巢、乳腺及宫颈癌的病死率均显著升高。肥胖并存的高胰岛素血症、低糖耐量、高甘油三酯血症及高血压均已确认是心血管病的危险因素。这类危险因素已证实好发于腹型肥胖患者,而与肥胖的绝对程度关系不大。

(三)肥胖对生理的影响

1.呼吸系统

肥胖者腹部膨满,导致胸椎后凸、腰椎前凸,从而限制肋骨运动而致胸廓相对固定。胸部大量脂肪堆积,致使胸廓顺应性降低,同时肺顺应性也因肺血容量增加及小气道关闭而降低。膈肌升高,限制了呼吸动作。随着肺-胸包括膈肌顺应性降低及肺泡通气量降低,加剧了呼吸做功。为降低呼吸做功,肥胖者常取较低肺容量呼吸,使补呼气量(ERV)、肺活量(VC)及肺总量(TLC)减少,功能余气量(FRC)也随之减少。FRC 减少主要是由于补呼气量(ERV)减少的结果,而余气量(RV)并未改变,这对功能余气量和闭合容量(CC)之间的关系产生不利的影响。闭合容量是小气道开始关闭时的肺容量,肥胖人的闭合容量并未发生改变。当远端无通气肺泡仍有灌注时,便产生通气/血流比值灌注($\dot{V}/\dot{Q}$)失调,静脉血掺杂增加,氧分压降低(PaO_2)。

脂肪组织代谢活跃,肥胖者的大量脂肪组织必然增加氧耗量及 CO_2 的产生。由于代谢与体重和体表面积呈线性相关,所以肥胖者基础代谢仍在正常范围。为了呼出增多的 CO_2 以维持体内正常的 CO_2 分压($PaCO_2$)、驱动厚重的胸腹部,肥胖者在静息时必须维持较大的分钟通气量。异常增多的胸壁和腹壁脂肪降低了胸廓动度,加之膈肌上抬,呼吸做功自然增加,呼吸氧耗量也随之增加,使呼吸系统始终在超负荷状态下工作。此种状况在应激状态下愈加严重。

肥胖者的体位变化对肺容量的影响非常明显。直立位时,补呼气量和功能余气量都减少,FRC 的降低,导致在正常潮气量通气时的肺容量低于闭合容量,随之产生肺通气/灌注异常,或明显的右向左分流,甚至发生低氧血症。仰卧位时,肺顺应性进一步降低,功能余气量进一步减少,通气/血流灌注比值失衡更加严重,呼吸系统只有通过增大肺泡通气量及呼吸做功方可满足机体需求,因此,呼吸系统负荷愈重。麻醉后功能余气量进一步减少,故加大通气量、控制呼吸对肥胖患者围术期低氧血症的预防是很有必要的。

多数肥胖者的低氧血症通过增大通气量及增加心排血量可得以代偿。因此,如无肺内疾病、无肌肉脂肪浸润、呼吸中枢无药物影响,肥胖患者直立位时不会产生通气不足。但随着肥胖程度的增加,机体处于失代偿状态,呼吸储备不足以增加肺泡通气量,心脏储备不足以增加心排血量,则表现为肺淤血及低氧血症。继而引起中枢性呼吸控制机制反应性降低,而导致低通气量、高 CO_2 血症及呼吸性酸中毒。这些变化引起肺血管阻力增高,血管外肺水增加,肺顺应性降低及呼吸做功增加,并逐渐形成恶性循环。此种患者手术和麻醉的风险非常高,甚至可因变动体位(仰卧位)而猝死。如果有坐位睡觉病史,更应引起高度重视。但这类患者经过哪怕轻度的减肥就会大大改善其生理状况,所以对于择期手术的肥胖患者应强调术前减肥。

如上所述,肥胖者动脉血氧分压(PaO_2)低下主要因低通气量(V)不能与肺血流灌注(VQ)相匹配所致。肥胖患者可通过增加心排血量及循环血量使肺灌注量上升,但肺泡通气量由于小气道闭合、ERV显著下降反而减少,因此$\dot{V}/\dot{Q}$分布更加不均,致使肺内分流增加或静脉血掺杂增多。脂肪代谢亢进,增加耗氧量也是PaO_2显著下降的原因之一。Buckley报告,肥胖者坐位时PaO_2仅10.7 kPa(80 mmHg)。Vaughan报道吸空气时($FiO_2=0.2$)的PaO_2变化与年龄有关:①非肥胖者,PaO_2(mmHg)$=107-0.43\times$年龄(岁)。②肥胖者,仰卧位PaO_2(mmHg)$=105.1-0.9\times$年龄(岁);坐位PaO_2(mmHg)$=83.7-0.29\times$年龄(岁)。

根据肥胖患者$PaCO_2$的变化可分为3型:①$PaCO_2$为4.7 kPa(35 mmHg),多见于轻度肥胖患者,因低氧致肺泡过度通气所致;②$PaCO_2>5.3$ kPa(40 mmHg),多见于老年或病态肥胖患者,为肺通气量减低所致;③$PaCO_2$白昼正常或稍低,夜间显著升高,多见于睡眠呼吸暂停综合征患者。

2.心血管系统

不同解剖部位的脂肪组织可以引起不同的生理和病理生理的改变。男性肥胖患者的脂肪主要分布于躯干部位,这种肥胖可增加氧的消耗和心血管疾病发生率。而女性肥胖患者的脂肪主要分布于臀部和两股,这些脂肪的代谢活性较低,与心血管疾病的关系不大。另有研究认为,分布于腹内的脂肪与心血管疾病和左心室功能不全的关系较密切。

因体重增加,机体代谢需求和氧耗量增加,肥胖者的循环血量、血浆容量和心排血量也随之增加,但体液相对较少,血容量占体重百分比是下降的,甚至可以低至45 mL/kg。脑和肾血流与正常人相似,通常并无改变。内脏血流比正常体重的人增加20%,所增加的心排血量主要供应脂肪组织。通常每千克脂肪含有血管近300 m,静息状态下,脂肪的血流量为20~30 mL/(kg·min),体重(脂肪组织)每增加1 kg,心排血量增加20~30 mL/min。由于氧耗量和心排血量平行增加,因此全身的动-静脉氧差能保持在正常范围或仅轻度增加。肥胖人氧耗量增加显著降低了心血管储备功能,增加围术期的风险。肥胖人运动时心排血量的增加比正常体重的人更明显,并伴有左室舒张末压(LVEDP)和肺毛细血管楔压(PCWP)的增加。肥胖患者运动时心功能的变化与在围术期所观察到的变化相似。因此,有心血管疾病的肥胖患者围术期的风险更大。

由于肥胖患者血容量和静脉回心血量的增加,心排血量的增加主要靠增加每搏量来实现,而心率多正常或稍低。每搏指数和每搏功指数与非肥胖患者并无明显差异,而每搏量和每搏功占体重的百分比明显增加。长期的前负荷增加,使左室心肌肥厚、扩大、室壁顺应性降低,收缩功能减退,左室舒张末压和肺毛细血管楔压增高。加之长期的心排血量和血容量增加,体血管阻力增加,最终导致左室功能不全。血压正常、没有冠状动脉疾病的肥胖患者,其心功能绝大多数是正常的。尽管有约20%病态肥胖患者的心胸比值增大,但仍有相当一部分患者的左室功能保持正常。肺血容量增加、左室舒张末压增高、慢性低氧性肺血管收缩、肺容量减少及横膈抬高等因素可导致肺动脉压增高,进而引发右室功能不全,亦应引起重视。

肥胖患者患高血压的风险是正常体重人的10倍,系因体重超过理想体重后,血容量及心排血量相应增加所致。血压与体重多呈正相关,是心排血量相应增加之故。病理性肥胖患者多患有高血压,其中50%为中等程度的高血压,5%~10%的患有严重的高血压。中度肥胖不伴有冠心病的患者,即使左室功能正常,心脏前、后负荷亦均增加。血压正常的肥胖患者多有体血管阻力（SVR）降低，而 SVR 正常的肥胖患者多合并高血压。

肥胖无疑与心血管疾病的发生有着密切的联系，尤其是 50 岁以下的肥胖患者，并发冠心病、心肌梗死和猝死的概率明显增加。肥胖患者发生低氧血症时，可反射性兴奋交感神经使体血管阻力升高，重者可发生左心衰竭。慢性低氧血症和/或肺血容量增加，可致肺动脉高压甚至右心衰竭。肥胖患者需氧量的增加，降低了心血管储备并限制了对运动的耐力。另外，心肌肥厚、低氧血症、心脏传导系统脂肪组织浸润导致的传导阻滞，利尿药所致的低钾血症、冠心病发病率增加、儿茶酚胺增加、睡眠呼吸暂停综合征等，可使室性心律失常发生率增加，常常是猝死的诱发因素。研究表明，没有心脏疾病的单纯高血压肥胖患者的室性期前收缩发生率比对照组高 10 倍；伴左室离心性肥厚肥胖患者的室性期前收缩发生率是正常人的 30 倍。室性期前收缩包括无症状的三联律、四联律及室性心动过速，这些可能是肥胖患者猝死的先兆。

肥胖患者微循环有明显的异常，且随着肥胖程度增加而更加显著，突出表现在异形管袢比例增高，袢顶淤血，微循环流速减慢，血液流态呈粒流、泥流、停滞，导致微循环阻力增加，氧供减少，血管内皮损伤，血管通透性增加，血管周围组织水肿，血液浓缩，从而易发心脑血管并发症。肥胖合并高脂血症、高血压、糖尿病可进一步加重微循环的变化。微循环的变化是全身性的，可导致血管内膜增厚，管腔变窄，进而使重要生命器官功能受损。

45.2％的肥胖者全血黏度、血浆黏度、红细胞电泳、血沉、血小板聚集率、纤维蛋白原均明显升高，其中以全血黏度低切率值和血沉增高最为明显。伴有糖尿病的肥胖患者血沉、纤维蛋白原、红细胞电泳等变化更为明显。

3.内分泌和胃肠道系统

脂肪是很活跃的代谢组织，大量脂肪组织的增加必然增加绝对氧耗量及 CO_2 的产生。由于代谢与体重和体表面积呈直线相关，所以基础代谢率在肥胖患者仍在正常范围。随着脂肪的增加，肥胖者常对胰岛素反应有抵抗，可能是由于脂肪细胞产生的胰岛抵抗素所致。即使胰腺 β 细胞功能正常，亦需超负荷工作，方能分泌足够的胰岛素来抵消肥胖对胰岛素的抗性，因此，极易造成胰腺 β 细胞功能衰竭，致使 2 型糖尿病发生率成数倍增加。血脂代谢异常主要表现为甘油三酯和低密度脂蛋白-胆固醇增加，前者与胰腺疾病相关，后者与心血管疾病密切相关，而具有对心血管疾病保护作用的高密度脂蛋白-胆固醇则减少。当男性 BMI＞23 kg/m^2，女性 BMI＞24.1 kg/m^2 时，即可发生上述变化。

禁食状态下的肥胖患者仍有高容量和高酸性的胃液。有研究发现麻醉诱导期间 90％已禁食的过度肥胖患者，其胃液量＞25 mL，胃液 pH＜2.5。肥胖患者腹内压增高，所以食管裂孔疝、误吸及吸入性肺炎的发生率均高于非肥胖患者。胃液 pH 低，可能与促胃液素释放增多，壁细胞分泌大量的低 pH 胃液有关；至于胃液的容量大，是否与肥胖患者胃容积增大、排空减慢有关，尚无定论。

4.肝脏和肾脏

过度肥胖患者 90％有肝内脂肪浸润，但常规临床肝功能试验多无异常表现。细胞内甘油三酯聚集，使细胞裂解，释放肝转氨酶并可在血清中检出，进一步释出脂质堵塞胆道，可致血清碱性磷酸酶增加，最终导致肝叶裂解，并有炎性改变、局灶性坏死及肝纤维化。肝内脂肪浸润量与肥胖持续时间长短关系密切，而与肥胖程度的关系相对较小。肥胖者的肝甘油三酯浸润是肝硬化死亡的因素之一，病死率较非肥胖者大 1.5～2.5 倍。肥胖人肝转氨酶可能轻度升高，其原因可能是由于细胞内脂质聚集使肝细胞破裂，以及脂质溢出堵塞胆小管的结果。因此，严重肥胖者常并存黄疸史或胆囊疾病,并致肝功能障碍。

肥胖患者并发肾脏疾病时,多出现蛋白尿。没有临床症状的严重肥胖患者肾活体检查时,多数有局限性肾小球硬化和/或糖尿病性肾病。高血压、肾血流增多、糖耐量异常可能是引起这些病理组织学改变的因素。

二、麻醉前评估及准备要点

(一)麻醉前评估

对肥胖患者麻醉前除常规访视体检外,要着重检查呼吸系统和循环系统。

1.呼吸系统

呼吸系统的评估应常规进行呼吸道通畅程度的评估。询问与麻醉和手术有关的上呼吸道梗阻、气道暴露困难史及睡眠时有无气道阻塞的症状(经常性的夜间打鼾,有无呼吸暂停等),这些现象提示患者在意识模糊或麻醉诱导时,可能发生机械性气道梗阻或难以处理的气道暴露困难。访视患者体检时除应检查头后仰、枕寰活动、颞下颌关节活动度是否受限、张口度(正常＞3 横指)及甲颏距离(正常＞3 横指)外,还应仔细检查患者口内和咽部的软组织皱褶。此外,Mallampati 分类法可帮助医师判断会厌暴露的困难程度。

肥胖患者通常应行肺功能检查,但年轻过度肥胖患者的常规肺通气功能检查多无异常,如最大呼气 1 秒容量(FEV_1)、肺容量(Vc)等;而老年肥胖患者或吸烟者,肺部检查时可能有支气管痉挛。胸部 X 线摄片及血气分析为此类患者的常规检查。血气分析有助于评估患者是否有 $PaCO_2$ 增高,借此可初步对肥胖进行分类。病理性肥胖者还应分别行直立位和仰卧位血气分析,有助于排除肥胖性低通气量综合征(OHS)。对睡眠带鼾声者应了解有无阻塞性睡眠呼吸暂停综合征(OSAS)。

2.心血管系统

应详细了解患者的活动度及对体位改变的适应能力。ECG 检查有无左右室肥厚、心肌缺血、心律失常、P 波高尖等改变。有无高血压。胸部 X 线检查重点观察心脏大小和肺血管情况,以判断有无肺动脉高压。如果有异常发现,必要时应做进一步检查,如动态心电图、超声心动图或肺动脉导管检查等。若血红蛋白＞165 g/L,术前可考虑放血及血液稀释。

3.其他

必须了解空腹血糖、糖耐量、甘油三酯及胆固醇等。如果发现有糖尿病或酮血症时,应该在手术前给予治疗。常规询问住院前 6 个月内及住院期间是否服用减肥药物及进行过减肥治疗(包括饮食治疗、运动治疗及手术治疗)。此外还应询问患者是否有食管反流症状。

(二)麻醉前准备要点

1.麻醉器材和监测仪器的准备

除准备常规器材外,应特别准备气管插管困难所需的用具,咽喉表面麻醉喷雾器、纤维喉镜、纤维支气管镜、不同型号的喉罩、口咽或鼻咽通气道等。估计静脉穿刺困难时,应备深静脉穿刺包、静脉切开包等。

肥胖患者一旦出现呼吸和心血管系统的紧急情况,处理极为困难,因此任何潜在的危险都必须尽可能早地被发现并进行有效的处理,所以,术中严密监测非常重要。监测无创血压时应选择大小合适的袖带,袖带长度应大于手臂周径的 20%;如袖带过短,则测值偏高。肥胖患者无创伤性测压的结果常不正确,除非手术非常短小,一般应采用有创动脉压监测,也便于术中采动脉血做血气分析。所有手术患者都应监测 V_5 导联。对伴有心脏病、肺动脉高压、OHS 的患者可适当放宽肺动脉导管或经食管超声心动图等复杂心血管功能监测技术的应用指征。肥胖患者较非肥胖患者更易丧失热量，应常规监测体温，避免因寒战进一步加重低氧血症。

低氧血症是肥胖患者围术期的主要危险，因此术中必须监测脉搏血氧饱和度和动脉血气以了解患者的氧合情况；此外，呼气末 CO_2 监测对机械通气患者也是非常重要的。

应用肌松药宜持续监测神经-肌肉阻滞程度，并尽量使用最低有效剂量，以免术后出现神经-肌肉阻滞的残余效应。采用外周神经刺激仪做肌松监测时，如果用皮肤电极，肥厚的脂肪组织使电极与有关神经隔离，达不到满意的监测效果，而用皮针电极则可避免此现象。

2.抑酸药的应用

肥胖患者易发生胃液反流，由于 88% 肥胖患者的胃液量在 25 mL 以上、pH<2.5。诱导期间的误吸率约 1.7%，因此麻醉前应给予抑酸药（H_2 受体阻滞药）。由于此类药物吸收时间难以预计，应尽量避免肌内注射，可采用手术日晨给甲氧氯普胺 10 mg，或雷尼替丁 300 mg，麻醉前 1 小时口服，也可两药合用，以减少胃液量和提高胃液 pH。既往曾采用诱导前静脉注射西咪替丁 300 mg，但由于该药可能引起某些不良反应，对重患者注射过快可能出现心动过缓、低血压、心律失常，甚至心搏骤停，因其 H_2 受体阻滞所致的缩支气管效应，可能增强组胺引起的支气管痉挛；且可出现激动、精神恍惚及昏迷等表现，现已少用。

3.麻醉前用药注意事项

病理性肥胖患者并存 OHS 者，多伴有气道解剖异常，麻醉前忌用阿片类药物，可用少量镇静药静脉注射或口服，不宜采用肌内注射。可选用小量苯二氮䓬类药物，但应严密监测呼吸。全麻或清醒插管前应给予阿托品，以减少气道分泌物。

三、肥胖患者麻醉的特殊问题

肥胖患者麻醉中可能遇到某些特殊问题，其中最困难的是气道管理。对肥胖患者选择麻醉药或麻醉方法无成规可循，全麻复合硬膜外麻醉可减少全麻药物的用量，采用平衡麻醉可减少每一种药物的总用量，有利于术后苏醒。应尽量选用短效药物，如丙泊酚、瑞芬太尼、阿芬太尼、阿曲库铵、顺阿曲库铵等，避免使用长效药物，如吗啡、泮库溴铵等。体位对肥胖患者心肺功能的影响不容忽视，肥胖患者对俯卧位的耐受性差，侧卧位则可避免体重对胸壁的过度压迫。

（一）区域阻滞

区域阻滞可能是某些部位手术的最佳选择，但肥胖患者因大量脂肪堆积和骨性标志不明显，使得区域阻滞技术的实施非常困难。近年来由于采用周围神经刺激仪辅助定位，提高了阻滞的成功率和麻醉效果。

（二）椎管内麻醉

对肥胖患者施行椎管内麻醉常遇到的问题有穿刺操作困难及仰卧位通气不足。通常仅适用于下腹部及下肢手术，麻醉平面过高会影响呼吸，导致通气困难和增加麻醉危险。

1.蛛网膜下腔阻滞

肥胖患者蛛网膜下腔阻滞比正常人困难得多，但肥胖患者腰部脊柱正中线棘突部位的脂肪要比两侧的相对少和薄一些，穿刺操作有时并不困难，若取坐位穿刺则更易成功。肥胖患者蛛网膜下腔用药量是正常人用量的 2/3，但阻滞平面不易调节，平卧后仍会继续上升，常出现平面过高。患者出现烦躁不安时，首先应考虑是否平面过广，应随时监测血压和呼吸。通常，阻滞平面

低于 T_5 对呼吸功能影响不大,若超过 T_5 则可产生呼吸抑制,患有呼吸系统疾病的患者尤应避免。高平面阻滞时,自主神经的阻滞平面比躯体神经的阻滞平面更高,结果将导致心血管功能抑制,这种抑制可能在牵拉腹膜时突然加重,应引起足够的重视。也有学者主张采用持续蛛网膜下腔阻滞,可减少硬膜穿破后头痛的发生率。

2.硬膜外间隙阻滞

硬膜外间隙阻滞在肥胖患者的应用更广泛,但其穿刺操作比蛛网膜下腔更困难。某些肥胖患者椎间隙的定位有一定的困难,常规 10 cm 长的穿刺针有时过短,选择 15 cm 穿刺针较为适宜。肥胖者的腹内压较高,下腔静脉血易被驱向硬膜外间隙静脉系统,而致硬膜外静脉丛怒张,穿刺时易致硬膜外腔出血。同时,硬膜外间隙相应变窄,使脊麻阻滞平面显著升高,因此,局麻用药量同样只需 2/3 常用量即可。遇有阻滞不全或肌肉松弛不佳时,应避免辅用大量镇痛药或镇静药。椎管内麻醉易促使平卧位通气不足加重,因此,须持续监测 SpO_2,并用面罩吸氧。如选用高位硬膜外麻醉,则宜复合气管内全麻以加强通气,增加安全性,术后可保留硬膜外导管施行术后止痛。

(三)全身麻醉

1.麻醉诱导及气管插管

肥胖患者特别是病理性肥胖患者气道管理困难是围术期病死率高的原因之一。肥胖患者因颈短、胸骨上脂肪垫过厚及下颌和颈椎活动受限,常致气管插管前维持气道通畅困难。麻醉诱导可能会引起气管塌陷,导致上呼吸道梗阻。因此,诱导期至少应有 2 人协助托下颌、压紧面罩、挤压贮气囊及压迫环状软骨等操作,以保持呼吸道通畅及防止误吸。

据统计对病理性肥胖患者气管插管困难的发生率为 $13\% \sim 24\%$,需清醒插管者约占 8%,主要困难在于喉镜不能显露声门。肥胖患者插管所需时间长,且功能余气量比正常人少,氧的贮备量也较少,而氧耗量又比正常人大,必须进行 3 分钟的吸氧去氮呼吸,以防低氧血症。研究表明,在 100% 吸氧去氮的前提下,施行全麻快速诱导插管时,置入喉镜及气管插管的不呼吸过程使 SpO_2 降至 90% 的时间,在正常人(BMI $=23.3$ kg/m^2)为(526 ± 142)秒,肥胖者(BMI $=49.0$ kg/m^2 ± 7.3 kg/m^2)则缩短至(196 ± 80)秒。插管不呼吸使 $SpO_2 < 90\%$ 所需时间随超重程度加重而缩短:超重 20% 以下者为 364 秒,超重 $20\% \sim 45\%$ 为 247 秒,超重 45.5 kg 以上者仅为 163 秒。据此,对肥胖患者施行快速诱导气管插管操作时应尽量在 2 分钟内完成。

若选择清醒插管,应随时做好紧急气管切开的准备。清醒插管还是诱导后插管主要取决于事先估计的困难气道程度。对超过理想体重 75% 的肥胖患者;张口不能看到腭垂;经表麻后放入咽喉镜看不到会厌以及有 OSAS 的患者,应选择清醒气管插管。插管前应充分吸氧,静脉注射适量抗胆碱类药、镇静药或镇痛药,在完善表面麻醉下进行气管插管。少数困难气道病例可采用纤维支气管镜引导下插管。应用插管型喉罩行气管内插管是目前一项成熟的技术,为肥胖患者的气道管理提供了一种新的可选择方法,其成功率可达 96.3%。

肥胖患者气管插管操作时,易将导管误插入食管。如果采用听诊法作鉴别,有时因胸腹部脂肪过厚而难做到及早发现,可因此导致心搏骤停。如果采用 $ETCO_2$ 监测,则是早期发现导管误入食管最为灵敏的指标。

2.全麻药物的选择

肥胖患者分布容积增加,使药物消除半衰期延长;肾小球滤过率增加,使药物原形排泄增加;脂肪含量增加,使脂溶性药物的用量及消除时间增加。肥胖患者肝脏功能多有异常,影响经肝脏代谢药物的清除,但不影响药物的Ⅰ相代谢(如氧化、还原及水解反应),而通过Ⅱ相结合途径(葡萄糖醛酸及硫酸盐结合)清除的药物,肥胖患者则似乎较正常人更快。

　　卤素类吸入麻醉药在肥胖者体内的代谢高于正常人,从而可能引起血浆氟离子浓度增高。肥胖患者吸入氟烷,其生物转化显著增加;偶尔可出现血清氟离子浓度显著增高达10.5 $\mu mol/L$,虽不致产生肾中毒,也不是"氟烷性肝炎"的主要因素,但仍有38%的肥胖患者在氟烷麻醉后出现不明原因的黄疸。氟烷麻醉后血浆氟离子浓度增高可能与其在肥胖患者体内的高代谢率有关。肥胖患者吸入恩氟烷2.3 MAC/h后,血清无机氟化物为22.7 $\mu mol/L$,吸入4 MAC/h后,血浆氟离子浓度峰值可达52 $\mu mol/L$,平均为22 $\mu mol/L$。与正常人比较,即使吸入恩氟烷少于2 MAC/h,肥胖患者血清无机氟化物升高速度更快、峰浓度更高、维持时间更长,虽然短时间麻醉后临床上未发现肾损害,但长时间吸入恩氟烷有可能造成肾损害(30 $\mu mol/L$)或严重的肾毒性反应(90 $\mu mol/L$)。肥胖患者吸入异氟烷2.5 MAC/h后血浆无机氟离子浓度仅为6.5 $\mu mol/L$,故异氟烷始终为肥胖患者吸入麻醉药的首选药物之一。正常人吸入七氟烷(2.5 MAC/h)后,血清氟离子浓度远低于肾毒性水平(29 $\mu mol/L$)。有报道肥胖患者和非肥胖患者吸入七氟烷1.4 MAC/h后血浆氟离子峰浓度并无差异[分别为(30±2)$\mu mol/L$和(28±2)$\mu mol/L$]。Torri等研究证实,七氟烷用于病理性肥胖患者时,其洗入和洗出曲线快于异氟烷。但另有研究发现肥胖患者吸入1.4 MAC/h七氟烷后体内氟离子浓度较正常人升高更快,其峰浓度>50 $\mu mol/L$(理论上的肾毒性阈值),且持续近2小时,而非肥胖患者的峰浓度仅为(40±2)$\mu mol/L$。提示七氟烷用于肥胖患者可能有潜在的危险。这种差异可能是实验设计的不同所致,也有可能是肥胖患者影响了七氟烷体内代谢的结果。

　　新型挥发性麻醉药七氟烷和地氟烷血中溶解度更低,加速了麻醉药的摄取、分布及停药后的消除,使其起效更快,恢复也更快。由于挥发性麻醉药很少在脂肪组织中分布,并在停药后迅速排出体内,故非常适合肥胖患者。

　　肥胖患者对挥发性吸入麻醉药生物转化率增高的确切机制目前尚不清楚。可能与肝内大量的脂肪组织浸润,增加了脂溶性麻醉药的摄取和微粒体酶的代谢作用;内脏血流增加,更多的吸入性麻醉药被带入肝脏;以及高于正常浓度的细胞色素P450酶作用等有关。脂肪组织过多可影响一些麻醉药的血浆半衰期,但并不影响脂溶性挥发性麻醉药的血浆半衰期。目前总体认为,挥发性吸入麻醉药及N_2O对肥胖患者的肝、肾功能影响尚轻,也不延长苏醒时间,即使用高脂溶性的恩氟烷或氟烷,清除时间也不延长。研究表明,要使患者清醒延迟,脂溶性挥发性麻醉药给药时间应超过24小时。临床上极度肥胖患者常规手术时间一般为2小时左右,其清醒时间应与正常人无异。

　　药物血浆浓度受稳态分布容积和清除率的影响。肥胖患者脂溶性麻醉药的分布容积更大,一次给药剂量的血浆浓度低于正常人,最终消除半衰期延长。如脂溶性药物咪达唑仑的消除半衰期在肥胖患者明显长于非肥胖患者(分别是8.4小时与2.7小时)。这是肥胖患者咪达唑仑的表观分布容积较大,而清除率与非肥胖患者相似的缘故。同理,某些阿片类及巴比妥类静脉麻醉药因可存积于脂肪而药效延长。如肥胖患者应用吗啡会延长通气支持时间,给予硫喷妥钠的消除半衰期较非肥胖者延长5倍。芬太尼分布容积、消除半衰期和清除率在肥胖患者与非肥胖患者之间并无差异,按标准体重给药时,和非肥胖患者的药代动力学参数相似,是肥胖患者可选择的理想麻醉性镇痛药之一。舒芬太尼在肥胖患者的分布容积增大,消除半衰期延长,但血浆清除率与非肥胖患者相似。阿芬太尼用于肥胖患者分布容积无明显变化,但消除半衰期延长,清除率降低。肥胖患者给予负荷剂量瑞芬太尼后,其血药浓度迅即升高,提示瑞芬太尼应以理想体重为给药原则。肥胖患者和非肥胖患者丙泊酚的初始分布容积没有差别,在稳态血药浓度下,全身清除率和分布容积与体重相关,由于分布容积和清除率同步增加,因此抵消了消除半衰期的延长,故没有证据表明丙泊酚在肥胖患者体内有蓄积现象。

水溶性药物在肥胖和非肥胖患者的分布容积、消除半衰期和清除时间相似。同正常人相比,极度肥胖患者的胆碱酯酶活性较高,故琥珀酰胆碱的剂量应增加至 $1.5\sim2.5$ mg/kg。按公斤体重给药时,米库氯铵在肥胖患者和正常人的药效学相似;病态肥胖患者维库溴铵(0.1 mg/kg)的肌松恢复时间比正常人慢,TOF75%恢复时间分别为(82±30)分钟与(50±9)分钟;产生同等程度的肌松时,病态肥胖患者所需维库溴铵的剂量比正常人大,但按体表面积计算时,两者所需剂量相似。罗库溴铵和顺阿曲库铵若以公斤体重指导用药会导致作用时间延长,但若以理想体重给药则可避免。阿曲库铵按公斤体重计算剂量用于肥胖患者时,其恢复速度与用于非肥胖患者几无差异,是用于肥胖患者的理想肌松药。尽管如此,为了避免作用时间延长,原则上非除极肌松药应以理想体重指导用药。

3.全麻下的通气维持

肥胖患者全麻后,特别在仰卧位时可进一步关闭小气道,使功能余气量降低,甚至低于闭合容量,从而增加了非通气肺泡的灌注,导致静脉血掺杂增加,通气/血流比异常,PaO_2剧降。全麻时 BMI 对患者肺容量、呼吸功能和氧合状况均具有决定性的作用。吸入麻醉药和静脉麻醉药,具有不同程度的扩张血管作用和负性变力性作用,可降低心排血量,使混合静脉血氧分压(PvO_2)进一步降低,其结果是动脉及静脉血氧分压均显著下降,即使吸入 40% 氧也不能维持满意的 PaO_2。75% 的肥胖患者 PaO_2 在 10.7 kPa(80 mmHg)以下。术中膈肌上抬和影响下腔静脉回流的因素均可导致 PaO_2 进一步下降。因此,对肥胖患者施行全麻手术,必须重视通气。为减少肥胖患者仰卧引起的呼吸做功及氧耗增加,可采用大潮气量人工通气,按理想体重计算,$15\sim20$ mL/kg。肥胖患者用呼气末正压通气(PEEP)并不能改善动脉血氧分压,相反,可使心排血量下降而引起氧释放低下。另外,在吸气时高气道压可能阻碍肺小血管血流流入上部肺叶,即阻碍肺血流灌注通气的肺泡而导致无效腔(VD/VT)增加及 $PaCO_2$ 增加,同时受阻的血流被分配至分流区,增加分流量(Qs/Qt)及静脉血掺杂,所以对肥胖患者不宜应用 PEEP。

肥胖患者取俯卧位及头低足高位时,胸壁顺应性及氧合可进一步降低。仰卧位自主呼吸时也可出现低氧血症,甚至心搏骤停。因此,围术期持续监测 SpO_2 或血气分析具有十分重要的意义。

(四)减肥药对麻醉的影响

常用减肥药有作用于食欲中枢的芬氟拉明、右芬氟拉明和抑制食欲的芬特明、安非拉酮等。当为服用这些药物的肥胖患者实施麻醉时应高度警惕这类药物的不良反应以及与麻醉用药的相互作用。

服用减肥药的患者在麻醉诱导时可能发生持续或延迟性低血压,并且对麻黄碱无反应。芬氟拉明和右芬氟拉明均有儿茶酚胺耗竭作用,因此,血压下降时应选择直接作用的血管加压药,如去氧肾上腺素等。芬氟拉明对心脏有抑制作用,服用此药的患者若接受氟烷麻醉,麻醉危险性会明显增加。停用芬氟拉明后 6 天内尿中仍有其代谢产物和原形,因此麻醉前至少应停药一周。服用减肥药还可造成胃潴留。服用芬氟拉明后固体食物胃排空延迟约 15%,应注意反流、误吸的问题。减肥药对血糖和胰岛素有潜在的影响。芬氟拉明可增强外周摄取葡萄糖或降低肝糖原的产生,在 2 型糖尿病患者中可使禁食后的低血糖加重。该药还可增加胰岛素的敏感性,但不影响胰岛素的分泌。因此麻醉期间应监测血糖。服用芬氟拉明或右芬氟拉明可导致肺动脉高压,表现为进行性呼吸困难、坐立不安、气急、疲劳、胸痛、晕厥、心悸、水肿、体力活动下降等。此类药物所致的肺动脉高压是不可逆的,而且是致命性的。麻醉前访视患者时应注意与上述症状相关的问题。此外,减肥药可增加内源性致热源对中枢神经系统的刺激,使外周血管收缩影响热量的散发,因此有诱发高热的危险,所以麻醉期间应监测体温。

(五)肥胖的阻塞性睡眠呼吸暂停综合征患者麻醉的注意事项

低通气量综合征或匹克威克综合征主要见于严重肥胖患者在静止状态下出现低通气量及高二氧化碳血症,占严重肥胖者的 5%～10%。此综合征包括极度肥胖、嗜睡、肺泡低通气量、周期性呼吸、低氧血症、继发性红细胞增多症、肺动脉高压、右心衰竭及右心室肥厚。睡眠时有其特殊表现,即入睡后出现呼吸暂停。常见于睡眠开始后即出现舌后坠致上呼吸道梗阻,随后因缺氧及二氧化碳蓄积迫使患者苏醒而恢复呼吸,入睡后再现舌后坠。周期性发作呼吸暂停,促使患者不得安眠,以致白天嗜睡。若 7 小时的睡眠中发生 10 秒以上的呼吸暂停达 30 次以上即可诊断为阻塞性睡眠呼吸暂停综合征(OSAS)。60%～90% 的 OSAS 患者都是肥胖者(BMI＞29 kg·m^{-2})。中年人中 4% 的男性和 2% 的女性患有有临床症状的 OSAS。此类患者对缺氧及高碳酸血症刺激产生的呼吸切换反应迟钝,基础通气量减少而出现低氧血症及高碳酸血症。另外,由于机械原因可致通气-血流比例失调,促使红细胞增多、肺动脉高压、肺心病的发生。

大部分 OSAS 患者术前并未得到诊断,麻醉医师应高度警惕。术前要常规询问患者是否有夜间打鼾、呼吸暂停、觉醒和白天嗜睡的病史,是否有高血压病史或颈围＞40 cm。如有夜间出汗、遗尿、夜尿增多、晨起头痛以及心血管功能和神经心理功能异常等,亦高度提示肥胖患者患有 OSAS 的可能。如果确诊为 OSAS,应选择气管内插管全麻施行手术。如果患者能耐受手术体位和局部麻醉对呼吸的影响,并充分做好了控制气道的准备,手术时间短暂,局麻技术要求不高,也可考虑选择局部麻醉。但术中和术后应避免大量使用镇静和镇痛药物。必要时也可推迟手术,以进一步评估其 OSAS 的严重程度,同时让患者接受相应的治疗。

肥胖的 OSAS 患者通常比一般的肥胖患者插管更加困难,OSAS 患者气管插管失败的发生率约为 5%,为正常人的 100 倍。对高度怀疑插管困难的患者采用清醒插管还是在全麻下插管应取决于术前对气道的充分评估。对术前认为面罩通气和气管插管都有困难的患者,根据 ASA 困难气道的处理原则,插管和拔管都需在患者清醒的情况下施行。

对需清醒插管的患者术前应进行适当准备,术前可以给予镇静和镇痛药,但务必谨慎,防止发生完全性气道梗阻。充分的上呼吸道表面麻醉和神经阻滞麻醉是麻醉前准备的必要措施。经口咽通气道采用纤支镜插管技术或喉罩通气均为减少插管意外的可靠方法。

如果插管在患者睡眠状态下施行,应充分供氧,最大限度地全身预氧合,使氧气充满肺泡、动脉、静脉和组织间隙。要求患者在面罩密闭状态下吸入 100% 的氧气不少于 3 分钟。在喉镜插管期间,经细的鼻咽通气道吹入氧可延迟低氧血症发生的时间。开始麻醉诱导前使患者处于最易吸入气体的体位,通常为从肩胛部至头部成斜坡位,并且在第 1 次试插时,如发现显露不佳,应在外部以手法帮助插管。面罩通气时也应获得最佳的通气效果,即由两人协助帮助托下颌并封闭面罩,以口咽或鼻咽通气道辅助通气,保持麻醉机的 APL 阀在一定的水平使气道内产生 0.5～1.5 kPa 的 CPAP。

肥胖的 OSAS 患者拔管后发生气道阻塞的危险性非常高。一项回顾性的研究报道,135 名手术治疗 OSAS 患者术后手术室内拔管发生致命性气道梗阻的发生率为 5%。鼻部手术后局部包扎的患者亦易发生呼吸道梗阻，应在拔管前放置鼻咽通气道后再进行包扎。气道阻塞除了可引起患者死亡外，由于梗阻气道使自主呼吸的患者产生明显的气道内负压，负压性肺水肿的发生率也显著增加。这种负压性肺水肿的患者通常需要重新插管。对腭咽成形术（UPPP）和鼻部手术的患者，较为安全的方法是让患者完全清醒后再拔管。对行其他手术后的 OSAS 患者，通常应清醒拔管或带管进行一段时间的机械通气。决定患者术后是否需要进行机械通气的因素：插管时面罩通气和气管插管的难易程度、手术时间长短和手术种类、患者 BMI 及 OSAS 的严重程度等。拔管时务必确保患者处于完全清醒的状态。肌松作用的完全恢复应由肌松监测仪来判定或患者抬头试验＞5 秒、有足够的肺活量和最大吸气峰压。是否有麻醉性镇痛药的残余作用，可根据带管时呼吸频率判定，通常应＞12 次/分。拔管时应用局部麻醉是有益的。采用头高足低位或半卧位拔管，则可减轻由腹腔内容物引起的膈肌压迫。拔管时应放置口咽或长的鼻咽通气道，并做好有助手辅助的面罩通气准备。如果不能确定患者拔管后是否能良好地通气，而且对重新插管没有绝对把握，应通过气道交换导管或纤支镜拔除气管导管。如拔管早期患者自主呼吸良好，可考虑采用 N-CPAP 以保持口咽部气道开放，开始时选用氧气，逐步过渡到空气进行支持。除了早期使用 N-CPAP 外，只有在 SpO_2 下降时才应考虑增加 FiO_2。

肥胖的 OSAS 患者术后应用阿片类药镇痛引起上气道阻塞的危险性很大，要密切监测呼吸频率、镇静水平和打鼾等。危险性的大小取决于患者的 BMI 和 OSAS 的严重程度以及合并的心肺疾病及术后对镇痛药的需求量等因素。根据上述因素综合评定结果，决定患者术后进入 ICU、PACU 或普通病房。

(六)产科肥胖患者麻醉的注意事项

肥胖者妊娠可诱发高血压(先兆子痫)和糖尿病，糖尿病的发病率是正常人的 2～8 倍。难产的概率、剖宫产的比例明显增加。麻醉相关的并发症发生率和病死率以及新生儿的发病率和病死率亦均有所增加。椎管内麻醉所致的肋间肌功能抑制对呼吸的影响更为明显，脊麻平面更易向头侧扩散。仰卧位和头低足高位会进一步减少功能余气量，增加低氧血症的可能。若采用 PEEP 增加氧合，会显著减少心排血量，甚至可减少子宫血供。新生儿更易出现呼吸窘迫的危险。因此，在选择麻醉方法时应考虑到手术时间可能会较长，用药量应适当减少等问题。目前剖宫产手术仍以硬膜外麻醉为首选，其优点是麻醉起效较慢，可分次给药，低血压发生率较低，麻醉效果较确切，对运动阻滞较轻，便于术后镇痛。若选择气管内插管全麻，要充分评估插管条件，尽量避免快诱导，并做好插管困难的准备，包括短臂喉镜或纤支镜的准备。一旦出现插管困难，应首先考虑母亲的安全，必要时可行气管切开，紧急通气。产科肥胖患者术后低氧血症的发生率较高，纵切口可能性更大，可采用氧疗和半卧位方法预防。

四、术后并发症及处理

(一)术后并发症

肥胖患者的一些慢性生理异常在手术期间可能进一步受损，术中或术后早期可发生不明原因死亡。肥胖患者腹部手术后的病死率是非肥胖患者的2.5倍，部分原因可能与肥胖患者脆弱的心肺功能有关。因此，应高度重视术后并发症的防治。

1.低氧血症

肥胖患者功能余气量减少，取仰卧位后则更减少，全麻后功能余气量进一步下降。术后肠胀气、气腹、因疼痛引起的腹肌痉挛、横膈抬高等加重术后肺功能不全,所以肥胖患者术后易发生低氧血症。肥胖患者术后的低氧血症加重,往往是术后死亡的重要原因。通常术后 2～3 天内,PaO_2 可降至 8.0 kPa(60 mmHg)以下,或 SpO_2 降至 91％以下。腹部手术后低氧血症可持续 3～4 天,肺容量的下降可持续至术后 5 天,有 OSAS 的患者易发生急性呼吸道梗阻。因此,术后 4～5 天内应坚持氧治疗,并监测 PaO_2 或 SpO_2,如循环稳定,协助患者取半卧位或坐位可改善肺功能,减轻低氧血症。肥胖患者手术后呼吸功能恢复到术前水平往往需 2～3 周。有 OSAS 者,夜间应经鼻给予 CPAP 1.0～1.5 kPa。

2.肺部并发症

肥胖患者急症手术时,常因呕吐或反流、误吸而导致术后肺炎,发生率最高可达 10％。肥胖患者术后并发肺不张者高达 10％～20％,较非肥胖者为高。以前有呼吸系统疾病的肥胖患者、伴 OHS 或匹克-威克综合征的患者以及施行上腹部或胸部手术的肥胖患者,术后更容易发生呼吸系统并发症。对这些患者术后最好是有选择地送入 ICU,以便早期发现病情变化,积极进行预防及治疗,如吸入湿化气体、尽早进行胸部理疗、合理供氧及在护理人员帮助下早期活动等。

3.深静脉血栓形成及肺梗死

肥胖患者术后肺梗死发生率比常人高 2 倍,约为 4.8％。这可能与肥胖患者多患有红细胞增多症、下腔静脉受腹部脂肪压迫及活动量减少致使术后深静脉血栓发生率增加有关。应主动采取预防深静脉血栓形成的措施,术后 4 天内,每天静脉滴注低分子右旋糖酐或羟乙基淀粉 500 mL。必要时于下地活动前,每天 2 次静脉注射肝素 5 000 U 或早期腿部理疗。另外,在手术中即可开始用弹力绷带包扎双下肢 1 周,术后应早期离床活动。

4.切口感染

切口感染是肥胖患者术后常见并发症,这可能与肥胖患者并存糖尿病、机体免疫力降低、皮下厚积脂肪抗感染能力弱、再加上术中用力牵拉致机械损伤等因素有关。故应严格无菌操作,并采取创口皮下彻底冲洗等预防措施。术前半小时静脉注射抗生素有一定的预防作用。

5.减肥手术后并发症

减肥手术包括胃空肠旁路术及胃整形术两种,前者可使体重显著减轻,但并发症较多,如严重腹泻、腹胀及肝功能衰竭,也可能并发关节炎或结肠癌。胃整形术后并发症较少,腹泻及腹胀很少见,偶尔有恶心、呕吐,但减肥效果较差。

(二)术后处理要点

肥胖患者术后处理除按常规外,更应强调以下几点。

1.气管拔管指征

肥胖患者即使无 OSAS,术后也应严格掌握气管拔管指征,拔管时应做好紧急气管切开的准备。

(1)患者完全清醒。

(2)肌松药及阿片类药残余作用已完全消失。

(3)吸入 40％氧时,血 pH 为 7.35～7.45,PaO_2＞10.7 kPa(80 mmHg)或 SpO_2＞96％,$PaCO_2$＜6.7 kPa(50 mmHg)。

(4)最大吸气力至少达 2.5 kPa,潮气量＞5 mL/kg。

(5)循环功能稳定。拔管后仍应继续鼻导管吸氧,并监测 SpO_2 1～3 天。

2.术后体位对呼吸的影响

肥胖患者剖腹手术后,功能性余气量可下降25％,如取仰卧位,则下降更甚,同时气道关闭增加,静脉血掺杂增加及 PaO_2 降低。因此,术后肥胖患者,只要循环稳定,应尽早采用半卧位(30°～45°),功能性余气量可增加30％,低氧血症可得到改善。如能早期离床、结合胸部理疗及鼓励咳嗽、深呼吸,有防止肺不张及深静脉血栓形成的效果。

3.术后镇痛

术后镇痛有利于患者咳嗽及深呼吸,并可有效地纠正低氧血症,预防肺部并发症,这对肥胖患者尤为重要。如果用阿片类药物,宜采用PCA经静脉给药,这对极度肥胖患者,通常情况下是安全、有效的,但对伴有OHS的患者有较大的危险。如果手术前已放置硬膜外导管,可经硬膜外导管给局部麻醉药或含阿片类药物的局部麻醉药镇痛。肥胖患者硬膜外镇痛所需的局部麻醉药或阿片类药物的剂量与正常体重患者所需用量相似。由于肥胖患者呼吸道管理困难,而硬膜外阿片类药物镇痛可能出现延迟性呼吸抑制,故更需要在严密监护下进行。

(陈　宇)

第四节　休克患者的麻醉

一、休克的分类和发病机制

引起休克的病因很多,分类方法也不统一。依据休克的病因、血流动力学变化、始动环节和治疗效果的不同有多种分类方法。各种分类都有其特点,临床上多以病因分类法为主要依据,再结合其他分类法的特点综合分析,利于医师制订出全面有效的抢救方案。

(一)休克的分类

1.按休克的病因分类

(1)低血容量性休克:是外科最常见的一种休克类型。由于循环血容量减少,使有效循环血容量绝对不足,导致组织灌注不足和弥漫性缺血缺氧。低血容量是指有效循环血量减少,包括血液有形成分的减少,血浆量的减少或者水分的丢失。机体遭受严重创伤而导致低血容量称为创伤性休克。因烧伤引起大量血浆和体液丢失也称为烧伤性休克。剧烈呕吐和腹泻时体液大量丢失,肠梗阻可导致大量分泌和渗出的液体被隔离在肠管内,亦或腹膜炎时大量液体渗出到腹腔内也使有效循环血量减少,这些原因都可引起低血容量性休克。

(2)感染性休克:也称为脓毒性休克,是指全身感染的患者在给予足够的液体复苏后仍无法纠正的持续性低血压,常伴有低灌注状态(包括乳酸酸中毒、少尿或急性意识障碍等)或器官功能障碍。低血压是指收缩压<12.0 kPa(90 mmHg)或在无明确造成低血压的原因(如低血容量性休克、心源性休克等)情况下收缩压下降幅度>5.3 kPa(40 mmHg)。

在各种感染源所致休克中,以肺部感染、胆道感染、外伤或烧伤感染、肠道感染等最为常见。感染性休克不仅有微生物及其毒素的直接损害作用,还与许多的细胞因子及其受体有关,它实际上代表了宿主对全身性炎症的病理生理过程。

(3)过敏性休克:已致敏的机体对抗原物质产生急性全身性炎症反应,造成呼吸、循环急性衰竭,称为过敏性休克,属Ⅰ型变态反应。由 IgE 与肥大细胞表面结合引起组胺和缓激肽大量释放入血,引起血管床容量增加,毛细血管通透性增加,有效血容量相对不足,导致组织灌流和回心血量急剧减少所致。常伴有消化道症状、荨麻疹、血管性水肿、严重呼吸困难等。

(4)心源性休克:由于原发性心排血量急剧减少[CI<2.2 L/(min·m²)]而发生的一类预后很差的休克。心脏泵功能衰竭,或心脏前、后负荷过重,超过心脏的代偿能力或心脏充盈障碍,均可致心排血量过低,有效循环血量明显减少,血压下降,使各主要器官和周围组织灌注不足。急性心肌梗死是心源性休克最常见的原因,尤其是大范围心肌梗死(超过左心室 40%)时心脏泵功能即难以维持正常循环状态。其他可引起心源性休克的少见原因还包括心肌病、心律失常、心脏瓣膜病和急性弥漫性坏死性心肌炎。

心源性休克患者的血压多在早期即显著下降,而外周阻力的变化却不一致。多数患者表现为外周阻力增高,这是因为血压下降,动脉充盈不足,使交感-肾上腺髓质系统兴奋,儿茶酚胺释放增多。少数患者外周阻力降低,可能是由于心肌梗死或心室舒张末容积增大刺激了心室壁的压力感受器,反射性地抑制了交感神经中枢所致。

(5)神经源性休克:正常情况下,血管运动中枢不断发放冲动沿传出的交感缩血管纤维到达全身小血管,使其维持一定的紧张性。当血管运动中枢发生抑制或传出的交感缩血管纤维被阻断时,小血管将因紧张性的丧失而发生扩张,结果使外周阻力降低,大量血液淤滞在微循环中,回心血量急剧减少,引起休克发生。此类型休克多发生于过深麻醉、强烈疼痛刺激后(血管运动中枢被抑制)或在高位脊麻或损伤时(交感神经传出路径被阻断)。由于发生机制比较简单,处理有针对性,预后较好。

2.按休克时的血流动力学变化分类

(1)高动力型休克:血流动力学特点是外周阻力降低,心排血量增加,又称高排低阻型休克。其临床表现为四肢温暖、皮肤潮红,其脉搏充实有力但血压降低。此型休克的真毛细血管组织灌流量仍然减少,动静脉血氧分压亦减少,主要见于轻型和早期的感染性休克。

(2)低动力型休克:血流动力学特点是外周阻力增高,心排血量减少,又称低排高阻型休克。临床特点与一般低血容量性休克相似。高动力型休克未得到及时有效治疗,必然发展为低动力型休克。

(3)低排低阻型休克:此型休克的血流动力型特点是外周阻力和心排血量都降低,故血压下降更为明显,是休克时机体失代偿的表现。

3.按休克的始动环节分类

(1)低血容量性休克。

(2)心源性休克。

(3)血液分布性休克:血管舒缩调节异常,包括感染性休克、神经源性休克、药物性休克。

(4)梗阻性休克:血流主要通路受阻,包括肺动脉栓塞、心脏压塞或缩窄、心瓣膜狭窄、静脉梗阻。

4.按休克时的病情经过与预后分类

(1)可逆性休克:休克若能早期发现并及时治疗,病情很快稳定,各主要脏器未受到明显损伤,实质上是休克的早期。

(2)难治性休克或顽固性休克:此型休克患者病情时好时坏,若病因消除,治疗有效,病情可逐渐好转甚至痊愈,也有部分患者病情进一步恶化。

（3）不可逆性休克：当上述休克未得到缓解与纠正，病情继续恶化，最后发生 DIC 和/或严重多器官功能障碍而死亡者，称不可逆型休克。

（二）休克的发病机制

1.休克发生的始动机制

尽管引起休克的病因不同，但组织器官的有效灌注不足是各类休克发生、发展的共同基础。影响有效灌注的原因主要包括 3 个方面：①全血量减少（包括失液、失血或丢失血浆）。②血管床容量增加（即广泛毛细血管床开放）。③心脏泵功能下降。

2.休克发生的微循环机制

微循环是指微动脉与微静脉之间的血液循环。包括微动脉-后微动脉-毛细血管前括约肌-毛细血管-微静脉，也包括微动脉和微静脉之间的直接吻合支。微循环是循环系统中最基本的功能单位。毛细血管容量很大，平时只有 20%～30% 处于开放状态，正常情况下微循环血容量仅是全身血容量的 5%～10%。休克时微循环的变化大致分 3 个时期。

（1）休克早期——缺血缺氧期：微循环变化的特点是全身的小血管，包括小动脉、微动脉、后微动脉、毛细血管前括约肌和微静脉、小静脉持续痉挛，微循环内血流速度显著减慢，组织灌注量减少，微循环内血流只出不进。休克早期的代偿机制包括微静脉和小静脉收缩，加上肝储血库收缩，迅速而短暂地增加回心血量；组织液反流入血；血流重新分布。皮肤、内脏、骨骼肌和肾血管的 α 受体密度高，对儿茶酚胺的敏感性也高，而脑动脉和冠状动脉系统则无明显改变，这种微循环变化的不均一性，使血流重新分布，保证了心、脑等主要生命器官的血液供应。

（2）休克中期——淤血缺氧期：由于微静脉端血流缓慢、红细胞发生聚集、白细胞滚动及贴壁嵌塞、血小板聚集、血黏度增加，微循环内血流只进不出。

（3）休克晚期——循环衰竭期：可发生弥散性血管内凝血（DIC）或重要器官功能衰竭。机体失去了早期所有的代偿机制，微循环内血流停滞，组织完全得不到氧气和营养物质供应。微血管平滑肌麻痹，对任何血管活性药物均失去反应。休克晚期是休克发展到了极其严重的阶段，治疗非常棘手。但是如果各种治疗矛盾和难点逐个进行全面针对性的综合性处理，使一个个难点得到攻克，仍有可能使休克缓慢逆转。

临床实践中，各期临床表现并无明显界限，常是逐步移行或重叠出现。由于始动原因不一，个体反应性也有差异，所以有的休克发展十分迅速，尚未来得及全面处理，患者已进入不可逆性休克而死亡。有的发展较慢，通过有效的全面医治能使之恢复。总体来说，休克的发展是快速的，抢救措施应积极，不能有丝毫松懈。

二、麻醉前评估、准备与用药

（一）麻醉前评估

创伤和出血使患者处于高度应激状态；所有麻醉药和麻醉方法都可影响患者的生理状态稳定性；外科疾病与并存的内科疾病又有各自的病理生理改变，这些因素都将造成机体生理潜能承受巨大负担。在手术前麻醉医师应迅速了解患者基本病情，评估伤情、出血部位和失血量，有无饱胃情况，有无血气胸等与麻醉相关的其他并存情况，对全身情况和重要器官生理功能做出充分估计。

麻醉医师还应于术前与手术医师沟通，了解手术意图、手术方式、难易程度、出血量、时间长短、手术危险所在，以及是否需要专门麻醉技术（如低温、控制性低血压等）配合。此外，还需了解手术的急缓程度。非抢救性手术术前应详细了解患者病情及治疗经过,尤其注意血管活性药物使用情况,了解既往麻醉史。检查患者意识状态,呼吸、循环情况。已有气管插管患者检查导管深度是否合适,导管气囊是否漏气并予妥善固定。听诊两侧呼吸音不对称检查有否插管过深进入右侧支气管或有气胸、血胸和肺不张。抢救性手术如急性出血性休克,尽快控制活动性出血是抢救患者的关键,不应过分强调纠正术前情况而贻误手术。出血性休克患者在出血未得到有效控制前,不必过于积极地输血强行将血压恢复到正常水平,因为有些患者出血过快不可能通过输血维持正常血压,有效控制出血前维持稍低于正常的血压水平可减少血液进一步丢失,前提是要保证重要脏器功能正常。多中心回顾性研究已经表明创伤患者术前大量输血并不能提高抢救成功率。

(二)麻醉前准备

1.建立有效静脉通路

术前开放快速输血通路,建立静脉通路时注意避开患者损伤部位。严重休克患者应同时开放两条以上输液通路,外周静脉条件不好可行中心静脉穿刺置管,输液给药同时还可测定CVP。中心静脉可选颈内静脉、锁骨下静脉和股静脉。股静脉置管深静脉血栓形成的风险高,一旦患者情况稳定应尽早拔出。颈外静脉粗大表浅,位置相对固定,紧急情况下可用做快速输液通路。

2.维持热量平衡

麻醉医师应努力维持休克患者的热量平衡。低体温可能加重稀释性凝血障碍和全身性酸中毒。此外,因寒冷导致的寒战和血管收缩作用将增加机体耗氧量,严重者可致心肌缺血。许多休克患者在入手术室前就已存在低体温,所以保温措施应尽早实施,所有的静脉液体都应预热或经加温装置输入。必要时采用温毯并调节环境温度。

3.建立完善的术前监测

尽早测定患者动脉血压、脉搏、心电图和脉搏氧饱和度有助于病情估计。有创动脉压监测可方便行血气分析并动态观察血压变化,尤其在麻醉诱导期可指导临床用药,避免循环剧烈波动,故应尽早应用。CVP监测有助于判断容量状态,其变化趋势对容量治疗有一定的指导意义。总之,麻醉医师应尽最大的努力,调整全身情况和脏器功能,以提高患者对手术麻醉的耐受力,并在做好相应抢救准备(人员、设备和药品等),并保证血液制品储备充足后再开始麻醉。

(三)麻醉前用药

休克患者麻醉前用药取决于休克程度。循环尚稳定患者处理与常人相同,只是休克患者动脉血压常常依赖增高的交感张力维持,一旦术前用药对抗了交感张力,本来对血压心率影响很小的苯巴比妥、麻醉性镇痛药和苯二氮䓬类药物也有可能导致循环抑制。已经合并心肺功能不全患者,合并应用苯二氮䓬类药物和麻醉性镇痛药可以产生循环波动和呼吸抑制,引起或加重低氧血症。血容量尚欠缺的患者绝对禁用吩噻嗪类药,可致血压进一步下降,甚至猝死。休克常并存周围循环衰竭,低灌注下肌肉或皮下注射药物吸收速度受影响,若经皮下或肌内注射用药,药物吸收缓慢,药效受影响,麻醉前用药尽量通过静脉途径小剂量给药。总之,休克患者应减少术前用药量或不用。

饱胃的急症休克患者,可于麻醉前给予甲氧氯普胺以减少误吸的危险。甲氧氯普胺是多巴胺拮抗药,其主要作用在于刺激胃肠道规律性蠕动,促进胃排空的同时又可增加食管下端括约肌张力,且不引起胃液分泌增加,这些机制都有利于降低误吸风险。麻醉诱导前30～60分钟,甚至更短的时间内给药都有助于预防气管插管时误吸发生。

三、麻醉方法和药物的选择

休克患者的麻醉选择首先要强调安全,尽量选用对全身影响小,麻醉者最熟悉的麻醉方法。要防止因麻醉选择不当或处理不妥所造成的病情加重,也需防止片面满足手术要求而忽视加重患者负担的倾向。

(一)局部麻醉和神经阻滞

对轻症休克患者,若手术仅限于表浅外伤清创缝合或肢体手术,局部麻醉和神经阻滞麻醉则有一定的优越性,如全身影响小,可降低交感神经张力,减轻应激反应,减少术中出血和术后深静脉血栓形成。患者在手术期间保持清醒状态,也有利于神经和意识的判断及术后镇痛等。上肢手术最常用臂丛神经阻滞,下肢手术可在腰丛和坐骨神经阻滞下完成手术。神经阻滞一般单次用药剂量较大,而局麻药的血药浓度与血浆清蛋白含量成反比。休克患者因大量失血和输液,多存在低蛋白血症,对局麻药耐受下降,易发生局麻药中毒,要严格控制单位时间用药量。

若患者循环不稳定、存在意识障碍、呼吸困难或凝血功能差,亦或手术范围大、耗时长,不要勉强选择局麻。局麻(包括神经阻滞)可与全麻联合应用,可显著减少麻醉药用量,有利于保证休克患者麻醉期间循环呼吸管理。

(二)椎管内麻醉

在休克未纠正前禁用椎管内麻醉,尤其禁止应用蛛网膜下腔麻醉。椎管内麻醉时交感神经阻滞,外周血管阻力降低,同时血管扩张将减少静脉回流,心排血量也减少。交感神经阻滞范围决定于注药部位和药量。尽管在阻滞部位以上可以出现反射性血管收缩,但动脉血压仍会下降。T_4以上高位阻滞时,心脏交感神经也被阻滞,使患者在外周血管扩张时不能产生代偿性心动过速,血压下降会更明显。处于代偿阶段的休克患者,其动脉血压在很大程度上依赖于血管收缩,椎管内麻醉使阻滞区域血管扩张,可导致严重低血压,无复苏准备可使患者出现灾难性后果。

下腹部以下手术,如循环功能代偿尚好可以考虑应用硬膜外麻醉,但应强调在充分补液扩容的基础上,分次小量使用局麻药。注药后密切观察循环变化,出现血压下降或改变体位时血压下降提示血容量不足,应继续液体治疗,情况紧急时先应用适量麻黄碱支持血压。严格控制麻醉平面在可满足手术需要的最低水平,切忌阻滞范围过广。麻醉平面过高,腹肌张力下降,患者不能形成有效咳嗽保护气道,可能发生误吸。少数诊断明确的低血容量性休克患者,如异位妊娠破裂出血,病变部位明确,手术时间短,若循环尚稳定,可先放置硬膜外导管,先在全麻下开始手术,待出血控制,低血容量状态基本纠正后分次注药,建立硬膜外麻醉逐渐取代全麻。

休克合并凝血功能障碍或有感染败血症患者不选用椎管内麻醉。

(三)全身麻醉

休克患者病情往往比较危重,生命体征不稳定,气管插管全身麻醉可提供充分的氧供、镇痛和满意的肌松,抑制内脏牵拉反射,降低应激反应,方便呼吸和循环管理,在很多情况下是一种安全的麻醉方法。休克患者对麻醉药耐受能力降低,少于正常用量的麻醉药即可使患者进入麻醉状态。临床上经常是吸入麻醉药与静脉药物配伍使用。

1.麻醉诱导用药

低血容量患者在应用麻醉诱导药物后出现低血压的原因与交感神经代偿性兴奋被阻断有关。以往身体健康的年轻患者在动脉压下降之前,可能已丢失了多达40%以上的血容量。在此情况下,无论选择何种药物,麻醉诱导均可导致严重的循环衰竭。当面临出血情况时,必须减少麻醉药的剂量,而对于低血容量危及生命的患者应当避免使用麻醉药物。

(1)咪达唑仑:咪达唑仑作为目前麻醉中最常应用的苯二氮䓬类药物,具有突出的遗忘作用,常与镇痛药联合应用于休克患者麻醉诱导。小剂量咪达唑仑应用能降低知晓的发生率,正常情况下该药对循环影响轻微,但当严重低血容量时,静脉注射后出现血压下降、心率加快,心排血量不变,提示血压下降源于外周阻力降低。咪达唑仑蛋白结合率高,在休克合并低蛋白血症时(如大量液体复苏后)其作用强度和时间也明显增加。

(2)丙泊酚:丙泊酚作为手术室内麻醉诱导的主要药物,由于它的血管扩张和负性变力作用,并不适用于临床上有明显低血容量表现的休克患者。

(3)依托咪酯:有文献表明依托咪酯用于创伤患者时较其他镇静催眠药具有更佳的心血管稳定性。该药对循环影响小,不降低心肌收缩力也不阻断交感反应,适用于并存低血容量和循环状态不稳定的休克患者。由于降低脑代谢和脑血流,尤其适用于合并颅脑损伤的休克患者。诱导用量 0.2～0.4 mg/kg,静脉注射后一个臂-脑循环时间即可入睡,心率和心排血量基本不变,依托咪酯的问题包括注射部位刺激痛和肌痉挛,可以通过静脉注射利多卡因、小剂量咪达唑仑(1～2 mg)和快速起效肌松剂来减轻或缓和这些不良反应。依托咪酯用药后偶发一过性肾上腺皮质功能抑制,可通过补充外源性激素治疗。

(4)氯胺酮:氯胺酮除直接作用于中枢神经系统导致交感介质释放外,还可抑制节后交感神经末梢对去甲肾上腺素再摄取。在正常患者,氯胺酮引起的儿茶酚胺释放掩盖了其对心脏的直接抑制作用,用药后产生血压升高和心率加快。而对处于血流动力学应激状态的患者来说,可能无法掩盖其心脏抑制作用,从而导致循环衰竭。有动物实验表明,相比于异氟烷麻醉,氯胺酮虽然能提升血压但并不增加组织灌注。

(5)阿片类镇痛药:因吗啡和哌替啶均具有组胺释放作用,故常选用芬太尼。芬太尼对血流动力学影响较小,不抑制心肌功能。芬太尼轻度扩张周围静脉,与催眠性诱导药结合使用有协同作用,故对高交感张力的患者,该药可使心率减慢和血压下降。舒芬太尼作用类似芬太尼,起效和消除更快。

(6)神经肌肉阻滞剂:琥珀胆碱仍然是目前显效最快的肌松药,1～2 mg/kg 静脉注射,1 分钟内即可提供满意肌松,循环影响轻微,是休克患者快速诱导插管的常用药物。使用琥珀胆碱能够在"既不能插管,又不能通气"的情况下,使患者在发生明显缺氧前恢复自主呼吸,但麻醉医师不能依靠自主呼吸的恢复来挽救困难气道处理的困境。琥珀胆碱重复用药或与氟烷联合使用可导致心律失常,在大范围软组织损伤、严重烧伤和截瘫患者可因严重高钾血症导致心搏骤停。可替代琥珀胆碱的药物包括罗库溴铵(1 mg/kg)和维库溴铵(0.1～0.2 mg/kg),两者均无明显心脏毒性,大剂量使用可迅速松弛全身肌肉。但此剂量下其作用持续时间可长达 1～2 小时,困难气道的患者若不能顺利完成气管插管,麻醉医师应注意保护气道通畅,避免缺氧。

2.麻醉维持用药

(1)吸入麻醉药:几乎所有的现代吸入麻醉药都有循环抑制作用,影响程度与吸入浓度有关。作用途径包括抑制心肌收缩力、改变外周血管张力和影响自主神经活动。吸入麻醉期间易于出现节性心律等室上性心律失常,心电图 P 波消失,处于代偿期休克患者可因丧失心房有效收缩而导致心排血量下降,血压降低。休克患者常见的动脉低氧血症也加重吸入性麻醉药的循环抑制作用。在吸入性麻醉药中氟烷和恩氟烷心肌抑制明显。异氟烷、地氟烷和七氟烷降低血压主要是由于外周血管扩张的结果。与其他吸入麻醉药相比,氧化亚氮心肌抑制作用最轻,吸入浓度为 25％有镇静作用,25％～50％镇痛,麻醉维持浓度30％～70％。氧化亚氮因麻醉作用较弱,常与其他药物配伍应用。但患有气胸、肠梗阻或需要吸入高浓度氧的患者不宜应用。吸入麻醉药造成的低血压可通过降低吸入麻醉药的浓度,加快液体输注速度,谨慎地使用增强心肌收缩力药物或血管收缩药迅速缓解。

休克患者由于低心排和过度换气,吸入麻醉肺泡浓度升高速度加快,肺泡浓度高导致血药浓度高,心功能抑制等药物毒不良反应也相应增加。由于多数吸入麻醉药的循环抑制作用是剂量依赖型,因此休克患者麻醉时倾向于小量联合应用,如氧化亚氮-氧-肌松药,辅以小量七氟烷或异氟烷,麻醉作用相加而循环抑制减轻。

(2)静脉麻醉药:休克患者静脉麻醉耐量减少,除低蛋白血症使血浆游离药物浓度增加外,血管内容量相对减少也使血药浓度易于升高。因此安全处理休克患者麻醉的关键是无论选择何种药物,均应小量分次用药,依据患者反应决定用药总量。

芬太尼对心血管功能差的患者能提供良好镇痛作用,可与低浓度吸入麻醉药或小剂量苯二氮䓬类药物联合用于循环欠稳定患者手术的麻醉。一般 $1～2$ μg/kg 用于提供镇痛;$2～20$ μg/kg 与吸入性麻醉药联合用于阻断手术应激反应;50 μg/kg 也可单独用于手术麻醉,缺点是术中有时镇静程度不足,不能完全阻断对手术刺激的交感反射,术后需要机械通气。故长时间手术使用大剂量者,手术结束时可用纳洛酮($0.1～0.4$ mg)对抗,以减少术后呼吸抑制。

常选用非去极化肌松药用于麻醉维持。非去极化肌松药种类很多,可根据临床要求选择应用。中短效药物维库溴铵循环稳定,但与大剂量芬太尼联合应用时可发生心动过缓,需静脉注射阿托品对抗。阿曲库铵不依赖肝肾代谢,无药物蓄积危险,用量大或注射速度快有组胺释放作用,容易引起血压下降。顺式阿曲库铵在保留阿曲库铵代谢优点同时避免了组胺释放作用。中长效药物中泮库溴铵用药后心率增快,可对抗芬太尼心率减慢作用,罗库溴铵和泮库溴铵在临床用量不阻断交感神经节,无组胺释放作用,都可用于休克患者。

短效麻醉药在休克患者的麻醉中可能有一定的地位。持续静脉泵注丙泊酚和瑞芬太尼并通过改变输注速度可达到对麻醉深度的精确调控,也更容易维持血流动力学的平稳。

四、休克的治疗原则

对休克患者的理想化处理是在休克的临床症状明显化之前,早期发现并在其尚未发展到难治性休克前给予有效治疗,阻止病程进一步恶化。治疗应着重于改善微循环,而不是单纯追求一个"满意"的血压。很多时候麻醉医师接诊时患者已经出现明显临床症状如心率加快、血压降低、皮肤湿冷、尿量减少等,这表明休克已经发展到失代偿阶段,此时麻醉医师的首要任务是尽可能准确地判断病情,提供正确有效的治疗。

(一)病因治疗

早期发现和消除休克的病因是治疗各型休克的根本措施。如某些低血容量性休克的扩容治疗和/或手术治疗;过敏性休克的抗过敏治疗等有时均能起到立竿见影的效果。又如创伤性休克,手术止血和清创修复是最根本的治疗措施。但有的休克不容易立刻发现病因,特别是感染性休克,有时病因诊断较为困难。对这类休克,只有靠流行病学的特点和动态观察病情进行分析,选用相关的抗生素进行试验性的病因治疗。

(二)维持循环稳定和组织器官灌注

1.恢复有效循环血量-液体复苏

休克发病的中心环节是有效循环血量减少,治疗休克的第一个目的就是尽可能快速恢复有效循环血量,维持循环稳定和组织器官灌注。液体补充是急性复苏的基础。出血、缺血细胞的摄取和组织间液渗漏等因素常导致血管内血容量丢失。静脉输液可以增加低血容量患者的心排血量,升高血压。麻醉医师应努力识别休克进展的情况,使用适当的液体、以适当的容量、在适当的时间对患者进行复苏。但液体复苏不能盲目,必须分两个阶段加以考虑。

(1)早期复苏:患者仍存在活动性出血。早期液体复苏的目标:①维持收缩压于10.7～13.3 kPa(80～100 mmHg);②维持血红细胞比容于25%～30%;③维持凝血时间和部分凝血活酶时间在正常范围;④维持血小板计数>50×10^9/L;⑤维持正常的血浆钙离子浓度;⑥维持中心温度>35 ℃;⑦维持脉搏血氧饱和度;⑧防止血清乳酸增加;⑨防止酸中毒加重。

美国外科医师协会的高级创伤生命支持(advanced trauma life support,ATLS)课程提倡给所有低血压患者快速输入2 L加温的等张晶体,以恢复正常血压和尿量。但在活动性出血没有纠正之前,快速补液有一定的风险:①升高血压;②降低血液黏度;③降低血红细胞比容;④降低凝血因子浓度;⑤增加输注需要量;⑥电解质平衡紊乱;⑦直接免疫抑制;⑧过早的再灌注。必须将之与持续低灌注所带来的风险进行权衡。

(2)后期复苏:出血已得到有效控制。后期复苏的目标。①维持收缩压>13.3 kPa(100 mmHg);②维持血红细胞比容在输血阈值以上;③使凝血功能恢复正常;④保持电解质平衡;⑤保持正常体温;⑥恢复正常尿量;⑦通过无创或有创措施使心排血量达到最大;⑧纠正全身性酸中毒;⑨确保乳酸水平降至正常。

(3)复苏液体的选择:①等渗晶体液,可选乳酸钠林格液,反应良好应表现为心率减慢、血压升高、尿量增加、氧输送增加。等渗晶体液快速输入后大部分转移至组织间隙,每输入1 000 mL晶体液约增加血浆容量200 mL。晶体液的缺点包括无携氧能力、无凝血作用,在血管内半衰期有限。补液初期可补充休克患者细胞外液体缺乏,过量输注晶体液有可能在血容量尚未完全纠正时即出现周围组织水肿。②高渗盐水(hypertonicsalinesolutions,HS),7.5%的HS通过吸引组织间液进入血管可迅速扩容,已成为紧急情况下液体复苏的普遍选择,尤其适用于不能耐受组织水肿患者(如闭合性脑损伤)。但高渗盐水扩容和改善循环作用持续时间较短,不能反复应用,用药后产生一过性高钠血症。③胶体液,当静脉输液量受限时,胶体复苏在用量很少的情况下更好地恢复血容量,可弥补单纯晶体液的不足之处,具有扩容迅速、输液量小、作用持续时间长等优点。由于胶体溶液不能携氧还有可能影响凝血功能,对血液的稀释作用与晶体液相似。休克晚期毛细血管通透性增加,输入的胶体液渗漏至组织间隙,增加组织间隙胶体渗透压,可加重组织水肿。④血液制品,浓缩红细胞(packedredbloodcells,PRBCs)是治疗出血性休克的主力军。一个单位PRBCs平均血红细胞比容为60%～70%,具有良好的携氧能力并且与任何胶体一样具有很好的扩容作用。理想的复苏效果应使患者血细胞压积不低于30%。储存在4 ℃条件下,注意要加温输注,否则会使患者体温迅速下降。

出血性休克复苏期间发生的凝血功能障碍是使用血浆的适应证。像PRBCs一样,血浆也是一种极佳的容量扩增剂,同时也必须加温输入,特别是在复苏早期。只需输注1～4 UPRBCs的患者通常不必输血浆,大多数患者有足够的凝血因子储备以补充随血液丢失的凝血因子。已达到大量输血极限(全血容量或约10 U PRBCs)的患者通常需要每单位PRBCs补充一个单位血浆。当需输注 5～9 U PRBCs 时,血浆需要量则不尽相同。

快速输入库存血可能给受血者带来"枸橼酸盐中毒"的危险。每个血袋内都有凝血制剂,以枸橼酸最常用,它可与体内游离钙结合,使血清钙明显减少从而减弱心肌收缩力,是复苏后容量恢复正常时持续低血压的常见原因。大失血患者应注意监测钙水平,必要时需要补充钙离子。

2.改善组织灌注

组织灌注不足是休克发生发展及导致患者死亡的重要因素,因此尽快改善组织灌注是休克治疗的主要目的之一。保证重要脏器组织灌注的基础是提供满意的心排血量和足够的有效灌注压。休克患者为偿还氧债需要保持相对高的心脏排血量,充分液体复苏后 CI 仍低于 4.5 L/(min·m²)或 MAP 低于 9.3 kPa(70 mmHg)时考虑应用正性肌力药。一般首选多巴胺,由小剂量[(2～4 μg/(kg·min)]开始,剂量过大[>10 μg/(kg·min)]时多巴胺有 α 兴奋作用,提高血压要以牺牲组织灌注为代价,因此建议应用能维持最低可接受血压水平的最小剂量。用药后血压升高而心排血量低于目标水平时可酌情应用血管扩张药。如血压和心排血量均不能达标建议联合应用多巴酚丁胺和去甲肾上腺素。对儿茶酚胺不敏感患者应检查并纠正酸中毒和低钙血症。重要器官灌注充分的标志应是血流动力学稳定,尿量满意,血乳酸浓度下降,血气检查无明显酸中毒,混合静脉氧饱和度大于 75%。

3.保证组织氧合

保证组织灌注的目的之一就是向组织供氧以满足细胞水平的氧消耗。如果组织需氧量大于氧输送量,细胞就转入无氧代谢,结果造成乳酸酸中毒最终导致细胞死亡。因此,对休克患者应加大氧输送量以提供足够的氧供组织消耗。

组织供氧量(DO₂)是动脉血氧含量和心脏指数的乘积,表示为 $DO_2=CI \times CaO_2 \times 10$,参考值为 520 mL/(min·m²)。动脉血氧含量(CaO₂)可表示为 $Hb \times 1.39 \times SaO_2$。由此可知血液稀释时或 SaO₂ 降低时动脉血携氧能力下降,维持组织供氧要靠增加心排血量来代偿。而当休克患者心排血量受限时,维持相对高一些的血细胞比容(30%～35%)即为保证组织供氧所必须。组织耗氧量(VO₂)是机体所有氧化代谢反应耗氧量的总和,相当于动静脉氧差和心脏指数的乘积,即 $VO_2=CI \times Ca-VO_2 \times 10$,参考值 130 mL/(min·m²)。VO₂ 和 DO₂ 的比值代表组织氧摄取率(ERO₂),正常为 0.25。ERO₂ 值升高常提示供氧不足;若患者存在动脉低氧血症而 ERO₂ 无相应升高表现应考虑是否存在供氧分布异常。检查 DO₂ 是否能够满足组织氧合需要,可逐渐提高 DO₂,看 VO₂ 是否随之升高,升高表明存在氧债且 DO₂ 相对不足,临床应通过提高心排血量、增加吸入氧分数及调节血细胞比容(维持 Hb 9～110 g/L)等方法进一步提高 DO₂ 直到 VO₂ 不再随之升高(达到平台相)为止。

(三)调整组织器官的代谢状态

内环境的平衡是细胞正常代谢的必要条件,也是维持各器官组织生理功能的必需条件。水、电解质代谢紊乱和酸碱失衡是休克的常见原因,也可以是各型休克发生过程中的继发性改变,如不能及时发现,予以纠正,常导致休克不可逆性发展。休克的治疗全程都应密切关注内环境的稳定。

(四)防治继发性器官功能障碍

休克晚期如出现 DIC 和器官功能障碍,除采取一般治疗外,还应针对不同器官的特点采取针对性治疗。如急性左心衰竭时,应控制前、后负荷并强心、利尿;出现休克肺,则应呼末正压通气,支持呼吸功能;发生急性肾衰竭,尽早利尿和进行血液透析等。

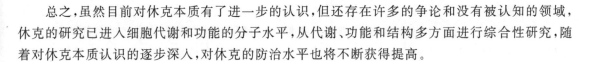

总之,虽然目前对休克本质有了进一步的认识,但还存在许多的争论和没有被认知的领域,休克的研究已进入细胞代谢和功能的分子水平,从代谢、功能和结构多方面进行综合性研究,随着对休克本质认识的逐步深入,对休克的防治水平也将不断获得提高。

五、休克患者的术中监测

休克患者应尽早建立基本的无创监测,包括心电图、血压、中心体温、脉搏氧饱和度和呼末 CO_2 监测等。呼末 CO_2 监测结合动脉血气分析对判断循环容量状况很有帮助。呼末 CO_2 与动脉血 CO_2 的差值代表了肺泡无效腔的变化,而后者又可反映血容量的改变。对于循环不稳定的患者,采取有创监测,包括直接动脉穿刺测压、CVP、肺动脉楔压及尿量监测等,会对病情严重程度的判断和衡量治疗措施是否有效具有重要价值。

(一)中心静脉压和肺动脉楔压

中心静脉置管为术中补液输血提供了方便通路,对中心静脉压(CVP)的动态观察,对容量治疗具有一定的指导意义。但 CVP 零点标定的准确度对其绝对值影响很大,因此临床应用时观察 CVP 变化趋势比看绝对值更重要。CVP 难以及时反映左心功能,对整体心功能迅速变化的反应迟缓,敏感程度也低。尤其在休克治疗时常不能及时反馈治疗效果,此时放置肺动脉导管更有意义。通过肺动脉导管监测肺动脉楔压(PAWP)、心排血量,并通过计算得出每搏量和左室收缩功,这些参数可以作为心肌收缩力的指标,而且计算全身血管阻力为临床提供了左心室后负荷情况,对指导休克患者的治疗具有重要价值。PAWP 在 $2.0\sim2.4$ kPa($15\sim18$ mmHg)以下可安全使用血管扩张剂。

(二)心排血量

心排血量是临床上了解循环功能最重要的基本指标之一。可反映整个循环系统的功能状态,包括心脏机械做功和血流动力学,了解前、后负荷和心肌收缩力。通过计算血流动力学指标绘制心功能曲线,常用于危重患者和血流动力学不稳定患者,指导临床治疗并观察病情进展。监测心排血量的方法有很多,分为无创和有创两种。

(三)血气分析

可提供 pH、PaO_2 和 $PaCO_2$、钾、钠等电解质水平,血红蛋白含量和血细胞比容和乳酸水平等指标,有助于判断休克患者的酸碱失衡的类型、程度(呼吸和代谢),电解质紊乱和失血情况,从而指导临床治疗。休克患者测定血乳酸值具有重要的临床意义。休克时组织供氧不足,无氧代谢产生乳酸增加,乳酸水平是反映组织灌注和代谢情况的灵敏指标,其升高程度与休克严重程度正相关。有报道出血和创伤性休克患者乳酸浓度 7.3 mmol/L 时只有 50% 存活率。休克治疗期间乳酸浓度下降表明病情好转,持续升高提示预后不良。

(四)体温

体温升高或降低对患者均不利。休克患者常合并或易发生低体温,低体温给机体带来很多不利影响,包括降低肾小球滤过率,抑制血小板功能,减少葡萄糖利用,影响药物代谢等,故体温监测在休克患者尤为重要。体温监测电极可放置在鼻咽腔、食管、直肠或贴敷在皮肤表面。休克患者由于周围血管收缩,皮肤温度与核心温度差别较大,一般多监测体腔核心温度。食管温度接近心脏温度,测定数值可能受呼吸道气体温度影响。直肠温度当患者肠腔内有硬结粪便时也影响测定结果。最方便的测温途径是经鼻咽腔,读取数值稍低于食管和直肠温度。

(五)尿量

0.5～1.0 mL/(kg·h)是组织灌注满意的指标。尿量是反映肾脏血液灌注的可靠指标,也间接反映全身循环情况。监测方法简便,但休克患者监测尿量要求计量准确,集尿瓶中最好应有滴管,便于随时了解尿量变化及观察治疗反应。

(六)氧供需指标和混合静脉血氧饱和度(SvO_2)

休克治疗的目的是恢复细胞水平供氧,血流动力学指标满意不代表组织供氧满意。通过肺动脉导管从肺动脉抽取真正的混合静脉血氧标本,可以反映体内的氧供需状况。通过光纤肺动脉导管还可监测 SvO_2,抗休克治疗的理想 SvO_2 值是 70%。休克患者常表现为高代谢状态,保证足够的组织氧输送更为重要。组织供氧量(DO_2)表示为动脉氧含量和心脏指数的乘积,组织耗氧量(VO_2)表示为动静脉氧含量差和心脏指数乘积,氧摄取率 $ERO_2 = VO_2/DO_2$,正常为0.25,超过0.25说明供氧不足。逐渐增加供氧量至耗氧量不再增加时表明组织供氧已能满足代谢需要。

测定氧供需指标需要通过肺动脉导管采血测混合静脉血氧,外周动脉取血测动脉血氧。结合心排血量计算结果。连续心排血量监测仪(CCO)在输入患者相关数据后可直接报出各种氧代谢指标。

(七)脑电双频谱指数(BIS)

如条件允许,应对所有危重患者实施麻醉深度监测如 BIS。尚无研究证实休克时 BIS 值的变化一定和麻醉深度相平行,但确有动物研究显示,低血容量性休克时脑电图呈现出频率减慢和波幅加深的变化。BIS 用于腹主动脉瘤腔内修复的患者,动脉夹释放后即刻即观察到 BIS 值下降,而生命体征的变化则 10 分钟后才显现。危重患者的麻醉药耐量是未知的且个体差异很大,应用麻醉深度监测滴定麻醉用药量,使循环更容易调控。

(八)血栓弹力图 TEG

严重休克患者常合并凝血功能障碍,TEG 不仅可提供还能全面分析凝血形成反应时间及快速的 ACT 时间、血块溶解的全过程,还可分析凝血异常的原因、动态地评估血小板与血浆凝血因子的相互作用,具有动态性、及时性和准确诊断的特点。TEG 应用于可能出现凝血障碍的患者,指导成分输血和抗凝治疗具有实用意义。

六、常见并发症的防治

(一)急性呼吸窘迫综合征

急性呼吸窘迫综合征(acute respiratory distress syndrome,ARDS)是继发于多种疾病的,以严重的、难以纠正的低氧血症为主要特征的急性呼吸衰竭。目前一致认为 ARDS 与急性肺损伤(acute lung injury,ALI)的病变本质是相同的,不同之处在于 ALI 包括了急性肺损伤从轻到重的连续性的病理生理过程,ARDS 则是病变较为严重的 ALI。

休克引发的全身炎性反应导致弥漫性肺毛细血管内皮和肺泡上皮损伤,血管通透性增高,进一步引发肺水肿、肺透明膜形成和肺不张。炎性反应综合征时肺泡 I 型细胞炎性反应使肺泡毛细血管膜通透性增加,跨膜渗出液体使肺泡表面活性物质减少,丧失了表面活性物质的肺泡趋于萎陷发生弥漫性肺不张,肺容量和顺应性降低,从而增加分流,产生顽固性低氧血症。休克时可造成肺泡-毛细血管损伤的其他原因还包括组织低灌注、感染、误吸、胸部创伤、长骨骨折时脂肪栓塞及由白细胞、血小板和纤维蛋白原形成的微栓损害。休克时心功能损害或因大量液体复苏导致 PAWP 升高以及血浆胶体渗透压降低也是休克后肺水肿的可能原因。临床表现常常是多因素综合作用的结果,只是休克原因不同影响因素的主次、位置可能不同。

ARDS 诊断标准包括具备引发 ARDS 的高危因素;急性发病,呼吸频数和/或呼吸窘迫;胸片双肺弥漫性浸润;低氧血症,ALI 时 $PaO_2/FiO_2 \leqslant 40.0$ kPa(300 mmHg),ARDS 时 $PaO_2/FiO_2 < 26.7$ kPa(200 mmHg);PAWP$\leqslant 2.4$ kPa(18 mmHg)或临床上能除外心源性肺水肿。全身感染是 ARDS 的常见原因和主要危险因素,休克患者尤其是感染性休克患者出现呼吸困难,呼吸加快,进行性低氧血症,应首先考虑 ARDS。由于肺是休克时最易受到损伤的器官,也是多发性器官功能衰竭时的首发器官,因此 ARDS 常常是多器官功能衰竭(multiple organ disfunction syndrome,MODS)的前奏。

ARDS 的治疗原则包括治疗原发病,吸氧与正压通气,维持体液平衡治疗肺水肿。有感染因素存在时先选择广谱抗生素,然后依据血培养结果调整应用有效抗生素。机械通气是治疗 ARDS 的主要手段。应用气道正压(CPAP、PEEP)通气的目的在于避免肺泡在呼气相萎陷。适当的气道正压可增加肺容量、减少分流、增加顺应性、减轻低氧血症、减少呼吸做功。尽管 ARDS 是弥漫性损害,但仍有正常肺组织保留,且存留正常肺组织对维持呼吸功能相当重要。为吹张萎陷肺泡应用过高气道正压会损害正常肺泡组织,这也是 ARDS 抢救成功率不高的重要原因。为防止气压性肺损伤,目前提倡采用小潮气量(6～8 mL/kg)、低正压、适度呼末正压和适当延长吸气时间的综合通气措施。提高吸入氧浓度可改善低氧血症,但尽可能应用较低浓度氧,只要维持 PaO_2 8.0 kPa(60 mmHg)以上即可。长时间高浓度氧吸入应警惕氧中毒,后者造成的肺损害与 ARDS 很难区别。静脉补液是初期复苏的重要手段,但在肺毛细血管通透性增加时即使 PAWP 不高也会加重肺水肿。近年来,曾尝试应用吸入 NO,静脉输注前列腺素 E 和应用外源性肺表面活性物质等治疗方法,效果尚不确切。

休克后 ARDS 是可以预防的,预防比治疗要容易得多。临床分析表明,ARDS 患者在诊断成立前的主要生理改变包括:低血容量、心脏代偿功能不足(CI 升高不能达到最佳要求)、组织灌注不足(DO_2 和 VO_2 提示)和肺血管收缩增强(MPAP、PVR 升高),针对性的治疗将减少 ARDS 发生,并有望改善其预后。

(二)急性肾衰竭

急性肾衰竭(acute renal failure,ARF)是指肾功能在短时间内急剧、进行性减退而出现的一组临床综合征。根据病因,ARF 可分为肾前性、肾实质性和肾后性 3 种类型。ARF 是休克的常见并发症之一,故又称为休克肾。

1.发病机制

休克后 ARF 的发病机制十分复杂,主要机制如下。

(1)肾血流降低,休克时肾脏反应先于其他器官,作为对急性血容量减少的一种保护性机制,通过血液重分配,优先灌注心、脑、肺等重要生命器官。但肾脏本身是高血流器官,血流量约占心排血量的 1/4,因此对缺血很敏感;肾动脉短粗并与腹主动脉直接相连,全身动脉血压的任何变化都会立即影响肾灌注。MAP 低于 9.3 kPa(70 mmHg)后,肾血流丧失自我调节能力,肾血流随血压下降而减少。完全性肾缺血几小时即可发展成急性器质性肾衰竭。机体血容量减少和动脉血压降低均可引起皮质肾单位的入球和出球小动脉收缩,肾血管收缩反应先于全身反应,而且当全身动脉血压恢复后,由于休克时启动的一些体液介质持续作用于入球小动脉,使动脉痉挛继续存在。肾血管收缩减少肾小球滤过率并造成肾小管缺血,是休克后急性肾衰竭早期的主要发病机制。

（2）肾小管阻塞，肾缺血后肾小管细胞肿胀，肾小管被管型和组织碎片阻塞，管内压力上升，降低肾小球有效滤过压而产生少尿。创伤和溶血后的游离肌红蛋白和血红蛋白阻塞肾小管也是造成休克肾损害的重要原因。

（3）肾小管损伤，严重肾缺血后肾小管上皮细胞广泛坏死，基膜断裂，使尿液到达肾小管时经断裂基膜弥散到间质。间质水肿压迫肾小管，加重肾小管阻塞；压迫肾小管周围的毛细血管，进一步减少肾血流，形成恶性循环加重肾损害。

（4）肾小球超滤系数降低，肾小球超滤系数即肾小球毛细血管通透性和肾小球血管滤过面积的乘积。肾缺血导致肾血管收缩减少了毛细血管滤过面积，从而降低了肾小球超滤系数，与临床少尿有关。

急性肾衰竭初期和功能性肾衰竭，肾血管收缩使肾血流减少起重要作用。但肾血管收缩是一时性的，在肾衰竭持续期并不起主要作用。当病变发展到肾小管坏死时，肾小管阻塞，尿液反流到肾间质和肾小球超滤系数降低加重肾损害就起到重要作用。

尿液分析（血、糖、蛋白）、血浆清蛋白、血尿素氮（BUN）、血清肌酐值、内生肌酐清除率、尿浓缩试验和酚磺酞试验等，是临床较有价值的肾功能测定。以 24 小时内生肌酐清除率和 BUN 为指标，可将肾功能损害分为轻、中和重度 3 类。

2.临床表现

急性肾衰竭常表现为少尿或无尿，但多尿性肾衰竭也并非少见。

典型的急性肾衰竭可表现为少尿期、多尿期和恢复期。

（1）少尿期：患者在休克发生后 1 天内出现少尿，平均每天约 150 mL，真正无尿很少。少数患者每天尿量大于 400 mL，称非少尿性肾衰竭。少尿期可出现进行性氮质血症，血浆肌酐同时升高；水钠潴留导致全身水肿；血钾逐渐升高，无外来钾摄入时血钾每天上升 0.5～1.0 mmol/L；代谢产生的固定酸引起酸中毒。少尿期患者还可引起机体各系统功能障碍。

（2）多尿期：尿量进行性增多是肾功能逐渐恢复的表现。尿量超过 400 mL/d 标志进入多尿期。早期尿量增多但肾功能尚未完全恢复，BUN 仍可继续升高，一般 5～7 天后 BUN 和肌酐开始下降，多尿期易于出现水和电解质失衡，少尿期的一些严重并发症仍然存在，约 1/4 的患者死于多尿期。

（3）恢复期：多尿期后肾功能逐渐恢复正常，多数患者肾功能都恢复到能维持正常生活并从事轻微劳动，但严格检查约 2/3 的患者残留程度不等的肾功能损害。

3.治疗

（1）首先去除引发肾衰竭的肾前因素，包括保证足够的循环血容量和血液携氧能力，维持最佳心脏充盈压和心排血量，维持满意的肾灌注。

（2）试验性输液治疗：在血流动力学指标监测下，快速输液 250～500 mL，观察排尿反应。若尿量增加提示存在肾前性低血容量因素，根据 CVP、PAWP、BP、HR 等容量指标继续调整输液量和输入速度。输液后无排尿增加，也应先调节容量指标到正常上限后开始肾衰竭的针对性治疗。对 PAWP 已经达到正常上限的少尿性肾衰竭患者慎用输液治疗。

（3）利尿治疗：甘露醇改善肾皮质血流，通过其渗透性扩容作用增加心室前负荷、心排血量、RBF、跨肾小球静水压和 GFR。渗透性对抗水吸收增加了肾小管的液体流动有助于减轻肾小管梗阻。甘露醇引起的心房容量扩张抑制缺血肾分泌肾素，有助于解除微动脉持续性收缩。高渗性还可减轻肾小管水肿。一般 12.5～50 克/次,有效时每 4～6 小时重复使用。甘露醇也可与呋塞米合用,小剂量(10～20 mg)开始,逐渐加量至显效,注意用量过大可引起听神经损伤。治疗期间维持尿量 0.5～1 mL/(kg·h)即可。少尿时应首先排除血容量不足,不适当地使用利尿剂将进一步加重低血容量和肾衰竭。

(4)多巴胺 1～3 $\mu g/(kg·min)$ 静脉滴注,选择性作用于 DA 受体,扩张内脏和肾脏血管,增加肾血流和 GFR,抑制远曲小管对钠的重吸收,起到排钠利尿作用。用药后改善尿量,但能否改善急性肾衰竭预后尚无定论。

(5)血管扩张药:硝酸甘油小量应用时(<1.5 $\mu g/kg·min$)除非存在严重低血容量状态,否则对动脉血压影响很小,但由于解除了肾小动脉痉挛,改善肾灌注,常可达到良好治疗效果。尤其对休克早期肾脏缺血性少尿患者,用药后很快即可见到尿量增加。

(6)血液透析:药物治疗效果不明显,或出现严重高钾血症、氮质血症和肌酐升高患者,应及早开始透析治疗。

(三)弥散性血管内凝血(DIC)

DIC 是许多疾病发展过程中出现的一个病理过程,是一组严重的全身性血栓-出血综合征。其特点为在严重原发病基础上首先出现短暂的高凝状态、血小板聚集、纤维蛋白沉着,在循环内有广泛微血栓形成,而致凝血因子消耗及继发性纤溶亢进。临床表现为出血、栓塞、微循环障碍及溶血。休克晚期患者出现伤口广泛渗血,实验室检查出现血小板$<10×10^9/L$;纤维蛋白原<1.5 g/L;INR>1.25;血清纤维蛋白降解产物(FDP)>20 mg/L;3P 试验阳性。以上 5 项任何 3 项阳性应高度怀疑发生 DIC。

1.休克引发 DIC 原因

长时间低灌注状态与血中液体成分外渗导致血液浓缩血流缓慢,血小板与红细胞聚集成团;严重缺氧酸中毒引起血管内皮广泛损伤,激活凝血系统;休克时单核/巨噬细胞释放大量细胞肽(TNF、IL-1 等)使血管内皮表现促凝性质;休克后期,肠道内毒素和细菌转移,导致内毒素血症,促进 DIC 发生。

2.DIC 治疗

(1)处理原发病:尽快去除原发病是治疗 DIC 的根本措施。多数感染引起的 DIC,及时有效控制感染后,DIC 常自行好转。

(2)改善微循环:①扩容。早期应用低分子右旋糖酐,扩容兼有抗血栓形成作用。中晚期已有出血表现患者应用 FFP 后 5%清蛋白,既扩容又可补充凝血因子。②解除血管痉挛。应用作用缓和的血管扩张药,或具有血管扩张作用的药物如山莨菪碱,扩张血管同时还可能有抑制血小板聚集等保护作用。③纠正电解质与酸碱平衡紊乱。④呼吸支持,改善组织缺氧。

(3)针对性治疗:①抗凝治疗。肝素 6 000～12 000 U/d 或 300～600 U/h 连续静脉滴注,主张早用,调节药量到激活部分凝血活酶时间(APTT)延长到正常值 1.5～2.5 倍,DIC 缓解后停药。晚期已经有大量凝血因子消耗,出现明显出血倾向时禁用肝素。抗凝治疗还可应用低分子量肝素、抗凝血酶Ⅲ等药物,应依据病情和条件选用。②补充凝血因子。凝血因子消耗是 DIC 出血主要原因,可以在抗凝治疗同时补充新鲜冷冻血浆(FFP)、新鲜全血、冷沉淀物、纤维蛋白原、血小板等凝血因子。③纤溶活性调控。DIC 一般不主张应用促纤溶药,因为纤溶活性增强是 DIC 的必然结果。DIC 早期与中期也不用抗纤溶药,只在明确纤溶是出血主要原因时,可以在肝素抗凝的基础上应用氨基己酸 4～10 g/d 静脉点滴,或用氨基环酸 500～700 mg/d 静脉点滴。

（四）多器官功能障碍综合征

器官功能衰竭是一连串病理过程的终末阶段，其之前应先出现器官功能不全。1992年，美国胸科医师学会和危重症医学会建议将多器官功能衰竭（multiple organ failure，MOF）更名为多器官功能障碍综合征（multiple organ dysfunction syndrome，MODS）。MODS基本定义如下：严重创伤、休克或感染等打击24小时后，机体同时或序贯出现的、与原发病无直接关系的2个或2个以上系统或器官功能不全或衰竭。休克时出现MODS是其严重并发症之一，病死率极高。

MODS的发病机制非常复杂。目前认为机体失控的全身炎症反应可能起主要作用。多种炎症介质和细胞因子是造成这种炎症反应和器官损伤的物质基础。体液介质大量释放，炎性应激反应进行性发展，形成一个呈失控状态并逐级放大的连锁反应过程，即全身炎症反应综合征（system icinflammatory response syndrome，SIRS）。其本质是机体抗病的一种积极性保护反应，但若这种炎症反应过度或持续发展，则可能失去控制。

MODS的临床表现除了出现受累器官功能衰竭的表现外，还具有一些普遍特征：与创伤、休克和感染关系密切；有高代谢和高动力循环的特点；功能不全器官的特征。MODS发生后治疗十分困难，因此重在预防。目前临床上多采用对症治疗和器官支持疗法，尽可能减少器官损伤，临床上机械通气、连续性血液净化（CBP）和营养支持是目前救治MODS的三大支持手段。

（张子英）

第十四章

术后镇痛

第一节 术后疼痛及其对机体的影响

一、术后疼痛的分类及影响因素

(一)术后疼痛的分类

1.躯体疼痛(创口疼痛)

为手术直接涉及的部位,如皮肤、肌肉、筋膜、关节、韧带、骨骼及神经等损伤的疼痛,表现为局限性、表浅性伤口处疼痛,定位准确,其疼痛程度与创伤程度密切相关。

2.内脏疼痛(牵拉疼痛)

内脏手术或牵拉到内脏所致的内脏疼痛,一般为深在性钝痛,其疼痛强度和内脏的敏感性有关。

(二)影响术后疼痛的因素

1.患者因素

患者因素包括患者的性别、年龄和社会文化背景、受教育的程度等。男性对疼痛的耐受性较强,而老年人及小婴儿对疼痛反应较为迟钝。此外,患者的心理因素在疼痛中也起着十分重要的作用。

2.手术因素

术后疼痛与手术种类、手术创伤的程度和部位有关。胸腔、上腹部手术后患者切口疼痛较重,而四肢、头、颈和体表手术后疼痛较轻。

二、术后疼痛的病理生理

术后疼痛是手术后即刻发生的急性疼痛(通常持续不超过7天),其性质为伤害性疼痛,也是临床最常见和最需紧急处理的急性疼痛。术后疼痛如果不能在初始状态下被充分控制,可能发展为慢性术后疼痛(chronic post-surgical pain,CPSP),其性质也可能转变为神经病理性疼痛或混合性疼痛。研究表明,小至腹股沟疝修补术,大到胸腹部和心脏体外循环等大手术,都可发生CPSP,其发生率达 $19\%\sim56\%$,持续痛达半年甚至数十年。

CPSP形成的易发因素:术前有长于 1 个月的中到重度疼痛、精神易激、抑郁、多次手术,术中或术后损伤神经,采用放射治疗、化学药物治疗。其中最突出的因素是术后疼痛控制不佳和精神抑郁。

术后疼痛具有急性疼痛的特点：①激活自主神经系统的交感神经部分，如脉搏、呼吸频率及血压升高，瞳孔扩大，出汗；②与组织损害相关，随组织愈合而逐渐消失；③急性疼痛的行为表现，如不能休息、焦虑、痛苦、哭叫、揉擦或固定痛处等；④定位准确，具有较强的保护性意识或反射；⑤可以有明显的组织损伤痕迹。

(一)术后疼痛与传导通路

手术引起组织损伤，导致组胺、肽类(如缓激肽)、脂质(如前列腺素类)、神经递质(如 5-羟色胺)及神经营养因子(如神经生长因子)等炎性介质的释放。这些炎性介质可激活外周伤害性感受器(细小的感觉神经末梢)，将伤害性感受信息转化为电信号，编码后经传入神经传至脊髓背角并在该部位整合。最简单的伤害性感受通路包括 3 个神经元。①初级传入神经元：负责伤害感受信号的转化并将其传入至脊髓背角；②投射神经元：接受初级神经元的传入信号，并将其投射至脊髓及脑桥、中脑、丘脑和下丘脑神经元；③脊髓上神经元：整合脊髓神经元传来的信号，并将其传至大脑皮层及皮层下区域，产生疼痛感受。传递痛觉的感觉神经包括有髓鞘的 Aδ 纤维和无髓鞘的 C 纤维，后者主要参与损伤、寒冷、热或化学方式等刺激信号的传递。伤害性感受信息经过脊髓的复杂调制后，某些冲动传递到脊髓前角和前外侧角产生节段性脊髓反射(如骨骼肌张力增加、膈神经功能抑制、胃肠活动减弱)；其他冲动则通过脊髓丘脑束和脊髓网状束传递到更高级的中枢，诱发脊髓上中枢与大脑皮层反应，最终产生疼痛感受和情感表达。

(二)痛觉敏化

外周炎性介质的不断释放可使伤害性感受器敏化，外周强烈伤害性刺激冲动的传入也会导致中枢敏化和超反应性，还可能会导致脊髓背角的功能性改变，从而引起更严重的术后疼痛。最终，高阈值痛觉感受器转化为低阈值痛觉感受器，兴奋性阈值降低，兴奋下放电频率增加以及自发性放电频率增加，对超阈值的反应性增强，即痛觉过敏。外周伤害感受器的致敏为原发痛觉过敏，中枢神经系统的致敏为继发痛觉过敏。中枢敏化可发生于脊髓及其以上中枢神经系统，如前扣带回和前腹侧区，很大程度上是在外周敏化基础上形成的。"上发条"，是中枢敏化的触发机制。外周伤害感受器的持续刺激造成投射神经元长时间细胞内变化，使它的感受野扩宽、对非伤害刺激阈值降低。因此，中枢敏化是一种活性依赖性兴奋性增高、感受野扩宽、对伤害或非伤害刺激的反应增强。

三、术后疼痛对机体的影响

术后疼痛是机体受到手术创伤(组织损伤)后的一种反应，包括生理、心理和行为上的一系列反应。

(一)急性影响

伤害性刺激从外周向中枢的传递可引起神经内分泌应激反应，主要涉及下丘脑-垂体-肾上腺皮质系统与交感肾上腺系统的相互作用。疼痛引起交感神经张力增高、儿茶酚胺分泌增加，分解代谢性激素(如皮质激素、促肾上腺皮质激素、抗利尿激素、胰高血糖素、醛固酮、肾素、血管紧张素Ⅱ)分泌增加，而合成代谢性激素分泌减少，从而导致水、钠潴留，血糖、游离脂肪酸、酮体和乳酸水平升高，代谢与氧耗增加，出现高代谢性分解代谢状态。神经内分泌应激反应与手术创伤程度呈正相关，它可以强化机体其他部位有害的生理效应，对各大系统有如下影响。

1.增加氧耗量

交感神经系统的兴奋增加全身氧耗,对缺血脏器有不良影响。

2.对心血管功能的影响

心率增快、血管收缩、心脏负荷增加、心肌耗氧量增加,冠心病患者心肌缺血及心肌梗死的危险性增加。

3.对呼吸功能的影响

手术损伤后伤害性感受器的激活能触发多条有害脊髓反射弧,使膈神经兴奋的脊髓反射弧抑制,引起术后肺功能降低,特别是上腹部和胸部手术后。疼痛导致呼吸浅快、呼吸辅助肌僵硬以致通气量减少、无法有力地咳嗽、无法清除呼吸道分泌物,最终导致术后肺部并发症的发生。

4.对胃肠运动功能的影响

导致胃肠蠕动的减少和胃肠功能恢复的延迟。

5.对泌尿系统功能的影响

尿道及膀胱肌运动动力减弱,引起尿潴留。

6.对骨骼肌肉系统的影响

肌肉张力增加、肌肉痉挛,限制机体活动并促进深静脉血栓形成,不利于患者早期下床活动,影响机体恢复,延长住院时间、增加费用。

7.对神经内分泌系统的影响

神经内分泌应激反应增强。引发术后高凝状态和免疫抑制;交感神经兴奋导致儿茶酚胺和分解代谢性激素的分泌增加,合成代谢性激素分泌降低。

8.对心理情绪的影响

可导致焦虑、恐惧、无助、忧郁、不满、过度敏感、挫折、沮丧;也可造成家属恐慌等。

9.对睡眠的影响

疼痛刺激可导致患者睡眠障碍,产生心情和行为上的不良影响。

(二)慢性影响

(1)术后急性疼痛控制不佳是发展为慢性疼痛的危险因素:CPSP尚未引起广泛重视,但越来越多的证据表明,急性疼痛转化为慢性疼痛非常迅速;术后早期疼痛就得到控制的患者,其术后近期和远期恢复质量均明显改善。

(2)术后长期疼痛持续1年以上,是行为改变的危险因素,也可能转变为神经病理性疼痛。

(陈　宇)

第二节　术后疼痛评估与管理

一、术后疼痛评估方法和原则

(一)疼痛强度评分法

镇痛治疗前必须对疼痛强度做出评估。临床采用的疼痛强度评分法有视觉模拟评分法(visual analogue scales,VAS),数字等级评定量表法(numerical rating scale,NRS),语言等级评定量表法(verbal rating scale,VRS)以及 Wong-Baker 面部表情量表法(Wong-Baker faces pain rating scale)等,通常可以将几种评分法结合使用。一般简单的数字评分以"0"分为无痛,"10"分为最痛,"1~3"分为轻度疼痛,"4~7"分为中度疼痛,"7"分以上为重度疼痛。对儿童和不能合作的患者,推荐采用面部表情评分法和精神行为评分法。

(二)治疗效果评价

定期评价药物或治疗方法的疗效和不良反应,并据此作相应调整。在治疗初期疼痛尚未得到稳定控制时,应缩短评估间隔(持续给药时),或在每次给药后及时测评(根据不同药物的药物代谢动力学特点及给药途径决定)。对暴发性疼痛应立即评估并做出处理以防止各种并发症的发生。疼痛治疗中药物的不良反应如恶心、呕吐、尿潴留、瘙痒等也应清楚记录并做出分级评价。治疗效果的评价还应包括患者对整个疼痛治疗过程的满意度,以及对疼痛服务人员的满意度等。

(三)评估原则

(1)评估静息和运动时的疼痛强度,只有运动时疼痛减轻才能保证患者术后躯体功能的最大恢复。

(2)在疼痛未稳定控制时,应反复评估每次药物治疗和方法干预后的效果。原则上静脉给药后 5~15 分钟、口服用药后 1 小时和药物达最大作用时应评估治疗效果;对于 PCA 应该了解无效按压次数、是否寻求其他镇痛药物。

(3)对疼痛治疗的反应包括不良反应均应清楚记录。

(4)对突如其来的剧烈疼痛,尤其伴生命体征改变(如低血压,心动过速或发热)应立即评估,同时对可能的切口裂开、感染、深静脉血栓等情况作出新的诊断和治疗。

(5)疼痛治疗结束时应由患者对医护人员处理疼痛的满意度及对整体疼痛处理的满意度分别做出评估。可采用视觉模拟评分法评分,"0"分为无痛,"10"分为极度疼痛。

作为术后镇痛治疗小组的一项常规工作,疼痛评估必须定时进行,如能绘制出疼痛缓解曲线图,则可更好记录患者的疼痛和镇痛过程。

二、术后镇痛的管理

(一)术后镇痛的原则

(1)术后疼痛较剧烈的患者,在麻醉药物作用未完全消失前,应主动预先给药,如手术结束后定时向硬膜外间隙注入小剂量长效局麻药或小剂量麻醉性镇痛药,目前称预防性镇痛。

(2)手术后应首先采用非麻醉性镇痛药和镇静药联合应用,尽量避免或少用麻醉性镇痛药。

(3)镇痛的药物应从最小有效剂量开始应用。

(4)手术后应用镇痛药物前,应观察和检查手术局部情况,以明确疼痛的发生原因。

(5)镇痛药用药间隔时间应尽量延长,以减少用药次数;用药时间通常不应超过 48 小时。

(二)术后镇痛的目标

(1)最大限度地镇痛,在保证患者安全的前提下实施持续有效镇痛,包括迅速和持续镇痛及制止突发痛,防止转为慢性疼痛。

(2)最小的不良反应,无难以耐受的不良反应。

(3)最佳的躯体和心理功能,不但安静时无痛,还应达到运动时镇痛。

(4)改善患者生活质量,利于患者术后康复。

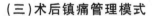

(三)术后镇痛管理模式

有效的术后镇痛应由团队完成,成立以麻醉科为主,包括外科经治医师和护士的急性疼痛服务小组(acute pain service,APS),能有效地提高术后镇痛质量。APS工作范围和目的:①治疗术后疼痛、创伤疼痛和分娩疼痛,评估和记录镇痛效应,处理不良反应和镇痛治疗中的问题;②推广术后镇痛必要的教育和疼痛评估方法,既包括团队人员的培养,也包括患者教育;③提高手术患者的舒适度和满意度;④减少术后并发症。

由于计算机和互联网技术的发展,目前已有远程调控术后疼痛的仪器,如用镇痛泵的患者,可随时了解患者的按压次数,同时监测 SpO_2、心率和血压变化等。可提高术后镇痛效果和安全性。

良好的术后疼痛管理是保证术后镇痛效果的重要环节,在实施时应强调个体化治疗。APS不但要制定镇痛策略和方法,还要落实其执行,检查所有设备功能,评估治疗效果和不良反应,按需作适当调整,制作表格并记录术后镇痛方法、药物配方、给药情况、安静和运动(如咳嗽、翻身、肢体功能锻炼)时的疼痛评分、镇静评分及相关不良反应。

没有条件成立 APS 的中小医院应有随访制度,应委派专人每天访视患者1~2次,以便及时调整剂量和发现并发症。

(陈　宇)

第三节　术后镇痛常用药物

术后镇痛最常用的药物包括 NSAIDs,弱效和强效阿片类,局麻药及其他镇痛辅助用药。使用这些药物时应严格遵照其药物代谢动力学、药物效应学和药物遗传学原则。

一、NSAIDs

NSAIDs 是一类具有解热、镇痛、抗炎和抗风湿作用的药物。主要作用机制是抑制环氧合酶(cyclooxygenase,COX)和前列腺素类(外周敏化和痛觉过敏的重要介质)的合成。对 COX-1(参与血小板凝集、止血和胃黏膜保护)和 COX-2(参与疼痛、炎症和发热)的不同选择是其发挥不同药理作用和引起不良反应的原因之一。原则上所有 NSAIDs 均可用于术后患者轻、中度疼痛的镇痛,或在术前、手术结束后即刻服用作为多模式镇痛的组成部分。常用口服及注射 NSAIDs剂量及作用时间见表 14-1 和表 14-2。

表 14-1　常用的口服 NSAIDs 类药物

药物	每天最大剂量(mg)	每次剂量(mg)	次/天
布洛芬	2 400~3 600	400~600	2~3
双氯芬酸	75~150	25~50	2~3
美洛昔康	7.5~15.0	7.5~15.0	1
氯诺昔康	24	8	3
塞来昔布	200~400	100~200	1~2
对乙酰氨基酚	2 000	250~500	2~3

表 14-2　注射用 NSAIDs 类药物

注射液	剂量范围(mg)	起效时间(min)	维持时间(h)	用法和用量
氯诺昔康	8~24	20	3~6	静脉注射:8 毫克/次,2~3 次/天,每天剂量不应超过 24 mg
酮洛芬	30~120	50	4~6	肌内注射/静脉注射:开始 30 毫克/次,以后 15~30 mg/6 h,最大量 120 mg/d,连续用药不超过 2 天
氟比洛芬酯	50~200	15	8	静脉注射:50 毫克/次,3~4 次/天,也可 50 mg 首剂,100~150 mg/d
帕瑞昔布	40~80	7~13	12	肌内注射/静脉注射:首次剂量 40 mg,随后 40 mg/12h,连续用药不超过 3 天

(一)COX 抑制剂用于术后镇痛的主要指征

(1)中小手术后镇痛。

(2)大手术后与阿片类药物或曲马朵联合或多模式镇痛。

(3)大手术后 PCA 停用后,残留痛的镇痛。

(4)在创伤术前给药或疼痛发生前给药,发挥术前抗炎和抑制超敏作用,并注意做到全程镇痛。

(二)COX 抑制剂的危险因素

(1)年龄＞65 岁。

(2)原有易损脏器的基础疾病:上消化道溃疡、出血史,缺血性心脏病或脑血管病史(冠状动脉搭桥围术期禁用,脑卒中或脑缺血发作史慎用),肾功能障碍,出、凝血机制障碍和使用抗凝药。

(3)同时服用皮质激素或血管紧张素转化酶抑制剂及利尿药。

(4)长时间、大剂量服用。

(5)高血压、高血糖、高血脂、吸烟、酗酒等。

对具有危险因素的患者应慎重考虑选择此类药物。

(三)COX 抑制剂常见不良反应及处理

非选择性 COX 抑制剂可导致血液(血小板)、消化道、肾脏和心血管不良反应,其他不良反应还包括变态反应及肝脏损害等。

1.对血小板功能的影响

血小板上仅有 COX-1 受体,阿司匹林是高选择性 COX-1 受体抑制药,导致血小板功能不可逆性改变,可能加重术中出血倾向。其他 NSAIDs 药物导致血小板的可逆性改变,术晨停药即可恢复;但酮洛芬多次给药后有蓄积作用,仅术晨停药一次不足以恢复凝血功能。选择性 COX-2 抑制药不影响血小板功能。

2.对消化道的影响

一般而言,非选择性 NSAIDs 的消化道损害发生率高于选择性 COX-2 抑制药。但术后 3~5 天内短期使用该类药物的消化道并发症危险性尚未确定。

3.对肾脏的影响

所有 NSAIDs 和选择性 COX-2 抑制药都可能影响肾功能,脱水、低血容量等肾前性或肾实

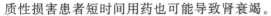

质性损害患者短时间用药也可能导致肾衰竭。

4.对心血管的影响

NSAIDs 和选择性 COX-2 抑制药都可通过抑制 COX-2 而增加心血管风险,静脉用药一般不宜超过 5 天。

二、阿片类镇痛药

阿片类镇痛药又称麻醉性镇痛药,是治疗中、重度急性和慢性疼痛的最常用药物,通过与外周及中枢神经系统(脊髓及脑)的阿片受体结合而发挥镇痛作用。目前已发现的阿片类受体包括 μ、κ、δ 和孤啡肽四型,其中 μ、κ 和 δ 受体都与镇痛相关。

阿片类药物种类多样,临床上根据镇痛强度不同分为弱效阿片类药物和强效阿片类药物。弱效阿片类药物有可待因和双氢可待因,主要用于轻、中度急性疼痛口服镇痛。强效阿片类药物包括吗啡、芬太尼、哌替啶、舒芬太尼和瑞芬太尼,主要用于手术麻醉及术后重度疼痛的治疗。羟考酮和氢吗啡酮,激动剂布托啡诺、地佐辛、喷他佐辛及部分激动剂丁丙诺啡主要用于术后中、重度疼痛的治疗。

(一)阿片类药物的应用

强效纯激动剂型阿片类药物镇痛作用强,无器官毒性,无封顶效应,使用时应遵循能达到最大镇痛和不产生难以忍受不良反应的原则。由于阿片类药物的镇痛作用和不良反应均为剂量依赖和受体依赖,故提倡多模式镇痛以减少或避免阿片类药物的应用。

对于术后可以口服药物的患者及因功能锻炼需要长时间镇痛的患者,应及时转为口服给药(如对乙酰氨基酚等 NSAIDs 或选择性 COX-2 抑制药)的缓释或速释剂型,或使用丁丙诺啡透皮贴剂(72 小时达稳态作用,持续 7 天)。

(二)阿片类药物常见不良反应及处理

阿片类药物的不良反应大多数为剂量和时间依赖性,除便秘外多数不良反应在短期内(1~2 周)可耐受,但就术后短期痛而言,必须防治不良反应。不良反应的处理原则:①停药或减少阿片类药物用量;②治疗不良反应;③改用其他阿片类药物(阿片轮转);④改变给药途径。阿片类药物的不良反应包括以下几种。

1.恶心、呕吐

恶心、呕吐是术后最常见的不良反应,常用止吐用药及方法:①激素(地塞米松 2.5~5.0 mg/12 h 或甲泼尼龙 20 mg/12 h);②氟哌利多 1.00~1.25 mg/12 h;③甲氧氯普胺;④小剂量氯丙嗪;⑤5-羟色胺受体拮抗剂:昂丹司琼、格拉司琼、阿扎司琼、托烷司琼等;⑥安定类药物、抗晕动药和抗胆碱药。抗呕吐治疗的原则是对中高危患者联合使用不同类型的止吐药,而不主张盲目加大单一药物的剂量,可采用静脉小剂量氟哌利多、地塞米松或 5-羟色胺 3 受体拮抗剂中的一种或两种药物预防,如预防无效应给予另一种药物治疗。

2.呼吸抑制

呼吸抑制是阿片类药物最严重的不良反应。阿片类药物抑制呼吸中枢,使呼吸变深变慢。术后较大剂量持续给药、单次给药后疼痛明显减轻又未及时调整剂量、老年、慢性阻塞性肺疾病和合并使用镇静剂的患者,易发生呼吸抑制。当呼吸频率≤8 次/分或 SpO_2<90% 或出现浅呼吸时,应视为呼吸抑制,立即给予治疗。治疗方法包括:立即停止给予阿片类药物,吸氧,唤醒或强疼痛刺激,必要时人工辅助或机械通气,静脉注射纳洛酮[根据呼吸抑制的程度,每次 0.1~

0.2 mg,直至呼吸频率＞8 次/分或 SpO_2＞90％,维持用量 5～10 $\mu g/(kg \cdot h)$]。

3.耐受、身体依赖和精神依赖

耐受是指在恒量给药时药物效能减低,常以镇痛药作用时间缩短为首先表现。瞳孔缩小为较长时间(6 个月以上)不耐受不良反应;阿片类药物的其他不良反应如恶心、呕吐、瘙痒等都为短时间(3～14 天)可耐受的不良反应。身体依赖是指规律性给药的患者,停药或骤然减量后产生的停药反应,表现为焦虑、易激惹、震颤、皮肤潮红、全身关节痛、出汗、卡他症状、发热、恶心、呕吐、腹痛、腹泻等,逐步减量可避免躯体依赖的发生。镇静药和 α_2 肾上腺素能受体激动剂可乐定是主要对症治疗药物。精神依赖为强制性觅药意愿和行为,将使用药物为生命第一需要,可伴有或不伴有躯体症状。

4.瘙痒

赛庚啶和羟嗪的镇静作用较轻,是常用的抗瘙痒药。第二代抗组胺药氯雷他定作用时间长,也较常应用。小剂量丙泊酚(40～80 mg)、μ 受体激动拮抗剂布托啡诺和小剂量纳洛酮、昂丹司琼也常用于治疗瘙痒。

5.肌僵直、肌阵挛和惊厥

肌僵直主要是胸壁和腹壁肌肉僵直,见于快速静脉给予阿片类药物和长期使用吗啡治疗,尤其是大剂量长期治疗时。使用中枢性肌松药或阿片受体拮抗剂可使之消除。肌阵挛通常为轻度和自限性,在困倦和轻度睡眠状态下更容易发作,偶有持续全身发作呈惊厥状态。阿片受体拮抗剂对阿片类药物引起的惊厥有拮抗作用,但哌替啶的代谢产物去甲哌替啶本身有致痉作用,故对哌替啶所引起的惊厥作用较弱,其治疗方法包括使用苯二氮䓬类药物和巴氯芬等。

6.镇静和认知功能障碍

轻度镇静常可发生,若出现不能唤醒或昏迷应视为过度镇静并警惕呼吸道梗阻或呼吸抑制的发生。长时间大剂量使用阿片类药物有可能导致认知功能减退,偶可出现谵妄,应给予氟哌利多 1.00～1.25 mg 治疗。

7.缩瞳

μ 受体和 κ 受体激动剂可兴奋动眼神经副交感核导致瞳孔缩小;长期使用阿片类药物的患者可能发生耐受,但若增加剂量仍可表现为瞳孔缩小。应注意与高碳酸血症和低氧血症引起的瞳孔大小改变相鉴别。

8.体温下降

阿片类药物可使血管舒张,改变下丘脑体温调节机制而引起降温作用。哌替啶、曲马朵或布托啡诺可抑制或减低全麻后寒战。

9.免疫功能抑制

强效阿片类药物可造成免疫功能抑制,严重疼痛也导致免疫抑制,但曲马朵、阿片部分激动药和激动拮抗剂对免疫功能影响较小。

10.便秘

便秘是长期使用阿片类药物最突出的不良反应,但在手术后镇痛患者较少发生。

三、局麻药

局麻药用于术后镇痛治疗主要是通过椎管内用药、区域神经丛或外周神经干阻滞及局部浸润三大类型。因阿片类药物可作用于外周神经上和脊髓的阿片受体,将局麻药与阿片类药物联合应用,既发挥止痛协同作用、延长镇痛时间,又可降低药物不良反应。临床上椎管内术后镇痛常合并使用局麻药和阿片类药物,而在区域神经丛、外周神经干及局部浸润时仍以单用局麻药为主。

常用于术后镇痛的局麻药有布比卡因、左旋布比卡因、罗哌卡因和氯普鲁卡因。布比卡因作用时间长,价格低,广泛用于术后镇痛,但药物过量易导致中枢神经系统和心脏毒性。左旋布比卡因的药理特性与布比卡因类似,但其心脏毒性低于布比卡因。罗哌卡因的显著特点是"运动感觉分离",即产生有效镇痛的药物浓度对运动神经阻滞作用较弱,同时其毒性低于布比卡因和左旋布比卡因。

四、其他镇痛药及辅助用药

(一)曲马朵

曲马朵为中枢镇痛药,有两种异构体:(＋)-曲马朵和(－)-曲马朵。前者及其代谢产物(＋)-O-去甲基曲马朵(M_1)是 μ 阿片受体的激动药,两者又分别抑制中枢 5-羟色胺和去甲肾上腺素的再摄取,提高了对脊髓疼痛传导的抑制作用。两种异构体的协同作用增强了镇痛作用并提高了耐受性。

曲马朵有片剂、胶囊和缓释剂等口服剂型和供肌内、静脉或皮下注射剂型。用于术后镇痛,等剂量曲马朵和哌替啶作用几乎相当,与对乙酰氨基酚、COX 抑制药合用效应相加或协同。

术后镇痛,曲马朵的推荐剂量是手术结束前 30 分钟静脉注射 1.5～3.0 mg/kg,术后患者 PCA 每 24 小时剂量 300～400 mg,冲击剂量不低于 20～30 mg,锁定时间 5～6 分钟。术中给予负荷量的目的是使血药浓度在手术结束时已下降,从而减轻术后恶心、呕吐等并发症。主要不良反应为恶心、呕吐、眩晕、嗜睡、出汗和口干,其处理见"阿片类镇痛药物"部分。另外,镇痛剂量的本品亦有防治术后寒战的作用。

(二)氯胺酮、加巴喷丁和普瑞巴林

氯胺酮是 N-甲基-D-天冬氨酸受体拮抗剂,加巴喷丁和普瑞巴林是治疗神经病理学疼痛的药物。静脉注射小剂量氯胺酮(0.2～0.5 mg/kg)或术前口服普瑞巴林(150 mg)或加巴喷丁(900～1 200 mg)对术后镇痛和预防神经病理性疼痛形成有重要作用;若同时减少阿片类药物用量,氯胺酮还能减少阿片类药物的痛觉敏化。右旋氯胺酮镇痛作用为消旋体的 2 倍,且困倦、梦境、谵妄、呕吐等不良反应明显少于消旋或左旋氯胺酮。氯胺酮的外消旋混合物具有神经毒性作用,因此不主张椎管内使用氯胺酮。

(三)右美托咪定

右美托咪定是一种高选择性中枢 $α_2$ 受体激动剂。它在麻醉和镇痛剂量下(0.5～2.0 μg/kg)产生镇静作用,单次给药输注时间应在 10 分钟以上。静脉给药可阻断中枢交感反应。它还可以减轻阿片类药物引起的肌僵,减轻术后寒战。它对呼吸抑制轻,血流动力学稳定。作为镇痛辅助药,它可通过多种途径给药(如静脉给药)减少术后吗啡用量。

(四)他喷他多

他喷他多是中枢性镇痛药,有着独特的双重作用机制,即阿片受体激动剂和去甲肾上腺素再摄取抑制剂,因而既有中效阿片类药的镇痛作用又具有中枢肾上腺素能的镇痛效应,可提供和强效阿片类药物相似的镇痛作用,但不良反应较轻。他喷他多的镇痛效能介于曲马朵和吗啡之间,类似于氢可酮和羟考酮。和传统阿片类药相比,他喷他多的胃肠耐受性好,恶心、呕吐发生率低

于羟考酮即释剂,对肾功能受损的患者不需要调整剂量,尚未见肝毒性的报道。

美国食品药品管理局于 2008 年批准将他喷他多用于 18 岁以上成人中度至重度疼痛治疗。口服即释剂有 50 mg,75 mg 和 100 mg 3 种规格,每 4～6 小时给药一次,每天最大剂量 600～700 mg。他喷他多禁用于严重支气管哮喘、麻痹性肠梗阻及服用单胺氧化酶抑制剂的患者。他喷他多可引起血清素综合征,不能同时和血清素类药物如选择性血清素重摄取抑制剂、选择性去甲肾上腺素再摄取抑制剂,色氨酸或三环类抗抑郁药合用,这些药物均可引起血清素综合征。血清素综合征表现为精神状态改变(如幻觉),昏迷及自主神经系统功能紊乱(如心动过速、高热、反射亢进、共济失调等神经-肌肉功能障碍)。

(陈　宇)

第四节　术后镇痛常用方法

一、口服用药镇痛

适用于神志清醒患者的非胃肠手术或术后胃肠功能恢复较好患者的术后轻至中度疼痛的治疗;也可用于术后急性疼痛得到缓解,以口服给药作为其他镇痛方法(如静脉给药)的延续;或作为其他给药途径的补充(如预防性镇痛)而成为多模式镇痛的一部分。禁用于吞咽功能障碍和肠梗阻患者。无创、使用方便、患者可自行服用等是口服给药的优点,而缺点为起效较慢,调整药物剂量时既需考虑血药峰值时间,又要参照血浆蛋白结合率和组织分布容积,且生物利用度受"首过效应"以及有些药物可与胃肠道受体结合的影响。

常用口服镇痛药物包括对乙酰氨基酚,布洛芬,双氯芬酸,美洛昔康,氯诺昔康,塞来昔布,可待因,曲马朵,羟考酮,氢吗啡酮,丁丙诺啡,以及对乙酰氨基酚与曲马朵或羟考酮的口服复合制剂或上述药物的控释剂、缓释剂。

二、皮下注射和肌内注射镇痛

适用于门诊手术和短小手术术后单次给药,连续使用不超过3天。肌内注射给药起效快于口服给药,但缺点为有注射痛、单次注射用药量大、血药浓度差异大、不良反应明显、重复给药易出现镇痛盲区等。皮下给药虽有注射痛的不便,但可通过植入导管持续给药的方法减少单次用药剂量,作为长期途径,应用较之肌内注射便捷。常用药物有酮洛酸、氯诺昔康、美洛昔康、帕瑞昔布,曲马朵,哌替啶和吗啡的注射剂。

三、静脉注射镇痛

(一)单次或间断静脉注射给药

适用于门诊手术和短小手术,但药物血浆浓度峰谷比较大,镇痛效应不稳定,对术后持续疼痛者需按时给药。对静脉有刺激的药物,静脉炎为常见并发症。常用药物有 NSAIDs、曲马朵、阿片类药物(包括激动药和激动拮抗剂)的注射剂。

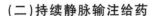

(二)持续静脉输注给药

一般先给负荷剂量,阿片类药物最好以小量分次注入的方式,滴定至合适剂量,达到镇痛效应后,以维持量持续输注维持镇痛作用。由于术后不同状态下疼痛阈值发生变化,药物恒量输注的效应不易预测,更主张使用患者自控镇痛方法以达到持续镇痛和迅速制止暴发痛。

四、局部浸润镇痛

局部浸润简单易行,适用于浅表或小切口手术,如阑尾切除术、疝修补术、膝关节镜检查术等,在胸外、腹外、妇产科和泌尿外科手术后应用也有增多趋势。长效局麻药切口浸润或将导管埋于皮下、筋膜上或筋膜下,可达到局部长时间镇痛效果且减少全身镇痛药用量。局麻药中加入阿片类药物,可增强镇痛作用并延长镇痛时间。

五、外周神经阻滞镇痛

外周神经阻滞(peripheral nerve block,PNB)技术可为术后患者提供安全有效的镇痛,通常适用于相应神经丛、神经干支配区域的术后镇痛。

(一)肋间神经阻滞

胸腹部手术后的疼痛可以通过阻滞支配切口区域及其相邻的上下各一条肋间神经而达到有效的镇痛。但不能阻断来自内脏或腹膜的深部疼痛。为解除深部疼痛还需配合应用镇痛药。一般用0.25%布比卡因每天注射1次,持续2~4天。肋间神经阻滞后,患者能进行深呼吸,并能有效地咳嗽排痰。

(二)臂丛神经阻滞

臂丛神经阻滞对上肢术后疼痛很有效,可置管分次或连续注射,尤其在断肢再植手术中应用,既可镇痛又可解除血管痉挛,效果满意。

(三)下肢神经阻滞

对下肢术后疼痛很有效,可置管分次或连续输注,术后早期活动,如全膝置换术后关节活动,有利于恢复功能。

(四)椎旁阻滞

除头部外,身体其他部位疼痛均可采用椎旁阻滞。此法可阻滞除迷走神经以外的所有(包括来自内脏的)疼痛感觉神经纤维。乳腺和胸腔手术后椎旁阻滞镇痛效果较好,不良反应少。

(五)腹横肌平面阻滞

腹腔镜胆囊手术腹内创面小,术后疼痛主要是腹壁痛,术毕可采用0.375%罗哌卡因伤口局部浸润阻滞或采用腹横肌平面阻滞镇痛。腹横肌平面阻滞能提供良好的前腹壁镇痛效果,较适合腹腔镜胆囊手术的术后镇痛,可单次阻滞,也可置管持续镇痛。对于有凝血功能障碍而不能行自控硬膜外镇痛的患者也是较好的选择。

（陈　宇）

参 考 文 献

[1] 钟锋.临床普通外科手术技术[M].北京:科学技术文献出版社,2019.

[2] 黄宇光,邓小明.麻醉学进展 2020[M].北京:中华医学电子音像出版社,2021.

[3] 徐冬,肖建伟,李坤,等.实用临床外科疾病综合诊疗学[M].青岛:中国海洋大学出版社,2021.

[4] 高曰文.临床普通外科诊疗[M].北京:科学出版社,2020.

[5] 林雁,邢文通,李孝光.常见外科疾病诊疗与手术学[M].汕头:汕头大学出版社,2021.

[6] 单子宝.现代临床麻醉与镇痛[M].北京:科学技术文献出版社,2019.

[7] 戴体俊,徐礼鲜,张丹参.实用麻醉药理学[M].北京:人民卫生出版社,2021.

[8] 崔丽强,江鹏,王忠.现代临床麻醉学[M].天津:天津科学技术出版社,2019.

[9] 朱文新.现代普通外科诊疗技术[M].天津:天津科学技术出版社,2019.

[10] 刘景德.普通外科疾病临床诊断与处理[M].长春:吉林科学技术出版社,2019.

[11] 王天龙.摩根临床麻醉学病例精选[M].北京:北京大学医学出版社,2022.

[12] 史会建.麻醉基础与临床手术应用[M].武汉:湖北科学技术出版社,2019.

[13] 李文志,杨万超.胸外科手术麻醉经典病例解析[M].北京:人民卫生出版社,2021.

[14] 左云霞.小儿麻醉手册[M].北京:人民卫生出版社,2021.

[15] 宋光明.现代麻醉基础与临床[M].青岛:中国海洋大学出版社,2019.

[16] 李东白,张亚军.临床麻醉实用手册[M].郑州:河南科学技术出版社,2018.

[17] 方向明,王英伟.麻醉学[M].北京:中国医药科技出版社,2019.

[18] 黄宇光.中华医学百科全书麻醉学[M].北京:中国协和医科大学出版社,2021.

[19] 王晋东.实用普通外科手术治疗学[M].长春:吉林科学技术出版社,2019.

[20] 王月兰,邓小明,闵苏.心脏血管疾病手术麻醉典型病例解析[M].北京:人民卫生出版社,2022.

[21] 柳永健.现代临床麻醉技术与疼痛治疗学[M].长春:吉林科学技术出版社,2019.

[22] 吕海.现代临床麻醉与疼痛治疗学[M].天津:天津科学技术出版社,2020.

[23] 李涵葳.现代临床麻醉与疼痛[M].北京:科学技术文献出版社,2019.

[24] 申传坡.现代医学麻醉技术与临床实践[M].北京:科学技术文献出版社,2021.

[25] 闫庆福.现代麻醉技术与疼痛治疗实践[M].南昌:江西科学技术出版社,2019.

[26] 钦伦秀.微创外科手绘图解[M].上海:复旦大学出版社,2021.

[27] 林雁,邢文通,李孝光.常见外科疾病诊疗与手术学[M].汕头:汕头大学出版社,2021.

［28］卢丙刚.外科疾病临床诊疗与麻醉［M］.北京:科学技术文献出版社,2020.

［29］吴桂生.临床麻醉技术与应用［M］.长春:吉林科学技术出版社,2019.

［30］张玮玮.小儿麻醉病例分析［M］.北京:北京大学医学出版社,2022.

［31］王金保.普通外科手术技术与临床实践［M］.天津:天津科学技术出版社,2020.

［32］周辉,肖光辉,杨幸明.现代普通外科精要［M］.广州:广东世界图书出版有限公司,2021.

［33］黄娜.麻醉药物与临床麻醉方法［M］.北京:科学技术文献出版社,2019.

［34］马大实.新编普通外科手术实践［M］.天津:天津科学技术出版社,2020.

［35］平晓春,李孝光,邢文通.临床外科与诊疗实践［M］.汕头:汕头大学出版社,2021.

［26］李新新.某院普通外科手术部位感染及危险因素研究［J］.中国消毒学杂志,2019(5):365-367.

［27］李俊杰,冯艳,孙德峰.日间手术麻醉新进展［J］.华西医学,2022,37(02):295-300.

［28］赵玉沛,张太平.普通外科缝合技术的基本原则与缝合材料规范化使用［J］.中国实用外科杂志,2019,39(1):3-5.

［29］白冰,张越伦,唐帅,等.区域麻醉和全身麻醉用于老年下肢骨折患者术后康复的比较［J］.临床麻醉学杂志,2019(3):216-219.

［30］张海静,刘俐惠,周苗,等.围术期患者多学科疼痛管理的影响因素分析研究［J］.中国全科医学,2019,22(29):3561-3564.